魔女の庭

不思議な薬草事典

本書で紹介する情報は、物語や民話などの言い伝え、古くから言い慣わされた慣習などに因る一般的な情報であり、確実性のある科学的根拠に因るものではありません。本書の内容は、特定の治療や治療法を推奨または促進するものではなく、また、病気や身体の状態を診断、治療、予防することを目的としたものでもなく、医療専門家からのアドバイスに代わるものではありません。気になる症状がある場合には、本書の情報を実際に試みることなく、専門家の診断を仰ぐことをおすすめします。本書で紹介する内容は、開業医が処方した薬やその他の治療の代わりになるものではありません。
日本語版出版に関わる監修、翻訳者およびその他スタッフ、出版社、また原著編集に関わる出版社、キューガーデン（Royal Botanic Gardens, Kew）、および著者は、本書の内容の正確性、完全性、または最新性に関していかなる保証も行わず、本書の内容を実行または適用したことによる直接的または間接的に発生した傷害、病気、損害、責任または損失などに対して責任を負うものではありません。

Witch's Garden
Plants in folklore, magic and traditional medicine

Published in 2020 by Welbeck, an imprint of the Welbeck Publishing Group

This Japanese edition was produced and published in Japan
in 2021 by Graphic-sha Publishing Co., Ltd.
1-14-17 Kudankita, Chiyodaku,
Tokyo, 102-0073, Japan

Japanese edition creative staff
Editorial supervisor : Shinichiro Hayashi
Translation : Yoko Horiguchi
Text layout and cover design : Tomomi Mikozawa
Editor : Saori Kanasugi
Publishing coordinator : Senna Tateyama (Graphic-sha Publishing Co., Ltd.)

ISBN978-4-7661-3527-5 C0076
Printed in China

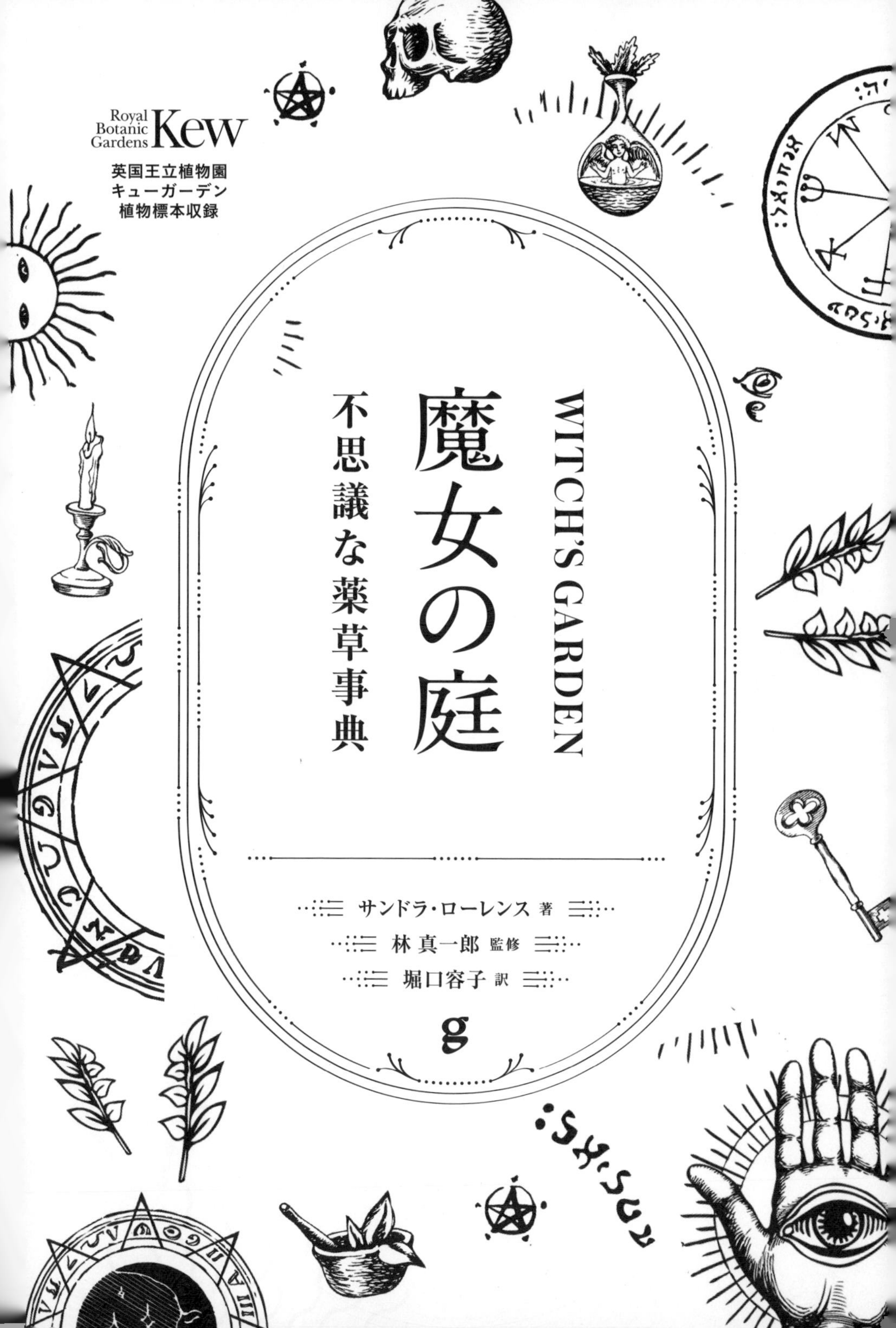

Royal Botanic Gardens Kew
英国王立植物園
キューガーデン
植物標本収録

魔女の庭
WITCH'S GARDEN
不思議な薬草事典

サンドラ・ローレンス 著
林 真一郎 監修
堀口容子 訳

g

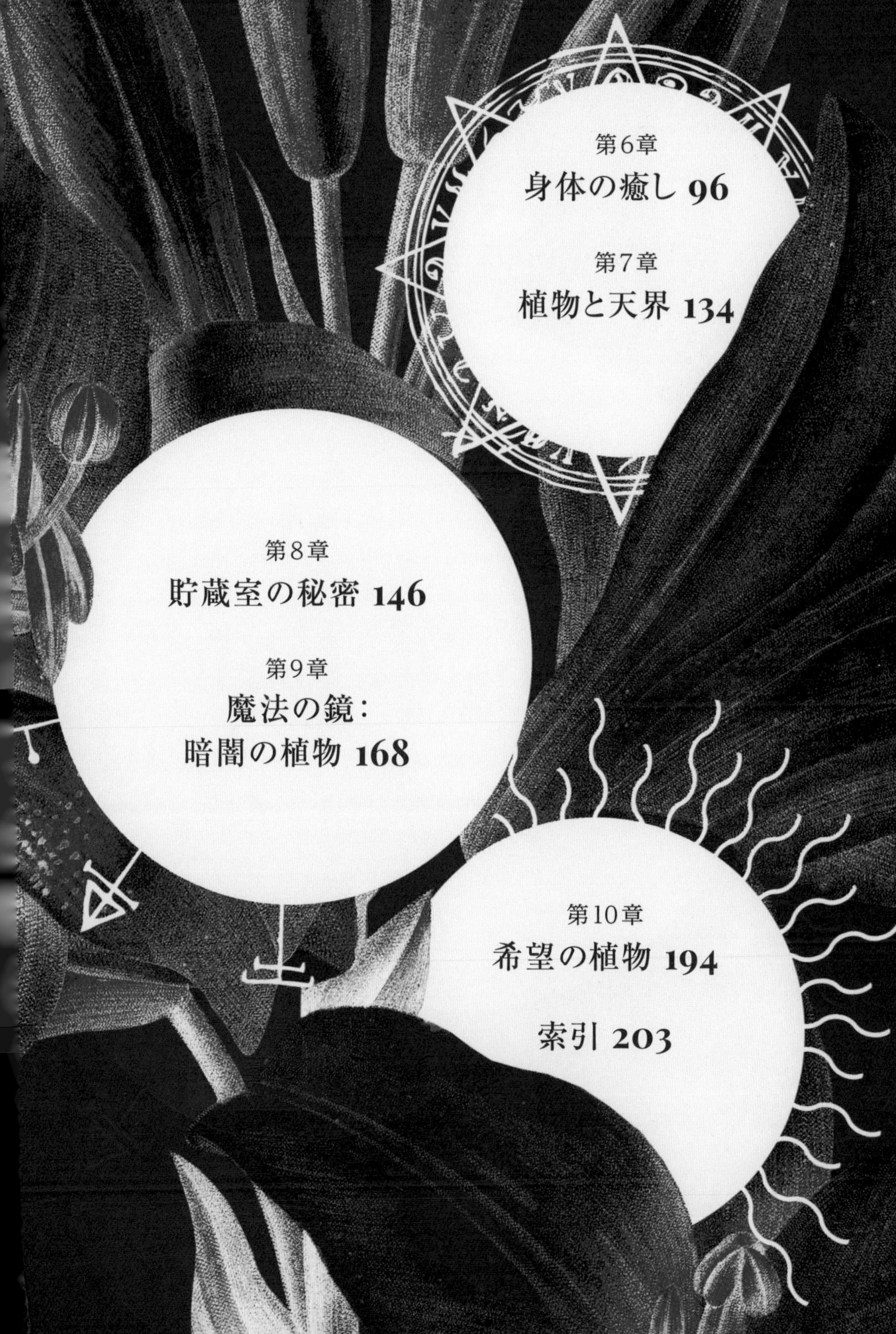

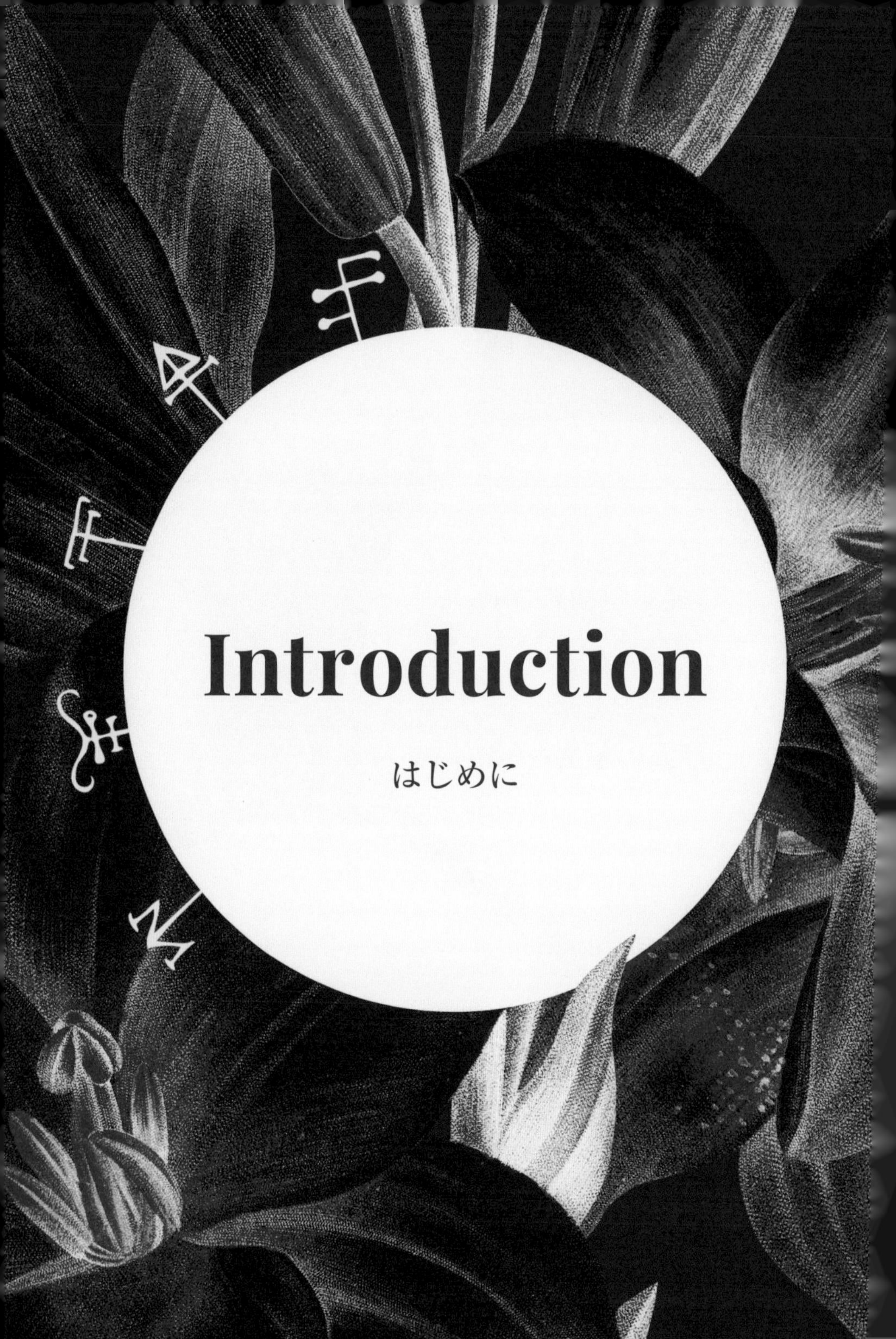

Introduction

はじめに

「魔女の庭」とは何でしょう? 魔法使いの庭、それとも悪魔を寄せ付けない植物を育てる所? そう言えば、「魔女」はどうして「悪魔」と結びつけられるのでしょう? 今日、多くの人々にとって、魔女になるのはいいこと、楽しくメリットがあることです。もちろん、世界には今なお魔術を恐れる地域もありますが……。

今、普段の暮らしがどんなに先が見通せないものだとしても、私たちの先祖にとって生きることはもっと危険で、もっと謎だらけでした。何が人を健康にし、成功に導き、裕福に、そして愛されるようにするのか、誰にわかったでしょう? 学者から地方の医者まで、誰もが答えを求めて身の回りの自然界を観察しました。そして、植物は明らかに、生命の謎を解くカギの候補だったのです。「占い師」と呼ばれる人々や薬草医、調剤師、魔女たちは、初期の学者や思想家、科学者とそれほど違う方法を使ったわけではありません。どちらも植物には、特に薬としてどんな効き目があるのか、実験でテストしていたのです。また、「呪(まじな)い師」にも神秘的な趣がありました。心の働きや日常生活で植物の果たす役割について説いたからです。複雑な民間伝承が何千年もかけて発展し、世界の異なる場所で別々に同じような施術方法ができることもありました。

いつの世も、科学と魔法の境界線は細いものです。さらに宗教要素が加わり、議論と感情が過熱し始めて、植物がその主戦場になりました。様々な文化が栄えては滅びるうち、女神のものだった薬草が聖人のものになったり悪魔のものになったりしました。境界は曖昧だったのです。たとえば占星術は、キリスト教の時代になってもなお、医学で真剣に考慮されるポイントでした。民間伝承が豊かになるにつれ、それにまつわる伝説も増えました。今日の私たちも、その妖しい魅力に惹かれずにいられません。

一般的なものも地域限定のものも、伝承や迷信は簡単には消えませんが、変化はします。ある植物の特徴が、地域や文化によって、また人によってさえ、正反対の性質と受け取られることもあります。

本書のページ数では、薬草の複雑でややこしい歴史や、今日でも私たちの生活に占める位置をすべて解説することはできません。ただ、植物の伝承をこれほど魅力的にしている考え方の基本的な一端をご紹介するばかりです。本書では、古代のハーブの利用や信じられ方の始まり、薬草学のパイオニアたち、それに「主要な原理」も1つ2つ見ていきます。最も重要な植物に注目し、その歴史的な使われ方やしばしば矛盾した連想にも目を向けます。美しい挿し絵や図版は、王立植物園キューガーデンのアーカイブに保存される書籍や標本からとりました。どうか本書が、読者の皆さんをすばらしい植物伝承の世界に誘い、今後いろいろな本を手にして下さるきっかけとなりますように。

サンドラ・ローレンス

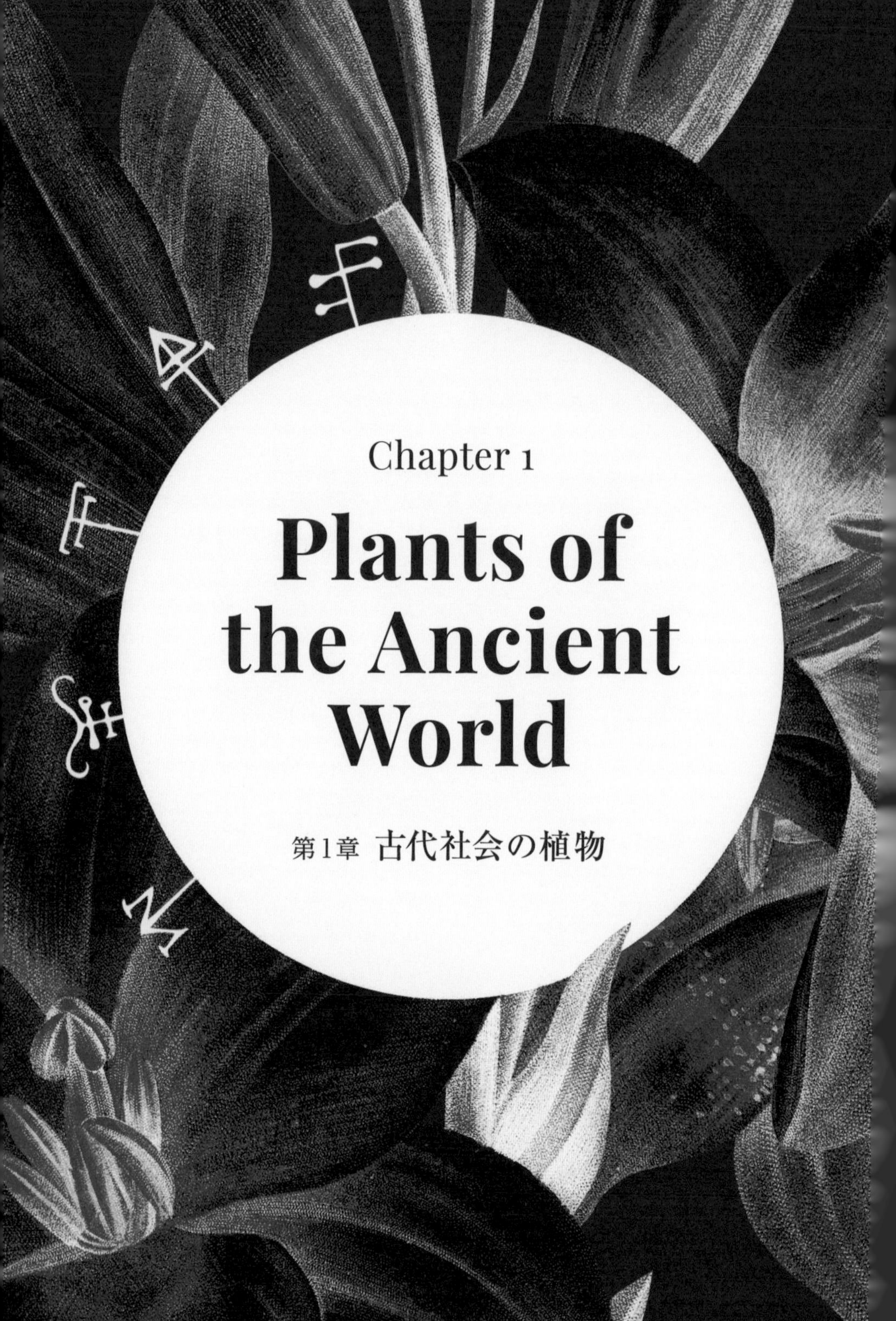

Chapter 1

Plants of the Ancient World

第1章 古代社会の植物

私たちが古代文明について思い浮かべるとき、

その最も強いイメージは、ときに植物を伴います。

たとえばハス。

古代エジプト人に愛され、

壁画や建築に見られるだけでなく、

根から実まで全体が墓に保存されていることもあります。

ドクニンジンは、アテネの若者を

「堕落させた」として死刑を宣告されたソクラテスが、

処刑の際にあおった毒でした。

世界初のオリンピックの優勝者は

オリーブの枝を与えられ、

ローマ皇帝は月桂樹の冠を被ったのでした。

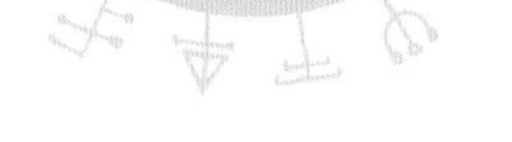

大地の恵みを敬うことは、古代の生活に不可欠でした。
動物も鉱物も植物も、できる限りの方法で尊重し、
利用すべき神の贈り物だったのです。

エジプトでミイラの製作に用いるミルラの木(*Commiphora myrrha*)の樹脂も、アステカ人が強壮剤として飲んだチョコレート(*Theobroma cacao*)も、ハワイの先住民が火傷を治すのに使ったアロエ(*Aloe vera*)も、このような民間薬の使用は何世代もかけて発展する広範な知識の元となり、地域の治療法のデータベースのようにまとまっていきました。

中国伝統医学は2,000年以上前に始まりました。多くの原理を組み合わせたもので、鍼・灸(一種の温熱療法で、皮膚の近くで薬草を燃やす)・食事療法・薬草などがあり、陰と陽という相反する2つの要素の微妙なバランスである「気」を整えようとするものです。中国伝統医学によると、人は皆それぞれわずかに異なる組成なので、その人の「気」を維持するために薬草は慎重に選ばれます。薬草は、「熱(極度の陽)」から「寒(極度の陰)」まで四気(温、涼、寒、熱の4つの性質)と、それぞれ陰陽のバランスに影響する五味(辛・甘・酸・苦・鹹(かん)(塩味))に分類されます。たとえば、辛みのある薬草は発汗のために、苦い薬草は腸をきれいにするのに用いました。3つ目の分類、経絡(けいらく)は、薬草が身体のどこに作用するかを司ります。

漢方は中国の考え方に基づきますが、それを元に発展した日本独自のものです。約1,500年にわたって行われ、現在でも通常の西洋医学治療と並行して用いられています。

ヒンドゥー教の神話では、インド古来の医療体系であるアーユルヴェーダは、神々の医師、ダンヴァンタリ神が始祖とされています。最初期の理論は、紀元前1500～1000年の経典「ヴェーダ」から生まれたものです。中国医学と同様、アーユルヴェーダも、健康を維持するために主に食事療法によってエネルギーのバランスを整えるシステムに作用し、多くのアーユルヴェーダの処方が植物をベースとします。紀元前6世紀頃の外科医、スシュルタが、これらを一段階進化させました。治療だけでなく、外科手術にも植物を用いたのです。彼は初めて鼻の治療で美容・再建手術を編み出したことで有名です。彼は鼻の形成のため、頬から少し皮膚を取って、大きさを木の葉を使って慎重に測り、トウゴマ(*Ricinus communis*)の枝で鼻の穴を開けておいて、新たに作った鼻にスペインカンゾウ(*Glycyrrhiza glabra*)・コウキ(*Pterocarpus santalinus*)・バーベリー(*Berberis vulgaris*)を混ぜて作った粉を振りかけました。それから、移植部分に綿を被せ、ゴマ(*Sesamum indicum*)の油で滑らかにしたのです。

古代ギリシャ人たちも健全な精神は健全な肉体に宿るという考えを持ち、彼らの四体液説(**p.44**)は心と身体の幸福に努めるよう説きました。彼らは常に誰かと戦っていたらしく、医学は戦傷を主に扱っています。また、オリンピックは植物と植物製品の新たな用途を生み、身体を温めることで怪我を防ぐように、選手が肌にオリーブオイルを塗ったりするようになりました。

香り高い草は専門のリゾトミー、すなわち「根切り師」たちが集めました。秘密を守り、伝説に包ま

p.11 聖なるハス(*Nelumbo nucifera*)。ロバート・ジョン・ソーントン『フローラの神殿(*the Temple of Flora*)』(1799～1807年刊)のためにピーター・ヘンダーソンが描いた絵。

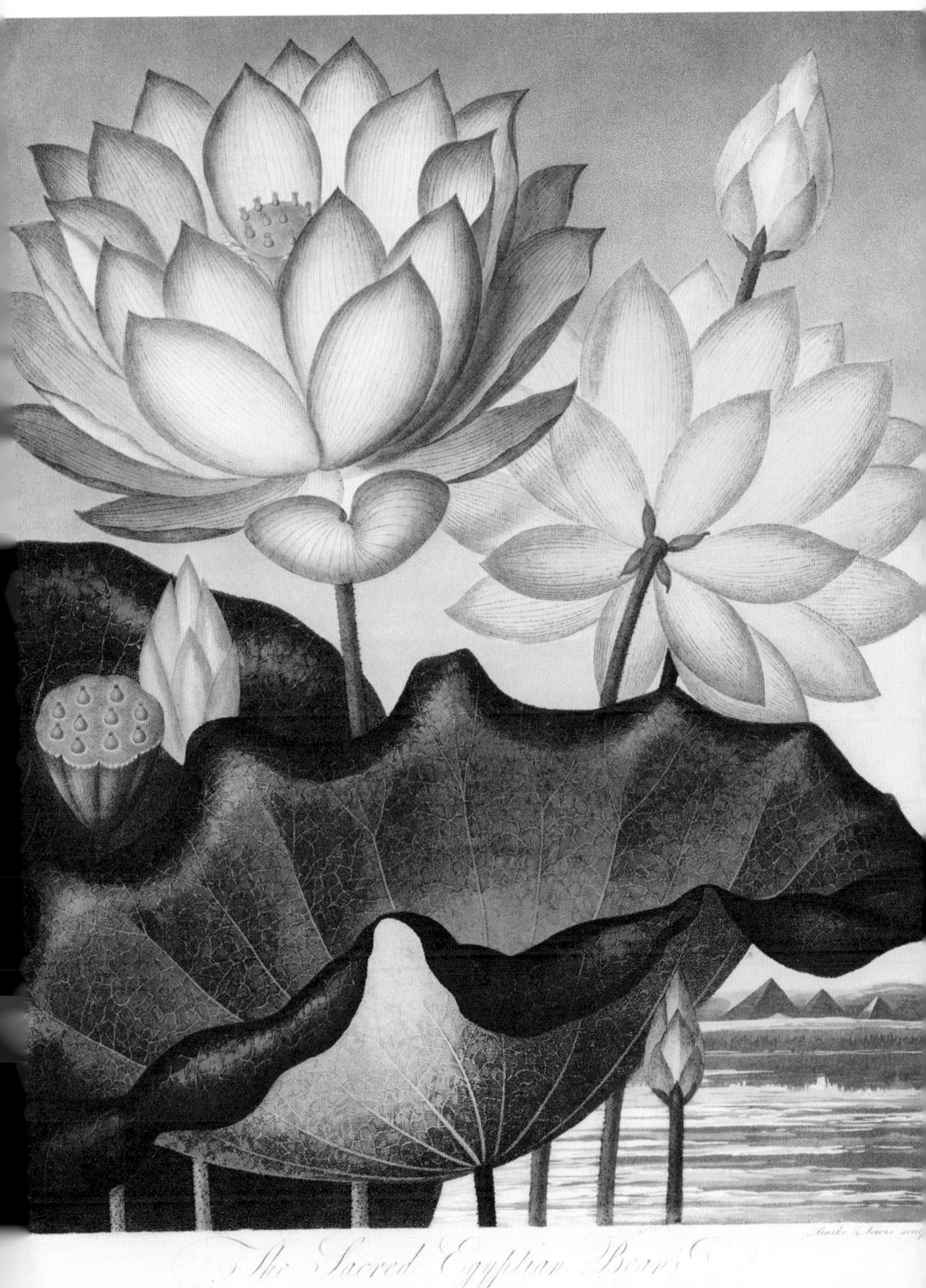
The Sacred Egyptian Bean
London Published Decr 1 1804, by Dr Thornton

Sterculiaceae.

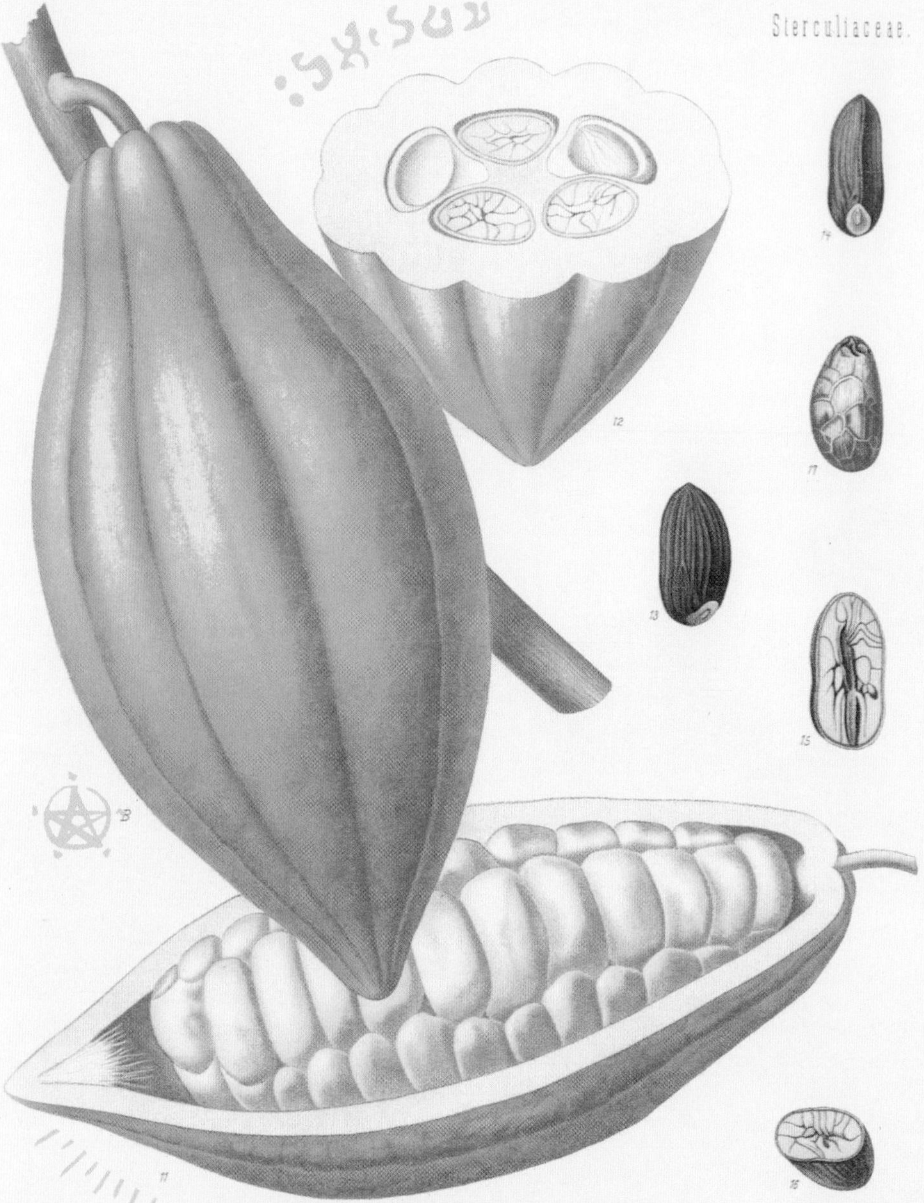

Theobroma Cacao L.

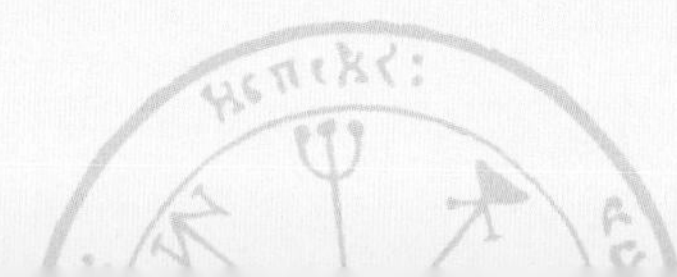

れた閉鎖的職業集団です（神話の魔女キルケーもケンタウロスのケイローンもリゾトミーでした）。彼らは香草を採る場所を守るため、うっかりハーブを採ってしまったら悲惨な結果を招くという伝説を広めます。シャクヤクを切った者はキツツキに目をえぐられ、クリスマスローズはワシが見張り、マンドラゴラの悲鳴を聞いた者はたちまち気が狂う、と囁くのです。

建築から哲学まで多くの学芸と同じように、ローマの薬もギリシャの影響を大きく受けています。この2つは常に一致するわけではありません。古代ローマの博物学者、大プリニウスはギリシャの医師に興味を示しませんでした。料金をふっかけ、不道徳な行為に関わっていると感じたためです。彼は、どの家庭にもあるような、昔ながらのローマの薬の方がいいと信じていました。このため、薬草が大きな役割を果たします。錠剤（pastilli）にはしばしば、サフラン（*Crocus sativus*）、コショウ（*Piper nigrum*）、シナモン（*Cinnamomum verum*）など外国産の成分が含まれましたが、ありふれた植物も大切にされました。共和制ローマの政治家、大カトーは野生のキャベツ、ヤセイカンラン（*Brassica oleracea*）がお気に入りでした。何十もの薬効の中でも、化膿した傷から臭い膿を出し、鼻の穴のポリープを取り、ガンすら治すと主張しています。キャベツを食べた人のおしっこに赤ちゃんを浸けると、決して虚弱にならないとまで断言するのです。

ローマ帝国は広大で、探検旅行した人々が到達したあらゆる土地から新たな薬草を持ち帰りました。また、好みの薬草を持参したので、行き先の新しい環境にも帰化しました。しかし残念ながら、ローマの兵士がセイヨウイラクサをイギリスに持ち込み、凍えるような北国の気候の中、毛のある酸性の茎で身体を叩いて温めたという、広く信じられている説は正しくありません。セイヨウイラクサはイギリスに元からあった植物です。いずれにせよ、ローマ人は食用でも薬用でもハーブに夢中でした。効用が高かったため、文字通り食べ尽くされて絶滅したと考えられている草もあるのです。たとえば、自然な避妊に抜群の効果があったらしいシルフィウム（Silphium）という植物がどんな色や形だったのかすら、今ではわかりません。ローマ人が採り過ぎて絶滅したからです。

さて、古代ケルト人にとっても、植物は食用・生活用・薬用に主要な役割を果たしました。あらゆるケルト人は、中毒を避けるためだけにでも、植物全般の特性を知ろうとしました。切り傷の血はゴマノハグサ属の草（*Scrophularia*）で止まると言われ、腸の寄生虫は野生のネギ、ラムソン（*Allium ursinum*）で治せると考えられました。今日の科学者は、ケルト人の一般的な風邪薬、エルダーベリー（*Sambucus*）を古き良き時代のビタミンCだと解釈するのではないでしょうか。

ヴァイキング以来の古代スカンディナヴィア人は、植物のある特性を奇妙な方法で利用しました。12世紀の大長編『オーラヴ聖王の伝説サガ（*the Legendary Saga of St Olaf*）』で、英雄ソルモヂュル（*Þormóður*）は胸に矢を受けます。すると女治療師がニンニクとタマネギのピリッと辛い煮汁を与え、傷を通して汁のにおいがすれば矢尻が急所を貫通しているので命はないだろうと考えます。ソルモヂュルは煮汁を拒んで矢を引き抜いて死んでしまうのですが、治療師の考え方はもっともでした。

今では違法となっている催眠剤の多くは、宗教

p.12 ココア（*Theobroma cacao*）。
ヘルマン・アドルフ・ケーラー著「ケーラーの薬用植物」（1887年）。
アステカ人は重要な行事の前にココアを飲んだ。

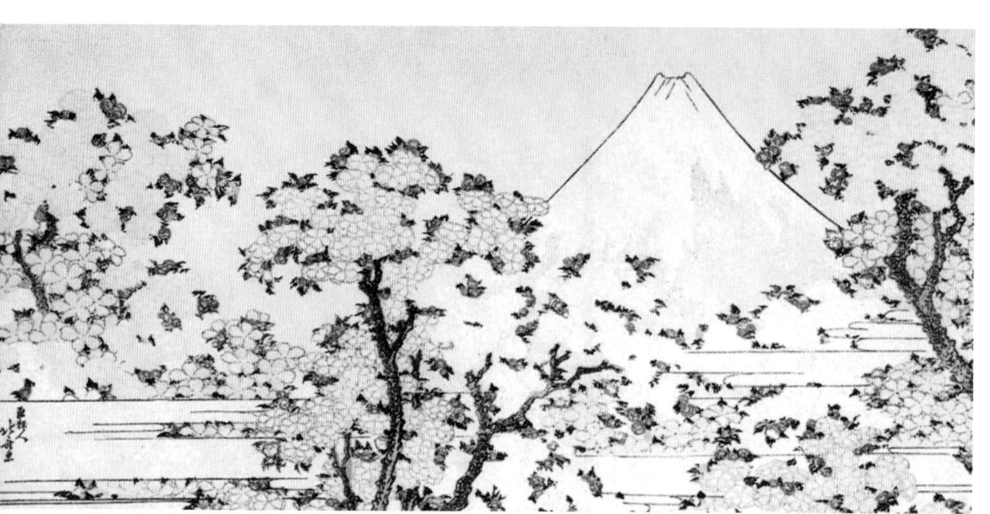

的幻覚のためや医療のために古代文明でまず発見され、利用されたものでした。マヤ民族はコカの葉(*Erythroxylum coca*)を噛み、興奮剤にも使いました。イランではハルマラ(*Peganum harmala*)を抗うつ剤にし、解熱・抗炎症剤にも使いましたし、北アフリカでは紀元前9000～7000年頃の壁画に、シロシビン(Psilocybin)という成分を含んだマジックマッシュルームが描かれています。また、考古学者は最近、2,500年前の女性の墓からアサを発見しました。乳ガンの痛みの緩和に用いられたようです。アヘンを採るケシとして現在知られる植物(*Papaver somniferum*)は、ホメーロスが『オデュッセイア』で言及しました。これらの薬が古代から使われてきたから安全というわけにいかないのは、何と残念なことでしょう。

現代の植物由来の薬はほぼすべて、私たちの先祖が試行錯誤を重ねた結果です。先祖たちは治療法を見つけたいと、体系的に植物を口にし、傷や身体の開口部に入れて観察・実験するだけの勇気、あるいは絶望を抱いていました。歴史には普通、失敗は記録されません。苦痛を味わいながら、ベラドンナ(*Atropa bella-donna*)に致死的な毒があり、ポイズンアイヴィー(*oxicodendron radicans*)を手で切ればかぶれると発見した人のことは知られていないのです。彼らに感謝しなければなりません。

上 富士山に桜。葛飾北斎の木版画、1804年。日本では毎年何万人もの人々が花見に行く。
p.15 ミルラ(*Commiphora myrrha*)の植物標本シート。ソマリランドで採集、1932年。

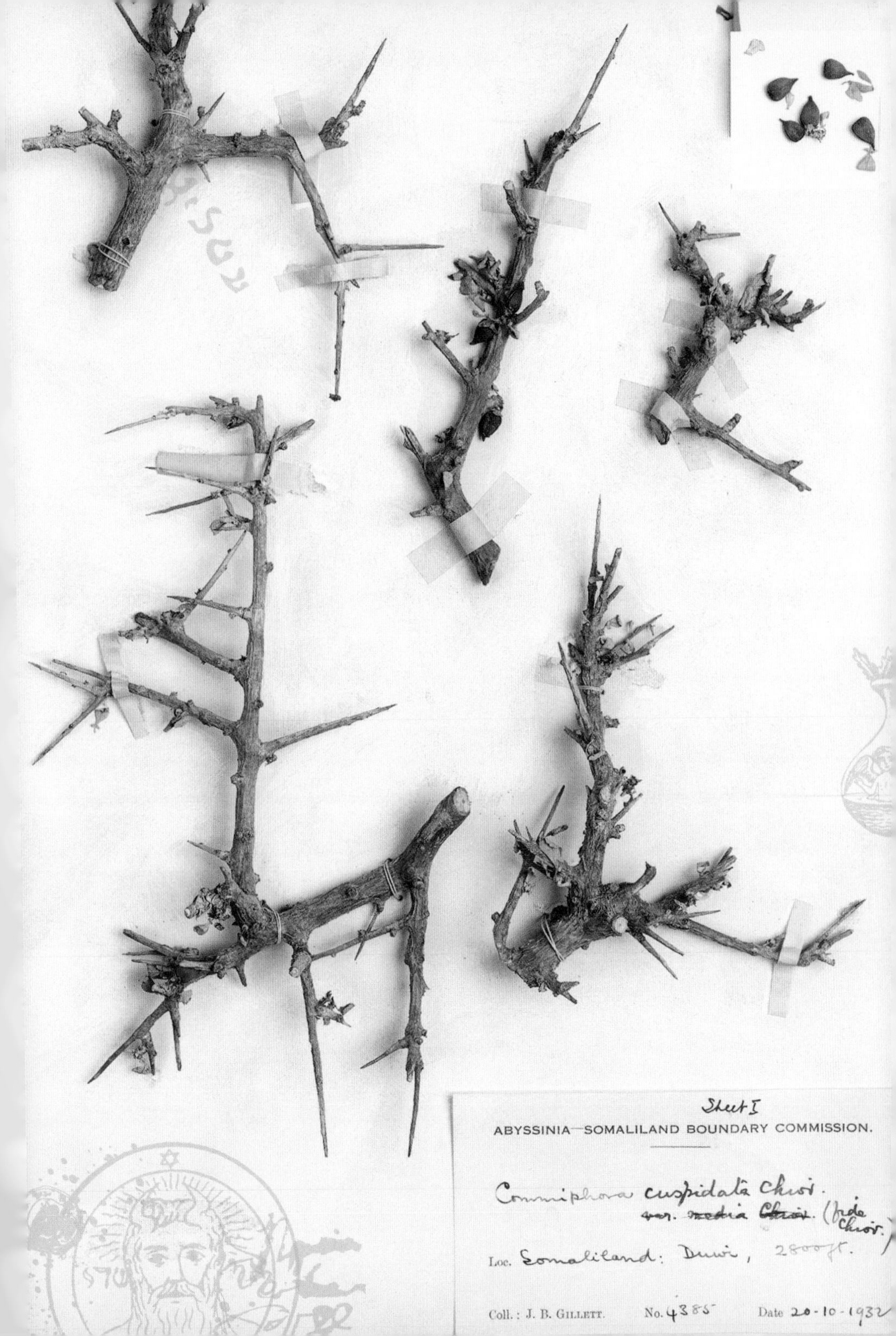

Sheet I
ABYSSINIA—SOMALILAND BOUNDARY COMMISSION.
Commiphora cuspidata Chiov.
var. media Chiov. (fide Chiov.)
Loc. Somaliland: Duwi, 2800 ft.
Coll.: J. B. GILLETT.
No. 4385
Date 20-10-1932

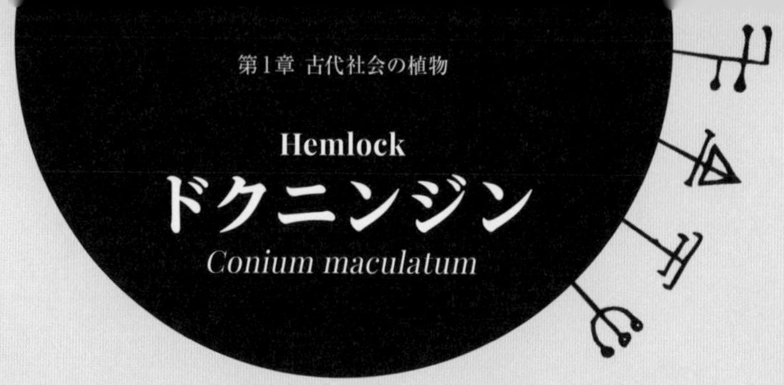

Hemlock ドクニンジン *Conium maculatum*

究極の「魔女の植物」の1つである危険なドクニンジンは、昔から魔術と結びついています。

シェイクスピア作品の魔女たちは、「闇夜に掘り出したドクニンジンの根」を大釜に投げ込みました。この根は『マクベス』では「狂気の根」と呼ばれます。幻覚作用があると言われ、浮遊感を味わう軟膏や非常に有毒な護符に使われました。ドクニンジンは生け垣に混じって普通に生えるため、イングランド郊外に住む殺人者にはたやすく手に入り、20世紀にはアガサ・クリスティーお気に入りの毒の1つという位置を占めました。被害者は麻痺や言語障害に陥り、窒息死する場合もあります。恐ろしいことに死の瞬間まで意識は鮮明なのです。

『ヴィッカリーの民俗植物誌（*Vickery's Folk Flora*）』は、ドクニンジンの別名を35以上も挙げていますが、どれも異様なイメージを呼び起こすものです。「悪人のオートミール」、「卑劣な手」、「悪魔の花」、「母親の心臓つぶし」などは、その一例に過ぎません。一方、「ホニトン・レース」や「貴婦人の針仕事」は、ドクニンジンのふんわりしたレースのような花の集まりや、羽根状の葉を指した呼び名です。これはシャク（ヤマニンジン）とよく似た形で、ニンジン、セロリ、フェンネルなど同じセリ科の植物の特徴です。しかし、これらと違って、ドクニンジンは絶対に食べられません。

ドクニンジンはヨーロッパと北アフリカの広い地域が原産ですが、オーストラリアから北米まで、別の大陸にも帰化しました。セリ科の多くの植物と同じ二年草で、1年目は湿気の多い荒れ地や溝に生え、翌春に種をつけます。植物全体が有毒で、生の時の毒性が最も強いですが、乾燥しても軽視は禁物です。

このため、伝統的に外用（塗り薬や点眼薬などの皮膚表面に適用する薬）でのみ、それもわずかな量が用いられましたが、現在ではこれもお薦めできません。カルペパーは、ドクニンジンは土星に支配されると言い、根を炒って手の痛風や炎症の緩和に塗るようにと書きました。ドクニンジンが最も遅くまで治療に使われたのは目の軟膏です。しかし奇妙なことに、これは健康な目に塗る薬でした。

ドクニンジンが最も話題に上るのは、これで死んだと言われる人物が語られる時です。哲学者のソクラテスが、この毒をあおるという古代ギリシャの死刑方法によって処刑されたことは間違いありません（人心を失った政治家のテラメネスとフォーキオンもそうだと言われます）。現代の毒物学者、イーニッド・ブロックは、ソクラテスの死についてのプラトンの著述を調査し、ドクニンジンに含まれるアルカロイドによる末梢神経障害を、実に正確に記述していると結論づけました。

p.17 ドクニンジン（*Conium maculatum*）の植物標本シート。
イギリス、フォークストンで採集、1895年。

UMBELLIFERÆ

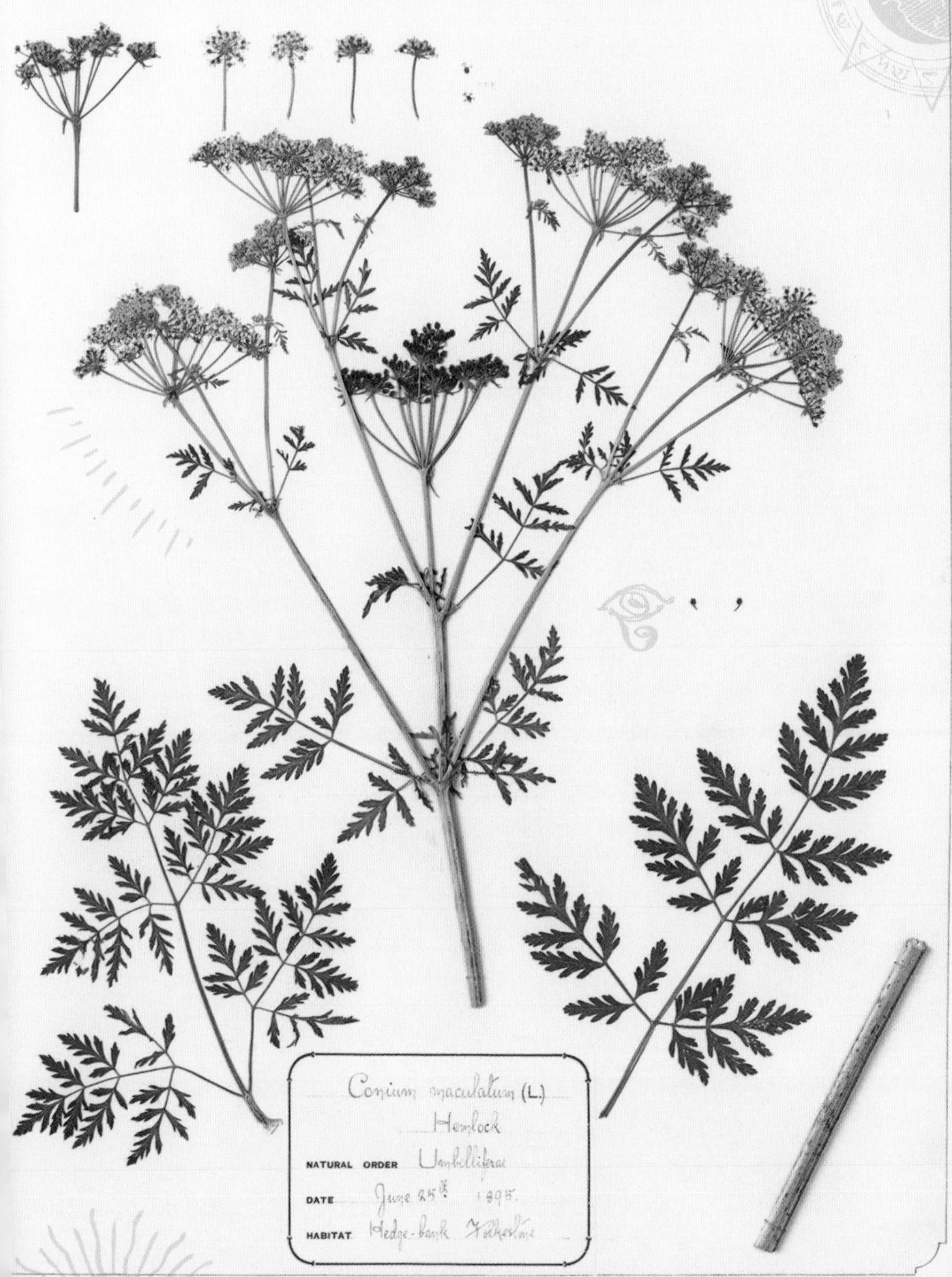

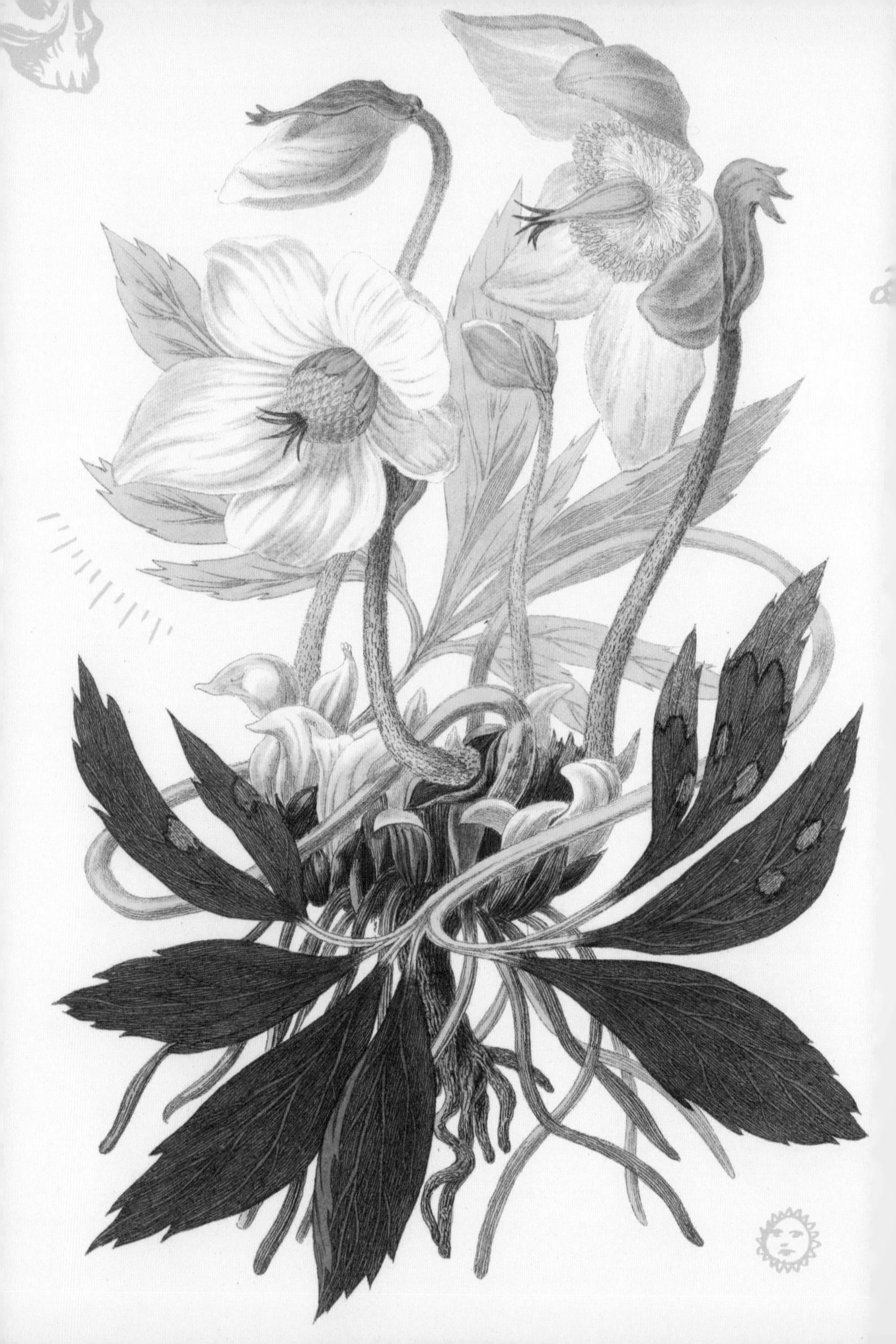

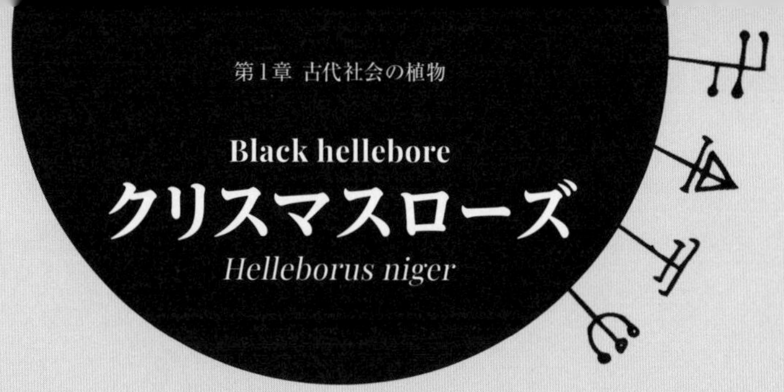

Black hellebore

クリスマスローズ

Helleborus niger

後にキリスト教に取り込まれた多くの草花と同じく、
クリスマスローズにも素敵な伝説があります。
貧しい田舎娘が幼いキリストの誕生を祝福に行こうとしますが、
献げものが何もありませんでした。

すると、天使が娘の敬虔さに心を動かされ、地面を打って花を咲かせた、という物語です。「クリスマスローズ」と呼ばれるその植物を、赤子のイエスが口にしなくて幸いでした。

古代人はクリスマスローズの危険性を知り尽くしていました。掘り出す時には、周囲にワシが飛んでいないか確認するのが大切です。ワシに見つかると、間違いなく死ぬことになると言うのです。もちろんこれは、プロの「根切り師」たちが、自分たちの薬草を素人が採らないように言い触らした恐ろしい警告の一例に過ぎませんが、それほど馬鹿げた話でもありません。クリスマスローズは自然界の厄介者の1つだからです。強力な吐剤で、摂取すると死ぬ恐れがあります。もしかしたらクリスマスローズの根を囓ってみた最初の人間は、不幸にも卒倒する前に猛禽を目にしたのかも知れません。

クリスマスローズは南〜中央ヨーロッパ原産でキンポウゲ科に属し、山あいの日陰に育ちます。今日の私たちは、俯き加減に咲く、縁が薄紫で中央が黄色い5弁の花を好みますが、薬草医たちは根を珍重しました。薬としての主な用途は下剤・吐剤で、毒を口にした時や悪いものを食べた時に吐き気を起こさせるのに用いました。白癬（水虫、たむしなどの皮膚感染症）を治すために子どもに与えることもありましたが、ご想像通り必ずしもいい結果が出るとは限りません。

医師たちは少なくとも、クリスマスローズは慎重に扱わねばならないことに気づいていました。ヒポクラテスは、この薬草を飲む前には体を休め、食事をし、摂取後は動き続けるよう患者に薦めました。眠ることは決して許されませんでした。彼は、けいれんを起こすと命取りだと警告しています。下痢や心臓の不調、長い時間皮膚に触れた場合の炎症など、他の副作用もあるので、摂取するといいと思う人がいたのは驚きですが、クリスマスローズは18世紀になってもイギリスで服用されていました。植物学者で薬草医のニコラス・カルペパーは、特にハンセン病、黄疸、座骨神経痛にこの植物を推奨し、さらに膣に入れて「過度に月経を起こさせる」、つまり堕胎剤としても薦めました。しかし、この衝撃的な用法も、彼のクリスマスローズの粉末の推奨用途の前では影が薄れます。曰く「化膿して悪臭を放つ傷に振りかけると、粉が腐った肉を溶かしてしまう」。

p.18 クリスマスローズ（*Helleborus niger*）。

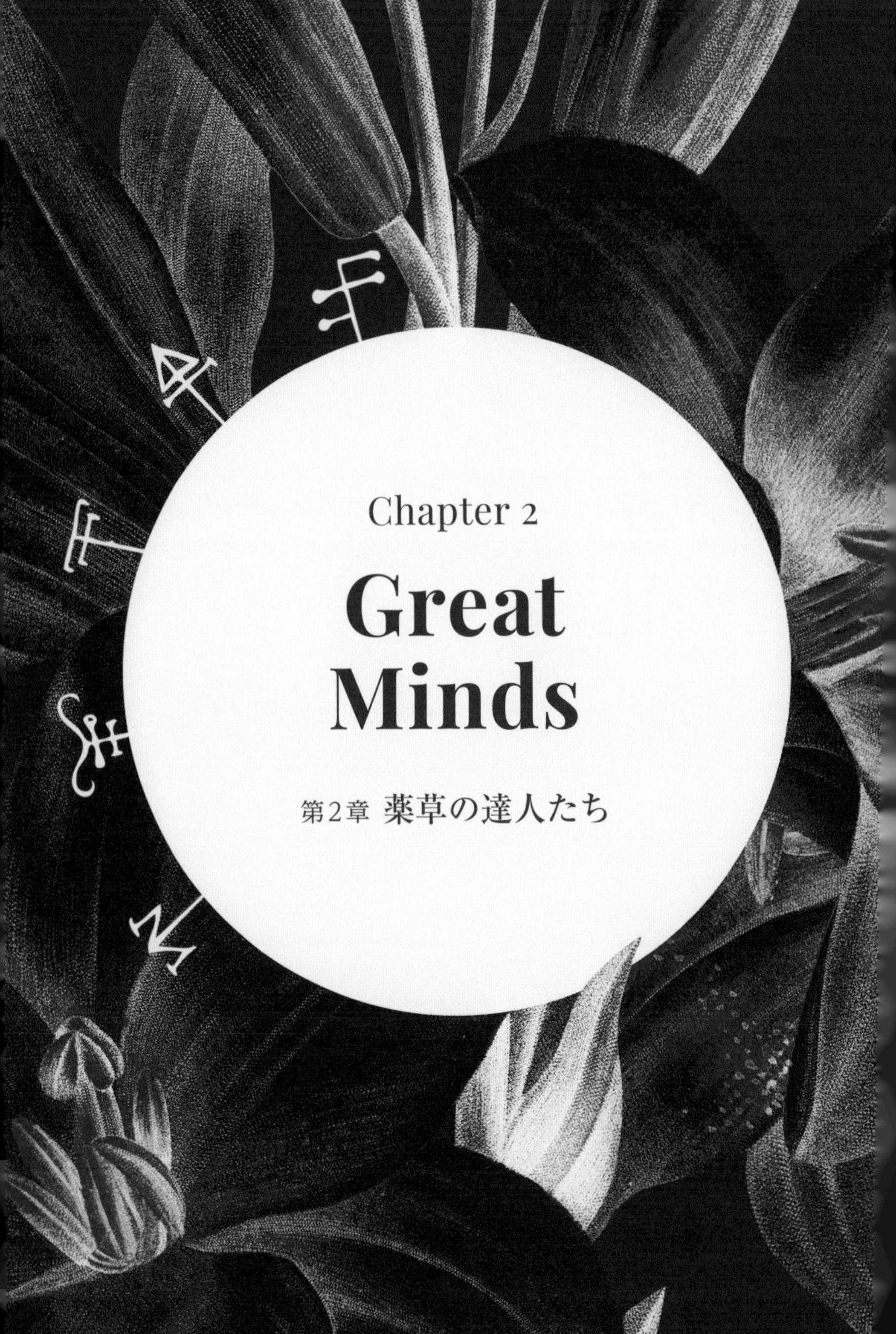

Chapter 2

Great Minds

第2章 薬草の達人たち

薬草の歴史をたどるのは
容易ではありません。
大昔、マンモスの狩りで怪我をしたり、
石矢で傷を受けたりしていた時代の人類が、
最初に植物を使うようになった時のことは、
今ではもうわからなくなってしまいました。
文字による記録がすべてを
語るわけではありませんが、
私たちには古文書と
わずかな考古学的証拠しか
残されていないのです。

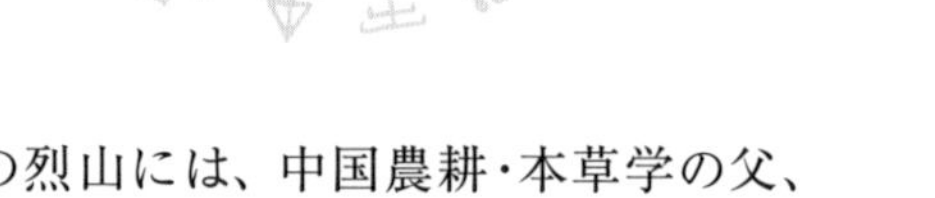

中国の烈山には、中国農耕・本草学の父、
炎帝神農*に礼拝しようと、今なお世界中から巡礼の徒が訪れます。
「神農」が神話上の存在となったのは、はるか昔のことでした。

*炎帝神農:人びとに医療と農耕を教えたとされ、医術と農業を司る神として崇められる。

中国の伝説上の3人の皇帝、「三皇」の2人目である神農は牛頭人身でした。神農は、荷車、鋤(すき)、茶、暦、焼き畑など多くのものを編み出したとされ、またその胃は透明で、自分の身体で実験したと言われます。1種ずつ草を食べて消化しては、それぞれどんな効果があるか観察したのです。実験を繰り返した果てに毒草の花を食べてしまい、解毒剤が間に合わずに死んでしまいました。

神農が実在したかどうかはともかく、彼の名を冠した365種の薬草のカタログは確かに実在します。『神農本草経(しんのうほんぞうきょう)』は薬草のマニュアルで、後漢の時代(紀元25〜220年)のある時点に編纂されました。現在でも、伝統的な中国医学を学ぶ人の必読書です。

『神農本草経』では、薬草はその希少性と個々の特質によって上中下の3つに分けられました。毒性のものも何があっても避けるべきとはせず、期待される薬効と比べて重要度を見ます。毒のある薬草は、他の薬と正確な量で組み合わせて服用し、悪い作用を打ち消そうとしていました。

西洋古代の名医では、古代ギリシャ、エレソスのテオプラストス(紀元前372〜287年頃)が挙げられます。逍遙学派*の哲学者で真のアリストテレス派だったテオプラストスは、哲学、動物学、倫理学、植物学、文化史など多様な学問を広く研究しました。私たちが今日、彼を「植物学の父」と呼ぶ理由の1つは、現在まで伝わった数少ない彼の著作の2つが『植物誌(*Peri phytõn historia*)』と『植物原因論(*Peri phytõn aitiõn*)』だからでしょう。

テオプラストスは野生種と栽培種両方の植物について、その特性と実用目的を解説しています。長年サンダルの革をすり減らして歩いて得た自分の研究と、アレキサンダー大王の家臣など他の旅人による報告に基づくものです。彼の著作は後の思想家たちの著作に大きな影響を与えることになりました。

ガイウス・プリニウス・セクンドゥスは、今では大プリニウス(紀元23〜79年)という方がよく知られているでしょう。彼は哲学者とは言えません。あまりにも世界の物事について実際的だったからです。ローマの裕福な軍人として、彼は当然ながら好奇心が強く、調査・研究や著作に様々な職務や政治的地位を利用しました。

彼は7つの書を著したとされますが、完全な形で残るのは『博物誌(*Naturalis Historia*)』のみです。全37巻から成り、収集した古い資料と自身の旅行中の見聞が百科事典風に編集されています。矛盾や不明箇所は、プリニウスが伝説の獣や民間伝承などで埋めたので、魔法と迷信と科学が同じ重みを持って語られることになりました。

『博物誌』はテオプラストスの著作に大きく依拠しており、プリニウスのラテン語訳は時に甘さがあるにせよ、語彙が豊富で、現在私たちがローマ時代の農業・園芸について知るところの多くは、彼によるものです。考古学調査で、少なくともこの分野では、彼の記述が正確であることが確かめられつつあります。

*逍遥学派:アリストテレスが創設した古代ギリシャの哲学者グループ。彼が作った学校リュケイオンの学徒の総称。ペリパトス派ともいう。

p.23 チャノキ(*Camellia sinensis*)の植物標本シート。1844年、中国・寧波で採取。

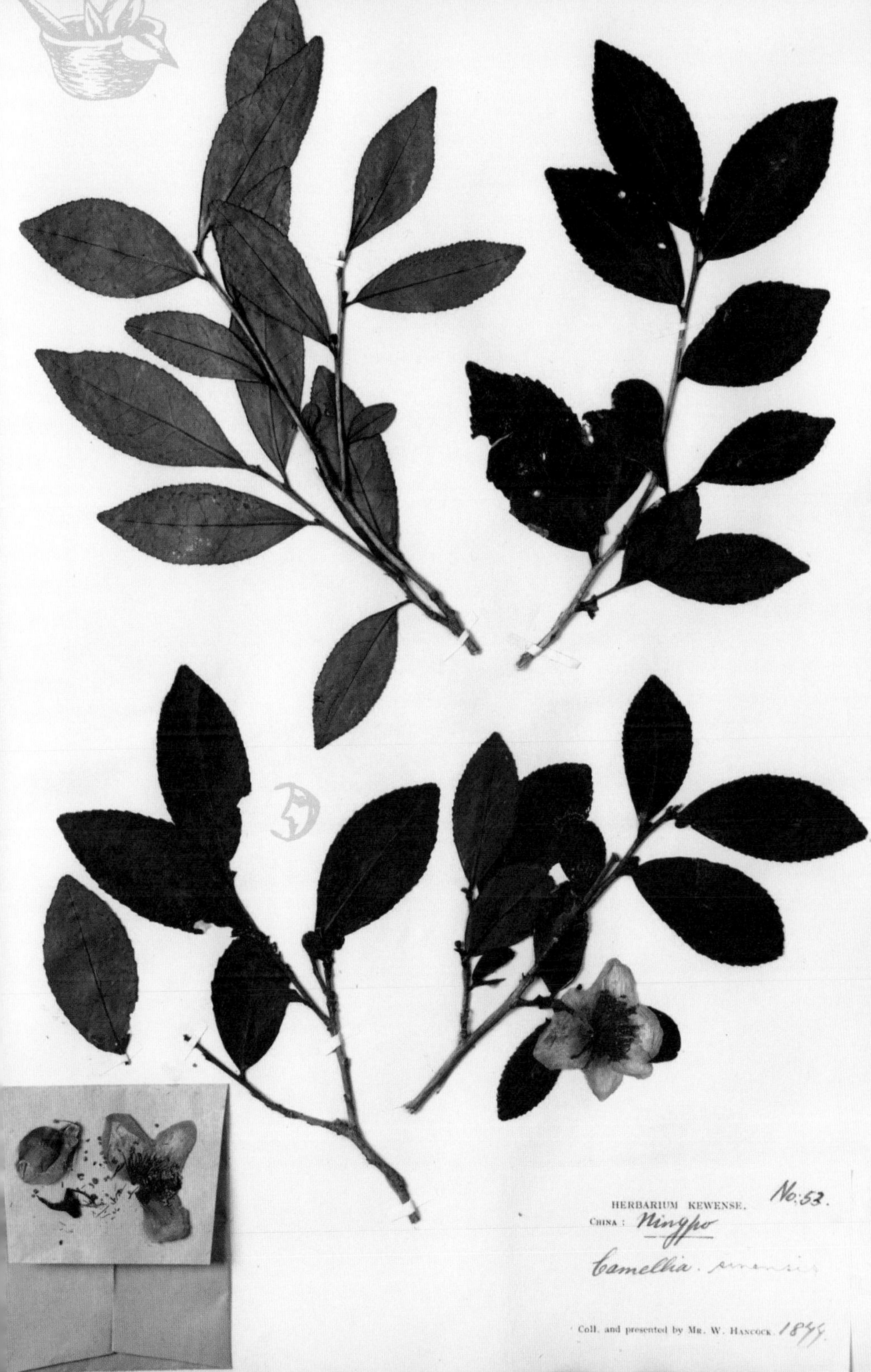
HERBARIUM KEWENSE.
No:53.
CHINA: Ningpo
Camellia
Coll. and presented by MR. W. HANCOCK 1844

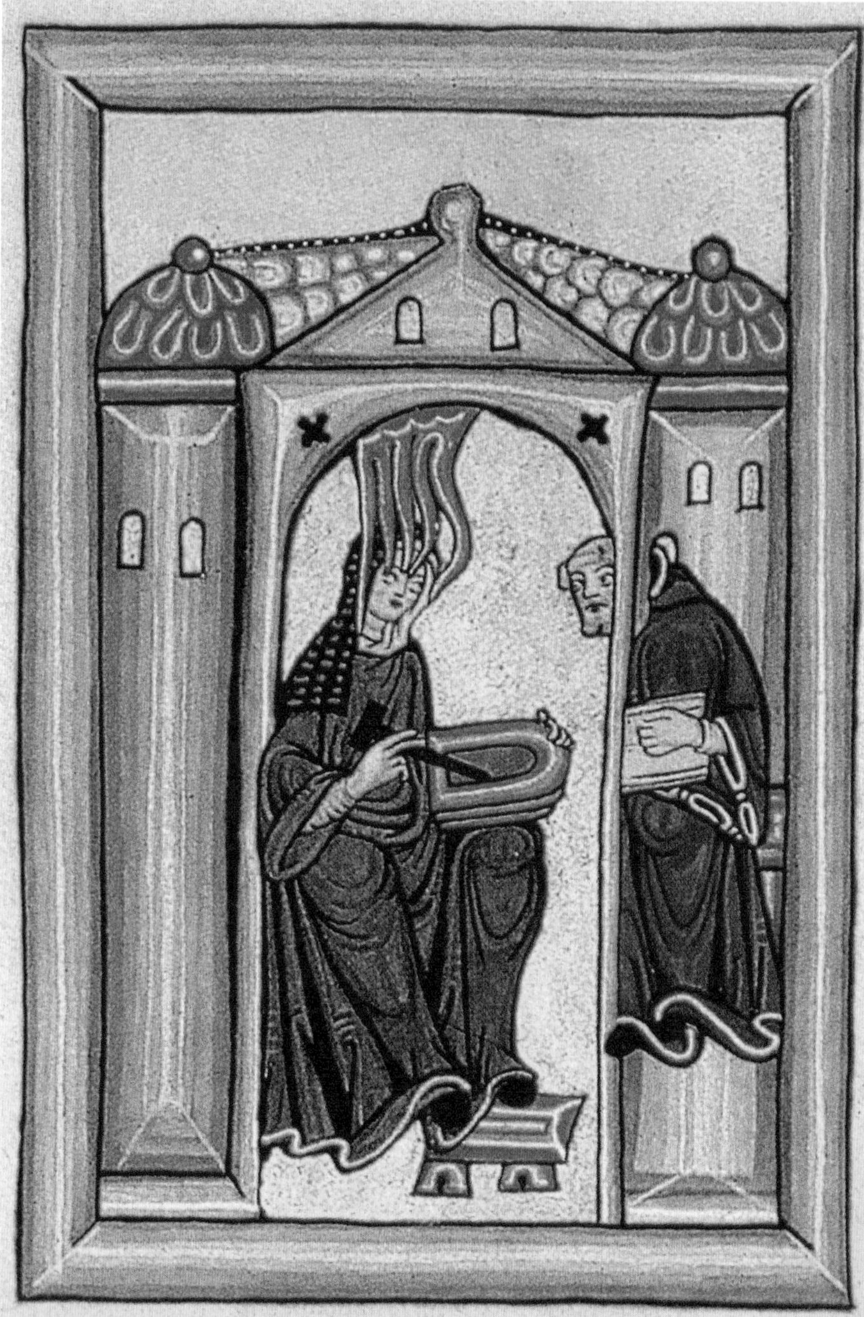

プリニウスの著作は多くの面で重要です。彼がギリシャ語の植物名をラテン語にしてくれたおかげで、テオプラストスの著書など、古代ギリシャの書籍の植物を特定できるようになりました。また、当時の「現代生活」について述べた彼の多くの見解、たとえば薬の値段や「医者」と称する者の悪辣な手段についての不平などは、面白いだけでなく情報満載で、古代ローマを甦らせ、他の著述家なら軽視しそうな興趣ある細部を浮き彫りにしてくれるのです。

しかし、悲しいかな、プリニウスの最期はその好奇心が仇となりました。紀元79年、ナポリ湾を基地とする艦隊の司令官だった時、彼はヴェスヴィオ山の周りに形成された特異な雲を調査しようと沖へ出ます。ポンペイとヘルクラネウムの市街を埋めた有名なヴェスヴィオ火山の噴火が、この賢人の命をも奪ったのでした。

中世の多くの修道院図書室には、プリニウスの著書の写本がありました。1492年、イタリアの医学者、ニッコロ・レオニチェーノがいくつか誤りを指摘するまで、誰もプリニウスに異を唱えようとすら思わなかったのです。その後も、プリニウスが重要人物であることには変わりなく、シェイクスピアやミルトン*も彼を知っていました。彼のいきいきした古代ローマの描写は、今も輝きを放っています。

他方、古代ギリシャで最も重要な植物学者の1人、ペダニウス・ディオスコリデス（紀元40〜90年頃）の生涯については、あまりわかっていません。彼は現在のトルコにあるアナザルブスに生まれ、ローマ軍の外科医として各地を移動しました。彼は行く先々で地元の植物の特性を研究し、新しい治療法を知ろうと地元の伝承知識を聞き漁りました。最も有名な著作『薬物誌（*De Materia Medica*）』は元々ギリシャ語でしたが、程なく複数の言語に訳され、ヨーロッパ、インド、中東の薬学者が解説を加えています。紀元50〜70年頃に書かれた同書は、世界初の薬草大全というわけではありませんが、群を抜いて優れていたのです。同書全5巻で、ディオスコリデスは600種近い植物と1,000種近い簡単な薬剤について解説しました。一部は水銀、鉛、酸化銅などの化学物質ですが（いずれも現在の医学では重要視されません）、同書で取り上げた薬剤のうち、はるかに多くのものが植物性の調合薬や湿布、その他の治療薬でした。植物は、温める・傷を塞ぐ・柔らかくする・乾燥させる・冷やす・リラックスさせるなど、目的別に整理されました。ディオスコリデスは植物の名称・別名・生育地・用途・特性と、副作用までリストにし、さらに採取・調剤・保存法の指示を書き、悪人の手に入れば植物の純粋性がどれほど汚されるかまで警告しています。

それから15世紀もの間、ディオスコリデスの著作は金科玉条でした。しかし、彼は実験の提唱者でもあったのです。その後ようやく彼の言葉が注目され、新たな研究が始まりました。

ヨーロッパの修道院は、優れた古典書の写本、または写本がなければ地元で翻案した書籍を多数所蔵し、自分たちの治療の参考にしていました。聖ヒルデガルト・フォン・ビンゲン（1098〜1179年）は時代を先取りしたルネッサンス的女性で、テオプラストスやディオスコリデスの著作、それより後では初期の園芸書『小さな庭（*Hortulus*）』を書いた9世紀の修道僧、ライヒェナウ** のワラフリッド・ストラボなどの書物に精通していたようです。聖ヒルデガルトはそれらを自分流にアレンジしました。

ベネディクト会の修道女に教育を受けた聖ヒルデガルトは、15才で自身も修道女となります。詩や音楽を作った他、数書を著し、2冊の医学論・博物学論『自然学（*Physica*）』および『病因と治療（*Causae et Curae*）』も書いたとされています。『病

p.24 聖ヒルデガルト・フォン・ビンゲンの神学書『道を知れ（*Scivias*）』の彩色挿画、1151年頃。
彼女は美術・音楽・哲学・神学、
そして薬草の医療使用に影響を与えた。

*ジョン・ミルトン：17世紀イングランドの詩人。代表作は『失楽園』。
**ライヒェナウ：ドイツのボーデン湖に浮かぶ島に修道院がある。

因と治療』の方は彼女が実際にどこまで執筆したのか、現代の学者の間で多少意見が分かれますが、基本にある霊感的着想は間違いなく彼女のものです。

聖ヒルデガルトはviriditas、すなわち「緑の力」という生命力の概念を提唱しました。彼女は自然界を、サタンが腐敗・堕落させたエデンとする伝統的な悪い見方でなく、神の祝福の表れと見たからです。

彼女は、私たちが現在ホリスティック治療と呼ぶものを実践し、古代ギリシャの四体液説を取り入れて、患者が入浴・睡眠・健康な食生活・断食・善行・祈りなど様々な療法を用いて、そのバランスを整えられるようアレンジしました。『病因と治療』の本草の部では、治療効果のある500種類の草木・石・金属・生物を論じています。聖ヒルデガルトは中世版伝道ツアーとも言うべき旅でドイツ中を隈なく回りましたが、正式に列聖（聖人として認められる）されたのはようやく2012年のことでした。

さて、ジョン・ジェラード（1545～1612年頃）は全く聖人ではありません。しかし、優れた園芸家で、自己宣伝も巧みでした。1545年にイングランドのナントウィッチで生まれ、エリザベス朝のいわゆる床屋外科*をしていましたが、初代バーリー男爵の庭園管理人となり、その後王立内科医協会の薬草園園長になりました。

『ペンプタデス植物誌全6巻（*Stirpium Historiae Pemptades Sex*）』は1583年、フランドル（現在のオランダ・ベルギー・フランスにかけての旧フランドル伯領）の植物学者、レンベルト・ドドエンスが出版したラテン語の本草書です。王立内科医協会のロバート・プリーストが英訳し始めましたが、完訳前に亡くなってしまい、翻訳完成の仕事はジョン・ジェラードに回ってきました。ところが、彼はこれを好き勝手に使い、項目を追加した上、全く別の本から1,800点もの木版画を付け足して（史上初めて描かれたジャガイモの図など、16点の新作図版もありました）、自著として発表したのです。この本には多くの誤りがあり、植物学者のマティアス・デ・ロベルに修正が依頼されました。しかしジェラードはこの本は完璧どころではないと激怒し、デ・ロベルの（正しい）修正をはねつけたため、本は誤りも全部そのまま出版されてしまいました。

著者が胡散臭いとは言え、ジェラードの1597年の『本草書（*Herball*）』は、植物史研究者にとって非常に重要です。さらに有益なのは1633年の改訂版で、この版では雑な翻訳がイギリスの著名な植物学者、トーマス・ジョンソンによって改められました。ジョンソンは社交辞令的に、ジェラードはよかれと思っていたが、少し意図した以上にやり過ぎたと仄めかしています。

*床屋外科：刃物を持って仕事をする職業として、瀉血や外傷の手当をする外科医と理容師が兼業した。

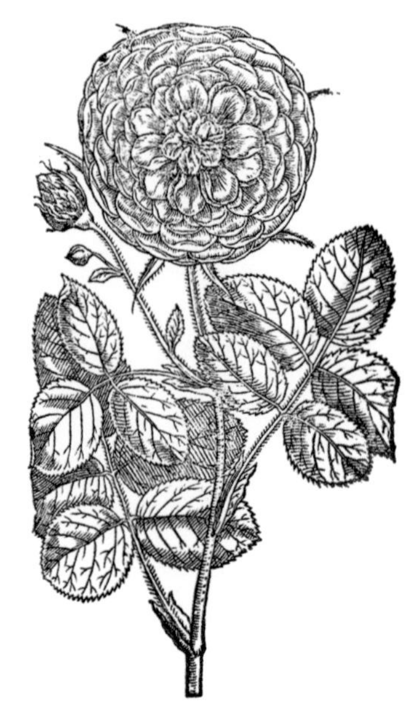

上 バラの木版画、ジェラードの『本草書』、1597年。
p.27 ジェラードの『本草書』の題扉。
学者たちは19世紀でも同書をよく参照した。
今なお植物史家には重要資料である。

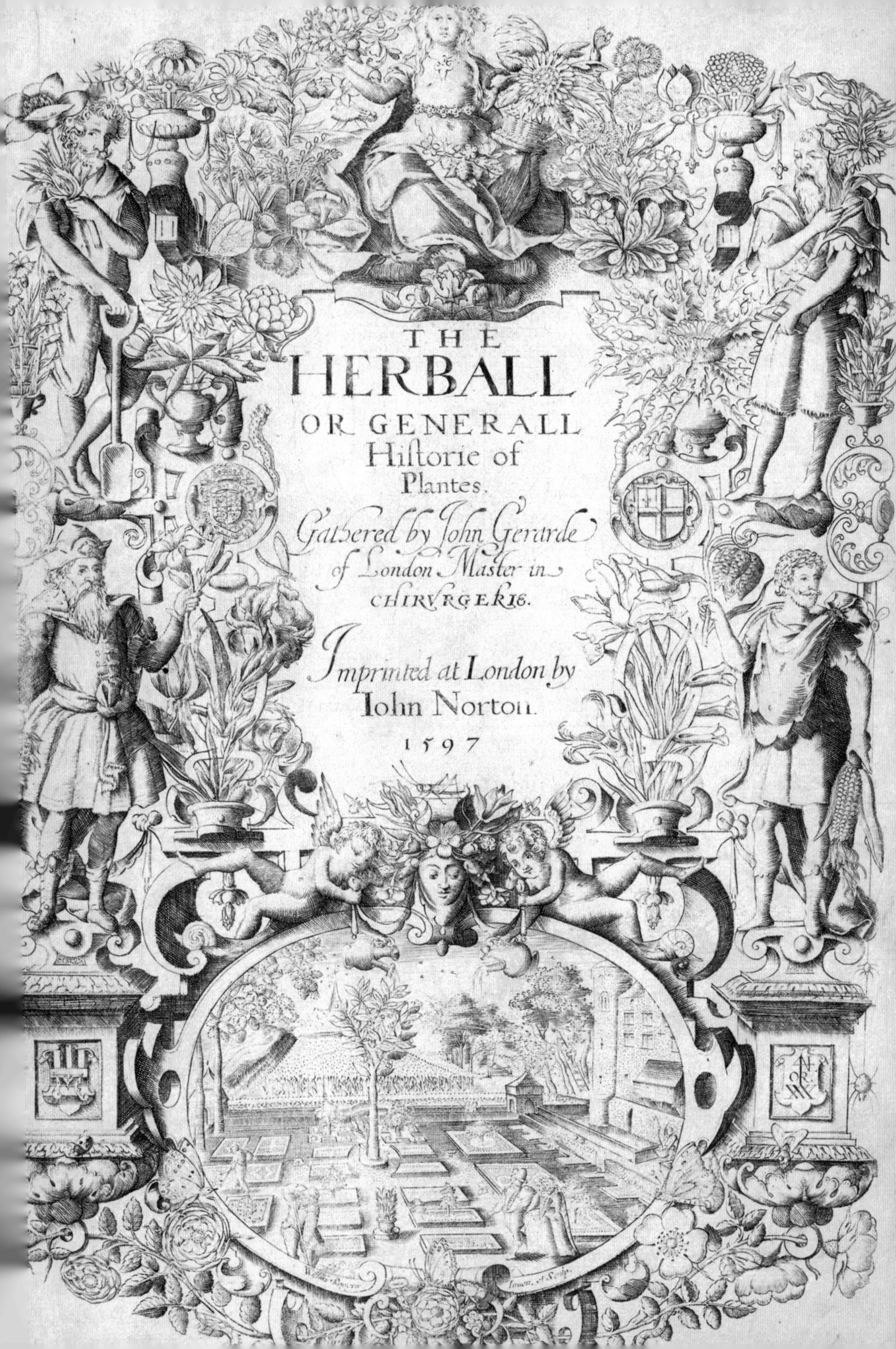
THE
HERBALL
OR GENERALL
Historie of
Plantes.
Gathered by John Gerarde
of London Master in
CHIRVRGERIE.
Imprinted at London by
Iohn Norton.
1597

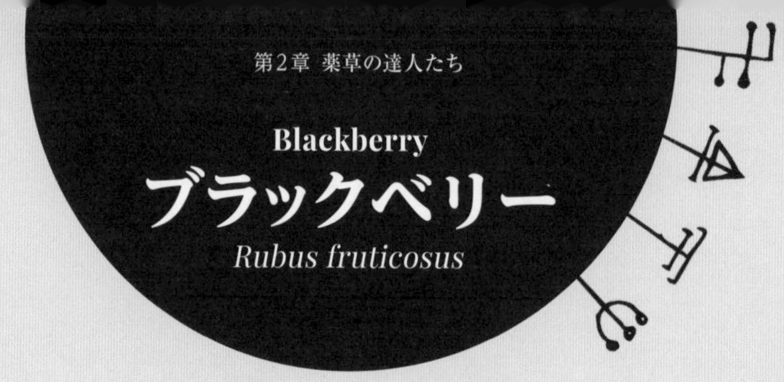

Blackberry
ブラックベリー
Rubus fruticosus

地味なブラックベリーは、午後、
田舎道を散歩する一般の人々が今でもよく摘んで集める、
稀少な植物の1つです。

ところが、ブラックベリー摘みは、飢餓に近い状況の時でさえ、どこででも許されてきたわけではありません。一部の地方では、ブラックベリーの蔓はキリストの茨の冠に使われたものと考えられ、その実は悪魔の実とされたのです。ブラックベリーは墓地に植えられることさえありました。死者が墓から出て歩き回らないようにするためです。

悪魔が唾やおしっこをかけるから秋以降にベリー類の実を食べてはいけないという俗信は、悪魔の部分はあり得なさそうですが、意味はあるようです。ベリー類の実は、秋には菌に侵されるからです。悪魔が唾を吐きかけるという日の日付は、8月末から9月29日のミカエル祭後まで幅があり、地理的にも実の成熟が北へ進むにつれて変動します。

ブラックベリーはいつの時代も、生け垣として使い勝手のよい重要な植物でした。人間や小動物は、その棘のある蔓が敵を防ぐと歓迎しますし、さらに小動物は悪魔がベリーに何をしたかなど気にしません。実がおいしければそれでよし! 長くしなる蔓は半落葉性で、地面に触れるとどこにでも根を張り、アーチを作ります。このアーチは、様々な病気を治す強力な魔法のツールと思われていました。トガリネズミの毒で麻痺した馬や、くる病・百日咳の子ども、ニキビに悩む人は、このアーチの下を、太陽の動きと同じ東から西に向かって数回這ってくぐると、万事解決するといいます。一般に、7回か9回くぐるのがよいとされました。ウェールズとの境界地域では、アーチのところにバターを塗ったパンを供えておきます。そのパンを食べた生き物が、病気の身代わりになってくれるのです。魔法のアーチを這ってくぐると、カードゲームにも幸運を呼ぶとされますが、自称カード名人は、それが悪魔との契約を結ぶことだと知っておいた方がいいでしょう。

医療でも、ブラックベリーはよく使われます。ギリシャ人とローマ人はいずれも、ブラックベリーで痛風を治療していました。古代ギリシャの医師、コロポンのニカンドロス（紀元前197〜139年頃）が、ギンザメに刺された時の治療にブラックベリーの花を薦めたのは実際的と言えませんが、約1,700年後の植物学者ニコラス・カルペパー（p.40）も、毒ヘビに噛まれた時によいと書いています。カルペパーは、潰瘍や腐敗性咽頭炎、赤痢、喀血の治療にも、ブラックベリーを好みました。ブラックベリーの根は腎臓結石を砕くと言われ、葉は口内や秘部の洗浄剤になるようです。ブラックベリー酢は民間薬の基本で、喉の痛みや咳、軽いむかつきなどに効く万能薬でした。

p.29 ブラックベリー（*Rubus fruticosus*）、
メアリー・アン・ステビング、1946年。

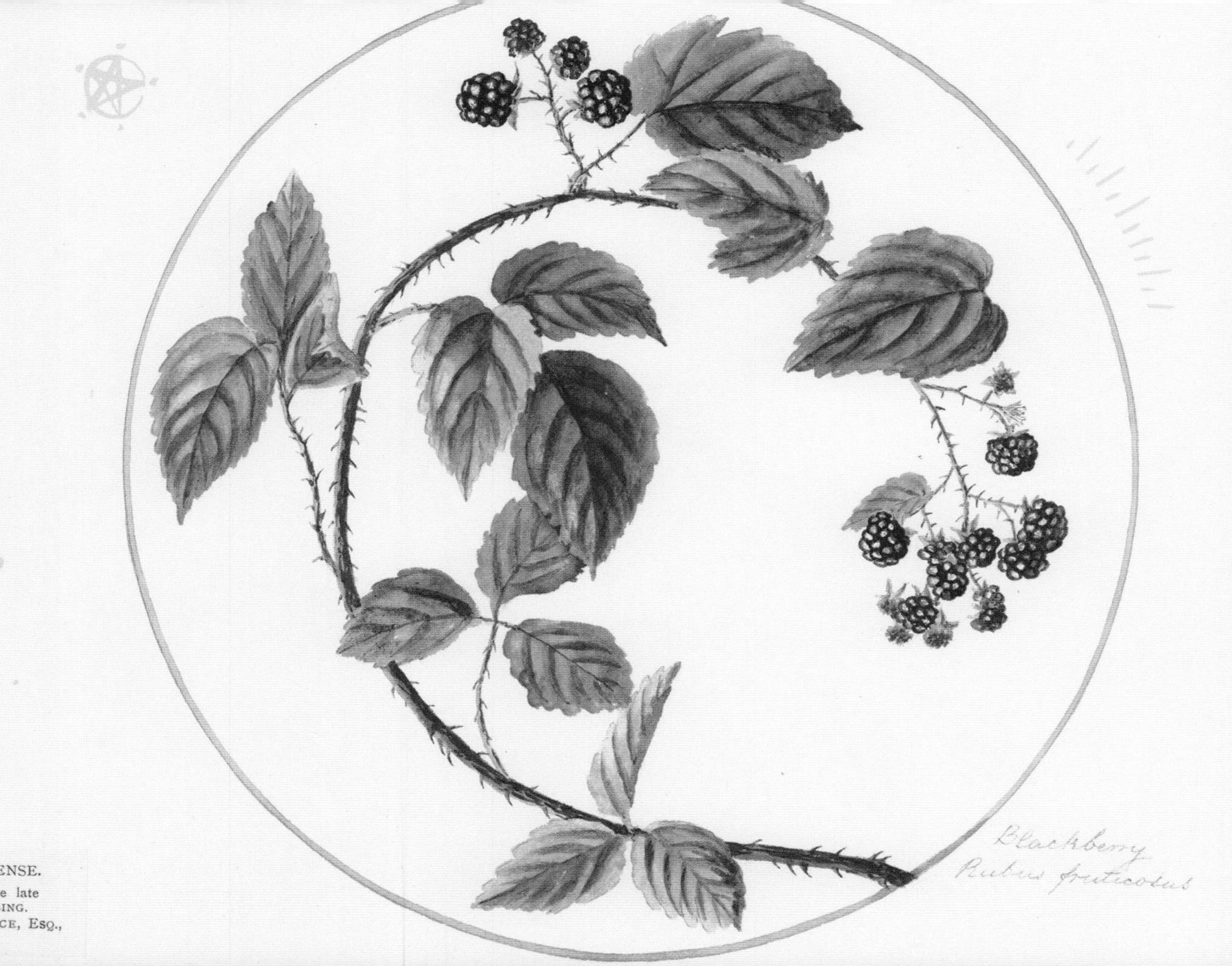

HERBARIUM KEWENSE.

Original drawing by the late
MRS. T. R. R. STEBBING.
Presented by E. C. WALLACE, ESQ.,
December, 1946.

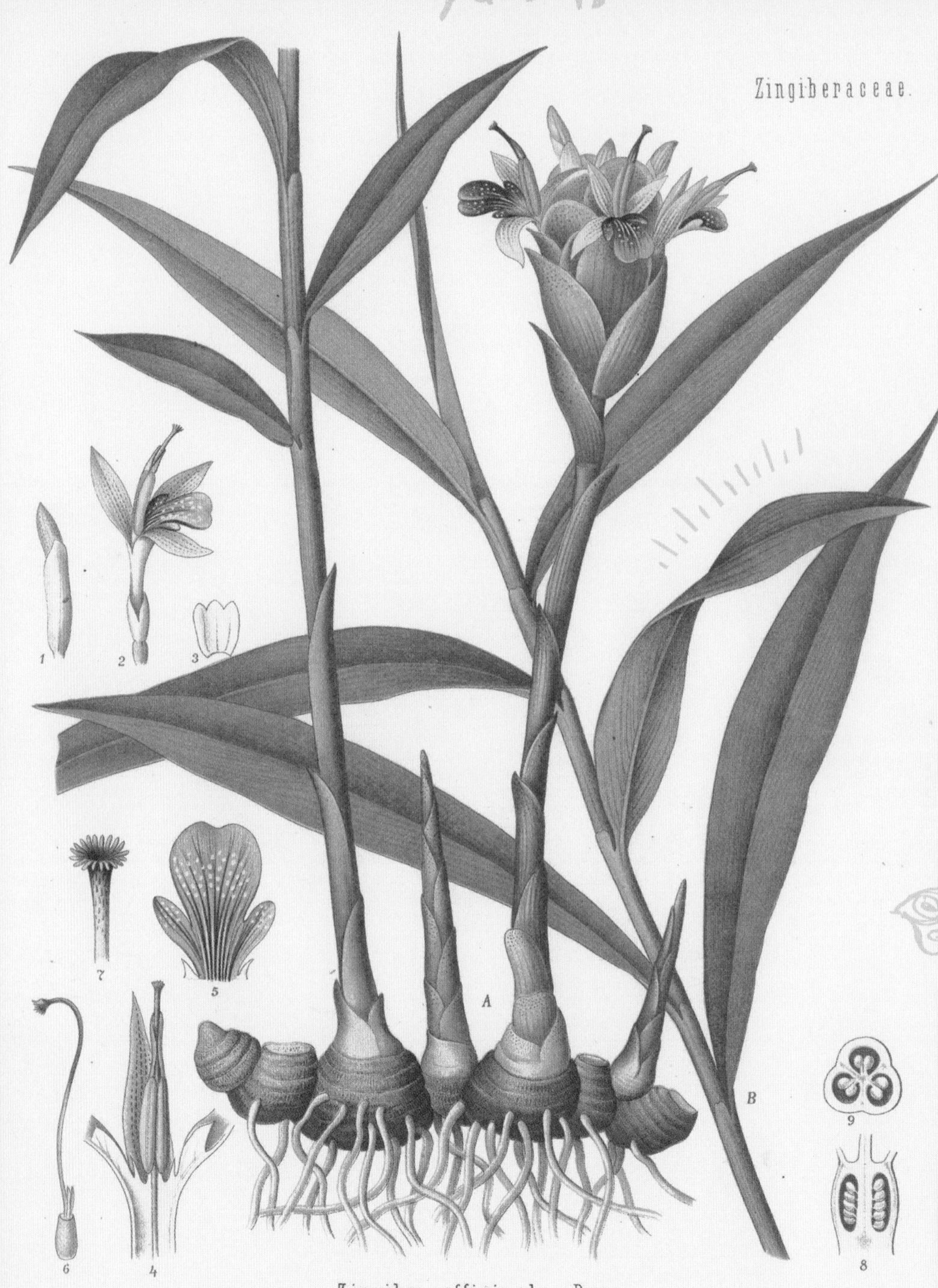

Zingiber officinale. Rosc.

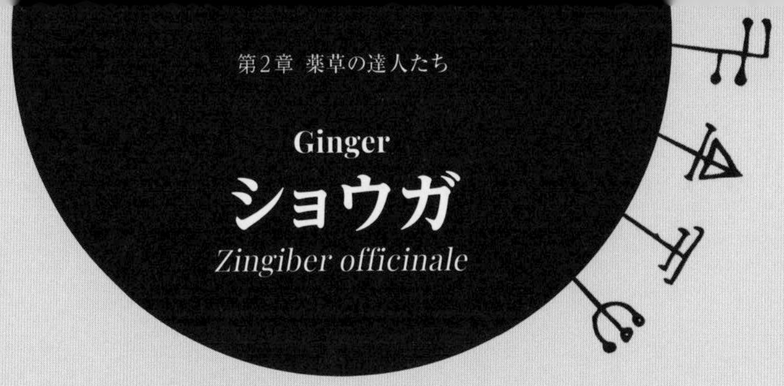

Ginger
ショウガ
Zingiber officinale

ショウガは薬草界のスーパースターの1つ。
何千年もすばらしい成果を出してきました。

インド、中国から東南アジアを原産とするショウガは、明るい緑の葉の多い茎に、緑がかった黄色の花をつけ、高さは1メートルにもなることがありますが、最も賞味されるのは太くなった根茎です。孔子の時代から食用・薬用にされてきました。

すばらしいスパイスの1つで、ごく初期から旅行者が取引し、シルクロード商人の主要商品でした。古代ギリシャ人はパンに焼き込み、甘味をつけたジンジャーブレッド（=クッキー）は中世ヨーロッパ中の市場に広まりました。外交の場（エリザベス1世が催す晩餐会では、出席者は全員「ジンジャーブレッドマン」と呼ばれました）、また昔話（ヘンゼルとグレーテルの物語の魔女は、ジンジャーブレッドの家に住んでいました）を通して、人々に浸透していったのです。若い娘は、ジンジャーブレッドのプレゼントを作って夫となる人を捕まえるよう薦められました。ハート型や花の形、その男性の形などのクッキーを焼いたのです。インド伝統のカーマ・スートラ（性愛論書）の教本が、性的刺激にショウガを薦めていることを娘たちが知っているかどうか、お付きの老女たちも気にしなかったのでしょう。

媚薬としてのショウガの根の力は、ディオスコリデスやプリニウスにも注目され、中世には心に火をつけると有名でした。19世紀のお堅い時代に、セックスよりは「一般的なロマンス」というもう少し安全な範囲にショウガが根を下ろしたことは、それほど驚くに当たりません。

ショウガへの熱い賞賛は、文字通りその熱にあったのでしょう。「火を起こす」と尊ばれた通り、身体を温め、関節炎や胃痛を和らげるとされます。また、発汗で風邪の熱を追い出すのにも役立ちました。生での摂取もできますが、乾燥させるとより効果的です。ジョン・ジェラードは、砂糖漬けのショウガは辛みと水分があるが、乾燥したショウガは「激しく熱を生み、乾燥させる」と述べています。

ショウガには抗炎症作用があり、胃の張りを緩和し、体内を浄化します。ショウガ茶（ジンジャーティー）は吐き気・むかつきを抑え、血の巡りをよくし、また意外かも知れませんが、火傷も治します。19世紀イングランドの宿屋の主人は、客用のバーにショウガの粉末を置いていました。旅で疲れた客がビールにその粉末をぱらぱらと入れて身体を温めるためです。一方、あまりいい話ではありませんが、良心に欠ける馬商人は、衰えた老馬に「ショウガ工作」をしました。生の根ショウガを馬の肛門に入れて、活発に動くようにしたのです。

いくつかの伝承では、ショウガは強力な呪い（まじな）の材料で、金運・恋愛成就・成功をもたらす呪いで大きな役割を果たします。また、施術前にショウガを食べると、呪い師の力を強めることができました。

p.30 ショウガ（*Zingiber officinale*）、
フリートリッヒ・ゲオルク・コール『ドイツ薬局方の薬草（*Die officinellen Pflanzen der Pharmacopoea Germanica*）』、1891～95年。

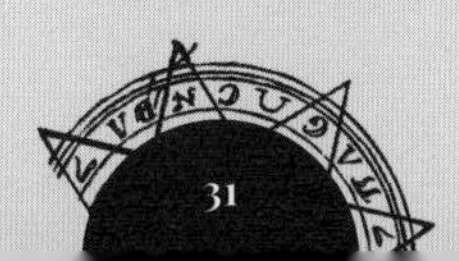

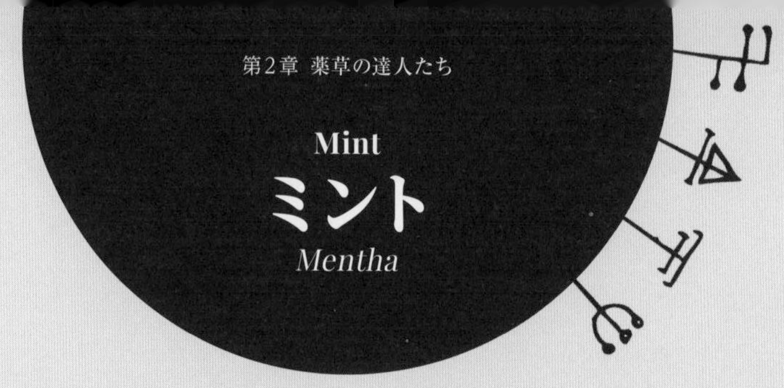

Mint
ミント
Mentha

ミントには多くの種類があり、
有史以前から世界中で広く料理に使われてきました。

ミントはエジプトの墓からも見つかっています。小形の多年草で、薄いピンクか白の小さな花をつけます。ただし、香りは葉にあり、葉は明るい黄緑から深緑まで様々です。種類によって滑らかな葉や毛の生えた葉を持ち、ほのかな香りのスペアミント（*Mentha spicata*）から強い香りのペパーミント（*Mentha x piperita*）まで幅があります。

古代ギリシャ神話によると、川のニンフ（女神、精霊）のメンテーは、冥界の王ハーデースの目に留まります。ハーデースの妻であるペルセポネーはこれに反対し、メンテーを人々が踏みつける草に変えてしまいました。ハーデースは魔法を解くことができなかったので、せめて彼女の香りが嗅げるよう、芳香を与えたのです。

ミントは今日でももちろん、その瑞々しい香りが喜ばれ、入浴剤や香料、冷たい飲料に用いられています。古代アテネでは、人々は身体の部位によって異なった香料をつけましたが、ミントは腕につけるものでした。天然の抗菌作用がありますが、古代ギリシャ人が宴会のテーブルをミントで拭き清めたのはこのためではありません。ミントの香りが歓迎のしるしと考えられていたからです。14世紀には、口臭消しというミントの使い方を多くの人が歓迎したことでしょう。今でも、歯磨きで最も人気の香りは断然ミントです。ジョン・ジェラードが述べたように、「その香りは人の心を喜ばせる」のです。

また、ミントは、中世の典型的な「床撒き」ハーブの1種でもありました。床に撒いて、アリ避けにしたり、腐臭を消したりしたのですが、これは当時の新しい思いつきではありません。古代のヘブライ人はシナゴーグ（ユダヤ教の会堂）の床にミントを撒きましたし、ローマ人は牛乳の凝固防止にミントを使いました。この抗凝結作用の利用はずっと続きます。1588年の『よい主婦のメイド（*The Good Housewife's Handmaid*）』が、固まった牛乳をミントできれいにできると書いたと思えば、カルペパーも乳房の中で固まった母乳を溶かすのにミントを推奨します。また、カルペパーは、傷が塞がらなくなるので外傷のある人には決してミントを与えてはならないとも述べています。ミントは、胃の不調・不眠・不安・めまい・胃腸の膨満感などにも使われました。

言い伝えでは、ミントは決してお金を出して買ってはいけないとされます。ご近所から盗んでくるのが理想ですが、ありがたいことに、ミントは簡単に育ち、すぐランナー（親株の脇芽から出る匍匐枝（ほふくし））が出ます。妻の強い家でよく育つと言われ、もしかしたら、メキシコでyerba buena「よい草」と呼ぶのはそのためかも知れません。

p.33 ペパーミント、ヘルマン・アドルフ・ケーラー「ケーラーの薬用植物」、1897年。

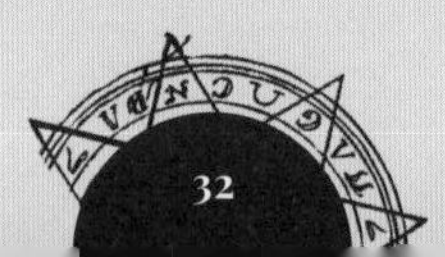

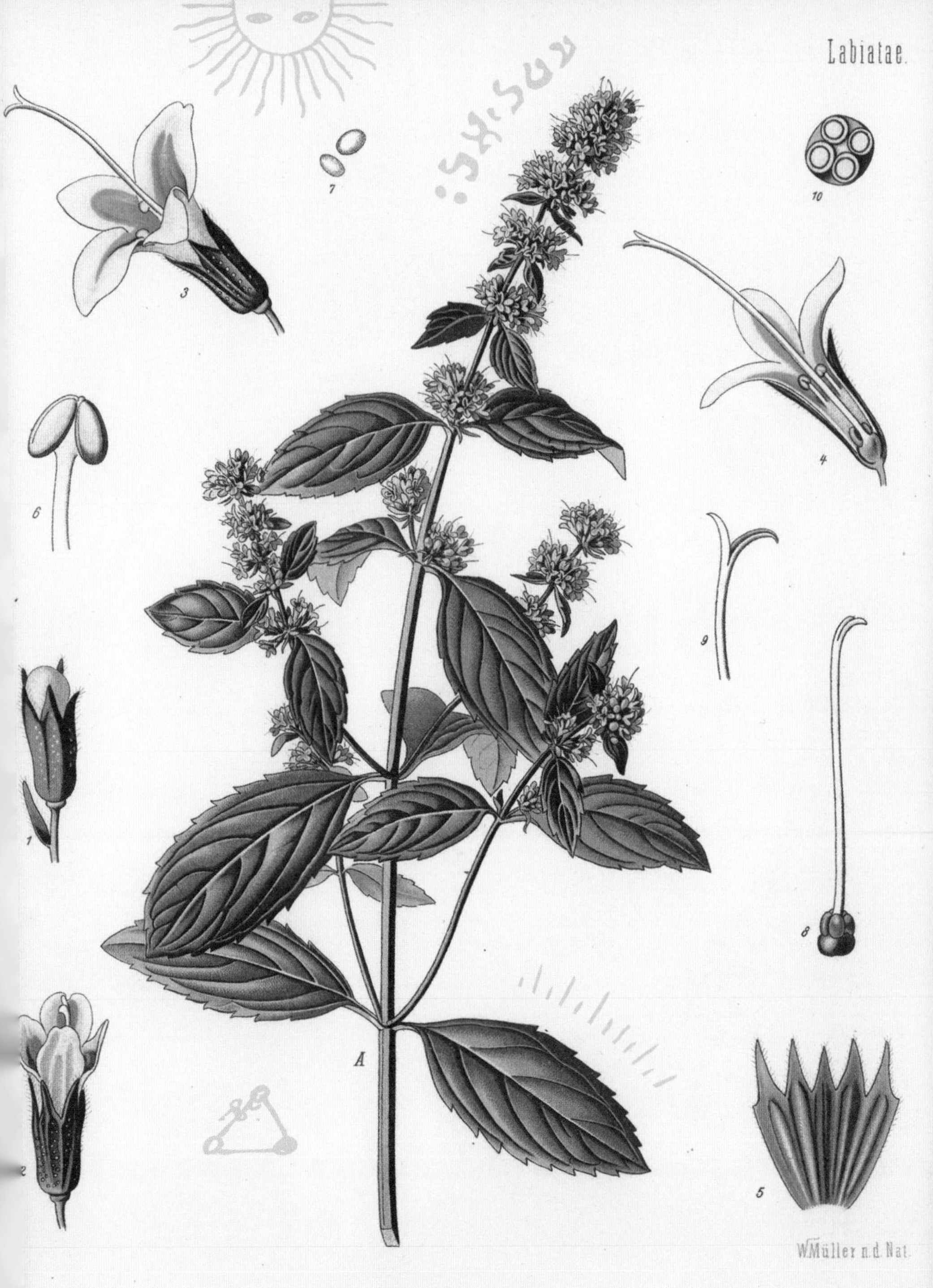

Mentha piperita L.

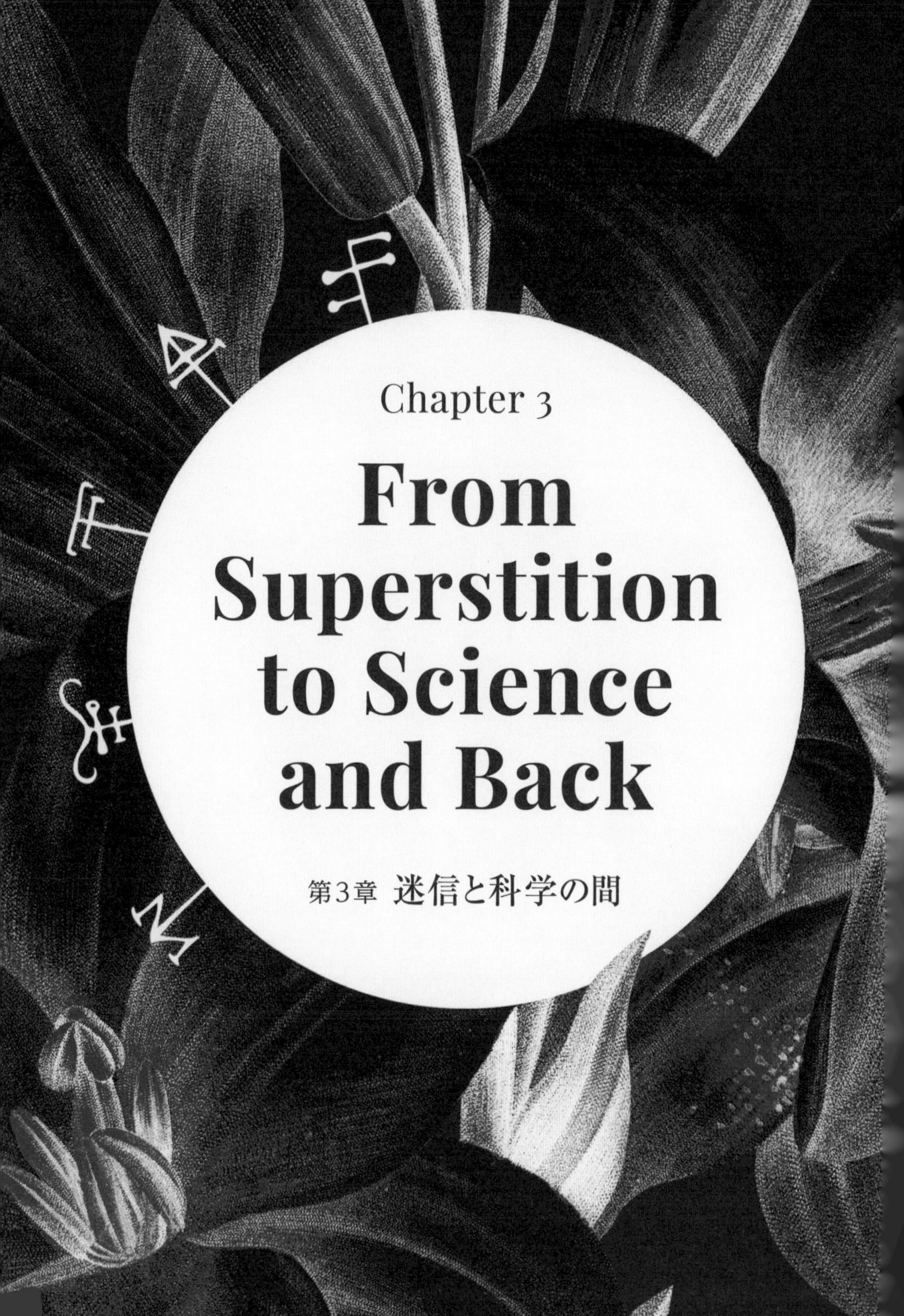

Chapter 3

From Superstition to Science and Back

第3章　迷信と科学の間

古代から、医療は、

祈祷師やシャーマン、祭司、

ヒーラーの仕事の

大きな部分を占めました。

精霊との共同作業をうまくやるには、

利用できる植物を知り尽くすことが

欠かせませんでした。

なぜ薬草が効かないことがあるのか、科学的証拠はないままに、
人々は物理療法を行うための込み入った儀式を定めました。
これは当然、正しい人が正しく行わないと効果が保証されませんでした。

物理療法*を巡っては説明のつかない事柄がとても多かったので、現在私たちが超自然と呼ぶものの存在を、初期の科学者たちが疑う理由はありませんでした。海の怪物、光り輝く神や幽霊などは、彼らにとってすべてあまりにも当たり前のものだったのです。魔術は科学が示せる事柄と同じくらい真実味があり、最高に実証主義的な学者たちでも広く受け入れていました。また、ヒーリング（癒しの技）は信仰と密接に関わっていました。多くの点で今もそうです。場合によるとは言え、プラシーボ効果は、自分が服用したのがただの砂糖の塊だと知っている人にも作用するのですから。

最初の千年紀の半ばまでに、系統立てて整理された宗教は薬を司るようになっていました。仏教やヒンドゥー教の組織は医学上の答えを探し求め、ムスリムの学者は薬草をとても重視したのです。

西洋では、キリスト教の修道院が研究を続けるためのよい拠点になっていました。修道僧たちが、当時の医療文献を記した主な言語であるラテン語やギリシャ語を読めたからです。修道僧・修道女たちの日々の世話を住民が行ううち、それぞれの修道院・僧院の周辺に町や村が発展しました。世話と引き換えに、修道僧・修道女たちは訪れる病人を治すものとされました。

一部の学者は病気は神の罰だと言いましたが、他の人々は、神は病気治療の準備をしてくれているので、治療法を見つけるのは自分たちの務めだと考えました。修道僧たちは、ディオスコリデスや大プリニウス、ギリシャの内科医・外科医のガレンことアエリウス・ガレノスらの古典著作を研究し、本文を筆写して自分たちの発見を追記しました。10世紀に成立した『ボールド医典（*Bald's Leechbook*）』は、アングロサクソンから古代ギリシャ、ローマなどの著述家の多くの典拠から処方をまとめた書で、薬草とその使用法について驚くべき知識があったことを示しています。

529年前後に書かれた『聖ベネディクトゥスの戒律（*The Rule of St. Benedict*）』は、神を賛美するため、病人には特別なケアが必要だと述べています。多くの修道院に庭がありましたが、ベネディクト会は特に園芸に注目し、園芸用品は聖餐式用の杯と同じくらい大切だと信じていました。園芸には、薬草医・庭師・飼い猫の守護聖人であるニヴェルの聖ゲルトルートや、アイルランドの園芸の聖人、聖フィアクルなどのように、修道僧も修道女も関わりました。ベネディクト会は、薬草のエッセンスをアルコールに溶かし込んだチンキの製法を完成させたのです。

シャルルマーニュ大帝はベネディクト会の薬草園に大変感心し、すべての修道院が薬草園を持つよう命じました。ザンクト・ガレン修道院計画図は820年頃作成されたスイスのベネディクト会修道院の建築図面ですが、診療所・瀉血（しゃけつ）所・薬草園があり、推奨する薬草も載っています。

しかし、誰もが修道院に行けたわけではありませ

*物理療法：生体に物理的刺激（電気、温度、超音波など）を用いて治療すること。温熱療法、電気刺激療法、電波療法など。

p.37 人間のあごに似たザクロのカラーインク絵。
ルネサンス期のイタリアの医者、
博学者ジャンバッティスタ・デッラ・ポルタに倣った作、1923年頃。特徴説（p.43）の例。

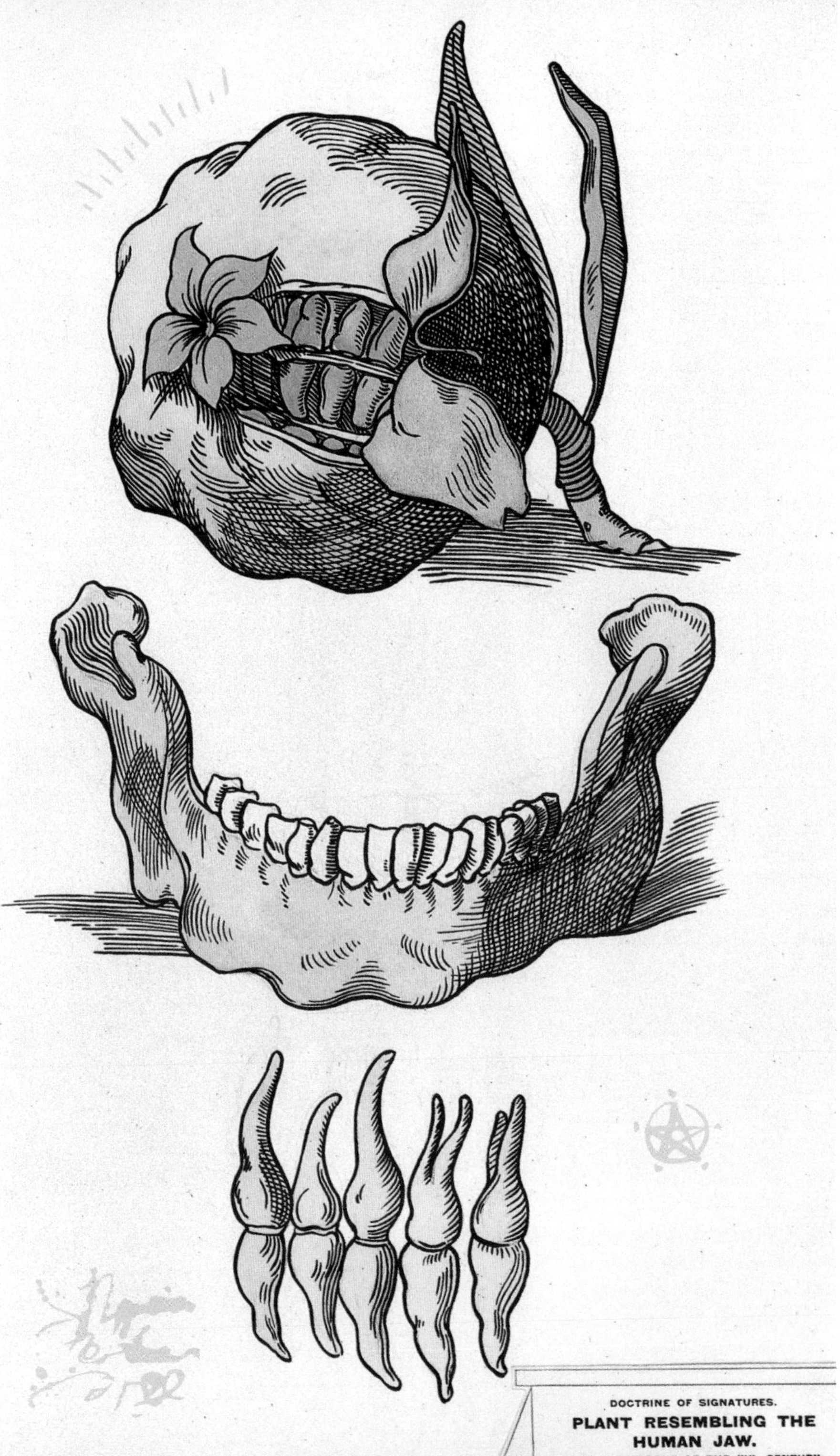

DOCTRINE OF SIGNATURES.

PLANT RESEMBLING THE HUMAN JAW.

FROM A WOODCUT OF THE XVI. CENTURY.

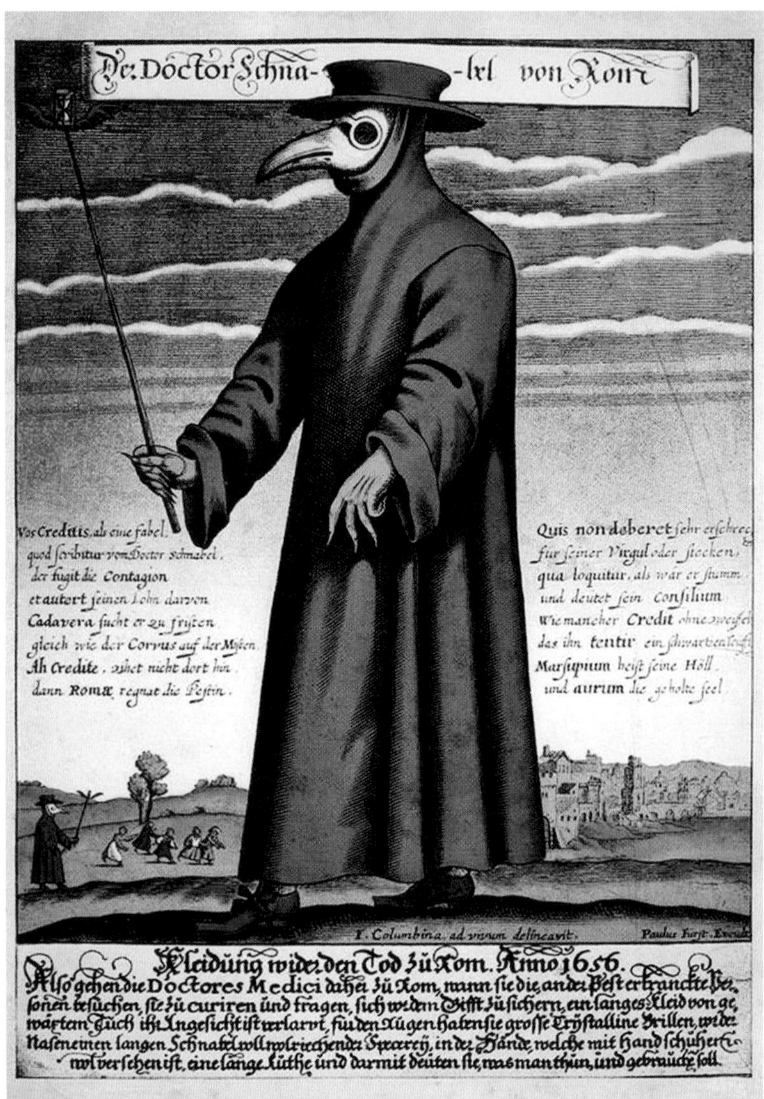

p.38 ローマの「ペスト医師*」の17世紀の図版。くちばしのようなマスクの中には、感染防止用のハーブが詰められていたと考えられている。

*深刻な感染症であるペスト（黒死病）が蔓延した時代に、ペスト専門に治療した医師。

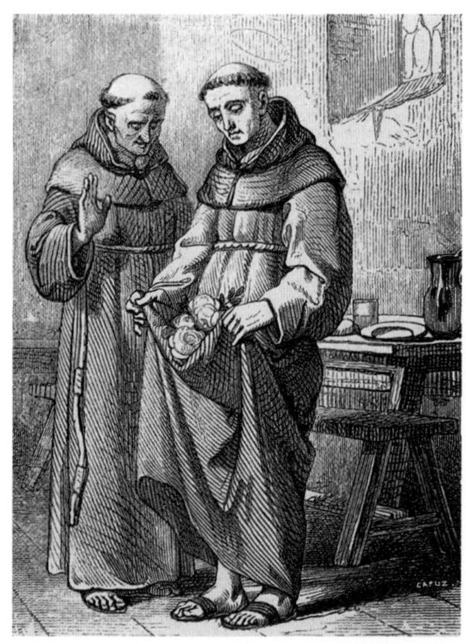

上 ラテン語やギリシャ語の教育を受けるベネディクト会などの修道会は、植物やハーブの薬用の研究をとても重視した。

ん。世俗の社会では、占い女（男の場合も）が医療知識の担い手となりました。

彼女たちも修道僧のように、どんな病人が現れても対応しなければなりませんでしたが、夜間に産婆の仕事をすることが多く、時には出産にまつわる闇の部分に手を染めることもありました。地元の植物を使う、その地域で効果があるとされていた治療法をベースにした彼女たちの特殊な知識は、世代を超えて受け継がれました。評判のいいヒーラー（治療師）は、身体は自然・心・天の微妙なバランスだと考える点において、一流の学者とそれほど変わりはありませんでした。彼女たちは、炎症止め軟膏から魔法のお守り、奇妙な呪文に至るまで、あらゆる治療法を駆使したのでした。

しかし、薬が修道院の外にも広がると、専門の男性医師は民間療法を見下すようになります。医師が自分たちのやり方を守る必要があったためだけではありません。最もあくどい医師たちは、そういった女性たちの治療行為はいかがわしいとすら言うようになったのです。

医師たちが力を増すと、事態は深刻になりました。新発見の時代、新しい薬草や薬、治療法が目覚ましいスピードで世界を駆け巡ります。薬に何らかの制限を課す時が来たのです。教育を受けた頭の固い男たちは、「偽医者」たちの繁盛ぶりを指摘し、「医師」を名乗れる権利を請願しました。1518年、イギリスのヘンリー８世は新しい協会に勅許を与えます（ただしヘンリー８世は両方の味方でした。1543年に与えた薬草医への勅許では、アマチュア医師にも法的権利を認めています）。内科医協会は17世紀末まで協会名に「王立」を名乗りませんでしたが、医師免許を与え、必要に応じて規則を定める権限を持っていました。医師志望者向けの試験を作り、合格したら協会の会員になる（もちろん会費が必要）よう求めました。

医師たちは広く愛されたとは言えません。特に、彼らが「誤った医療」だと非難した相手からは嫌われました。オックスフォードかケンブリッジで学んでいない出願者は協会員になれませんでしたし、もちろん女性は門前払いでした（女性が初めて免許交付されたのは1910年です）。

とは言え、彼らは功績を上げました。医療標準を向上させ、公衆衛生の措置を執るよう請願しました。1627年には工場労働者の健康問題、1726年にはジンの飲み過ぎの問題を報告しています。

1618年、協会は薬とその処方成分の標準リストである『ロンドン薬局方（*Pharmacopoeia Londinensis*）』を作成しました。イングランドで公刊されたこの種の一覧としては初めてのもので、非常に重要視され、1864年まで利用されました。問題は1つだけ、ラテン語で書かれていたことで、人々の大半は参照できず、専門の医師による知識の独占をいっそう悪化させていたのです。同書の著作権は厳しく、驚くほど高価でした。

医療は独占状態だったと言えるかも知れません

が、協会の医師たちは需要に追いつきませんでした。通常、同時に協会員は60名、免許保持者（年会費を払って医師営業免許を受けた男性）は110名しかいなかったのです。十分というには程遠い数でした。貧しい人が何とか医師に診てもらえたとしても、薬剤師協会の作成する処方箋は買えません。当然、そちらでも料金が上乗せされたからです。

ニコラス・カルペパー（1616～54年）は、子どもの頃に祖母からハーブについて教わりました。愛読書はウィリアム・ターナーの1568年の書『新本草書（*A New Herball*）』で、天文にも興味を持ち、10才の時にクリストファー・ハイドンの『判断占星術擁護（*A Defence of Judicial Astrology*）』を読んでいます。

民間療法に関心を持ち続けながらも、カルペパーはロンドンの薬局に弟子入りし、修行と引き換えにラテン語を教えました。1639年に師匠が亡くなると薬局を継ぎましたが、結婚すると、当時ロンドン・シティの周辺部にあった田舎町、スピタルフィールズに開業します。

カルペパーは裕福ではありませんでしたが、処方箋料が払えないとわかっている人には、支払いに大らかでした。どんな人でも治療を断らず、わずかな額や無料で診ることもよくありました。彼は内科医協会の締め付けに大反対で、彼らを「ヒル、本物の吸血鬼」と呼んでいます。医師たちの瀉血（しゃけつ）（患者の血を排出させて状態の改善を図る治療法）や下剤の使用、薬の処方にも激怒していました。それらは実は有害で、患者は驚くほど回復しなかったからです。

しかし、イングランド内戦（1642～51年、清教徒革命における内戦）で、カルペパーの事情は大きく変わります。彼は議会派の最前線で戦う軍医にはもったいないと拒絶されて落胆しましたが、「床屋と医師のほとんどは王党派のクズだから、軍医でなくていい」と言っていました。

戦後成立したイギリス共和国はカルペパーに朗報をもたらしました。検閲が廃止されたのです。エリザベス朝以来、出版の特権を支配していた書籍出版業組合は無効とされ、それまで組合が拒否していた新刊書が市場になだれ込みました。

内科医協会は内戦で激しく損耗しました。これによってカルペパーの名は高まりましたが、1つ問題が起こります。病人を診察する医師がいなくなったのです。カルペパーのとった手段は、『ロンドン薬局方』をラテン語から英訳し、「私の同郷人や同業の薬局が皆、薬について医師が何と書いているかわかるようにする」ことでした。彼は主張します。「時が来た。これまで彼らは薬について密かに相談し、処方箋を謎めいたラテン語で書くことで、自分たちの無知を隠して患者を感激させていたが、その分野に道を敷く。彼らはこの本を隠しておきたがるのだ」。

『実用便覧：英訳ロンドン薬局方注解（*A Physical Directory, or a Translation of the London Dispensatory*）』は1649年に刊行されました。これは正確でわかりやすい完全な本で、どの植物にも一般的な英語名が載っていました。内科医協会をさらに痛撃すべく、カルペパーはもう一歩踏み込んで英語版に注釈を加え、社交辞令とは程遠い言葉遣いで、賛同できない部分を指摘しました。また、推奨されている手に入りにくい薬草の一部には、代わりになる安い野生植物も書き添えたのです。協会の医師たちは烈火の如く怒りました。「『ロンドン薬局方』はあのニコラス・カルペパーの手で（とても下品に）英訳された」と、王党派の新聞「*Mercurius Pragmaticus*」は息巻きましたが、どうすることもできません。入念な著作権表示は役に立たず、人々は今や治療法を自ら手にしたのです。

1652年、カルペパーは将来に彼の名を残す本を出版します。彼はその本を『イングランドの医師：本邦野草の占星身体論（*The English Physician: Or an Astrologo-physical Discourse of the Vulgar Herbs of This Nation*）』と呼びました。現在では、『カル

p.41 ヒヨス、ドクニンジン、セントジョンズワート他の植物の図版。『カルペパー本草書（*Culpeper's Herbal*）』、オリジナルは1652年刊行。

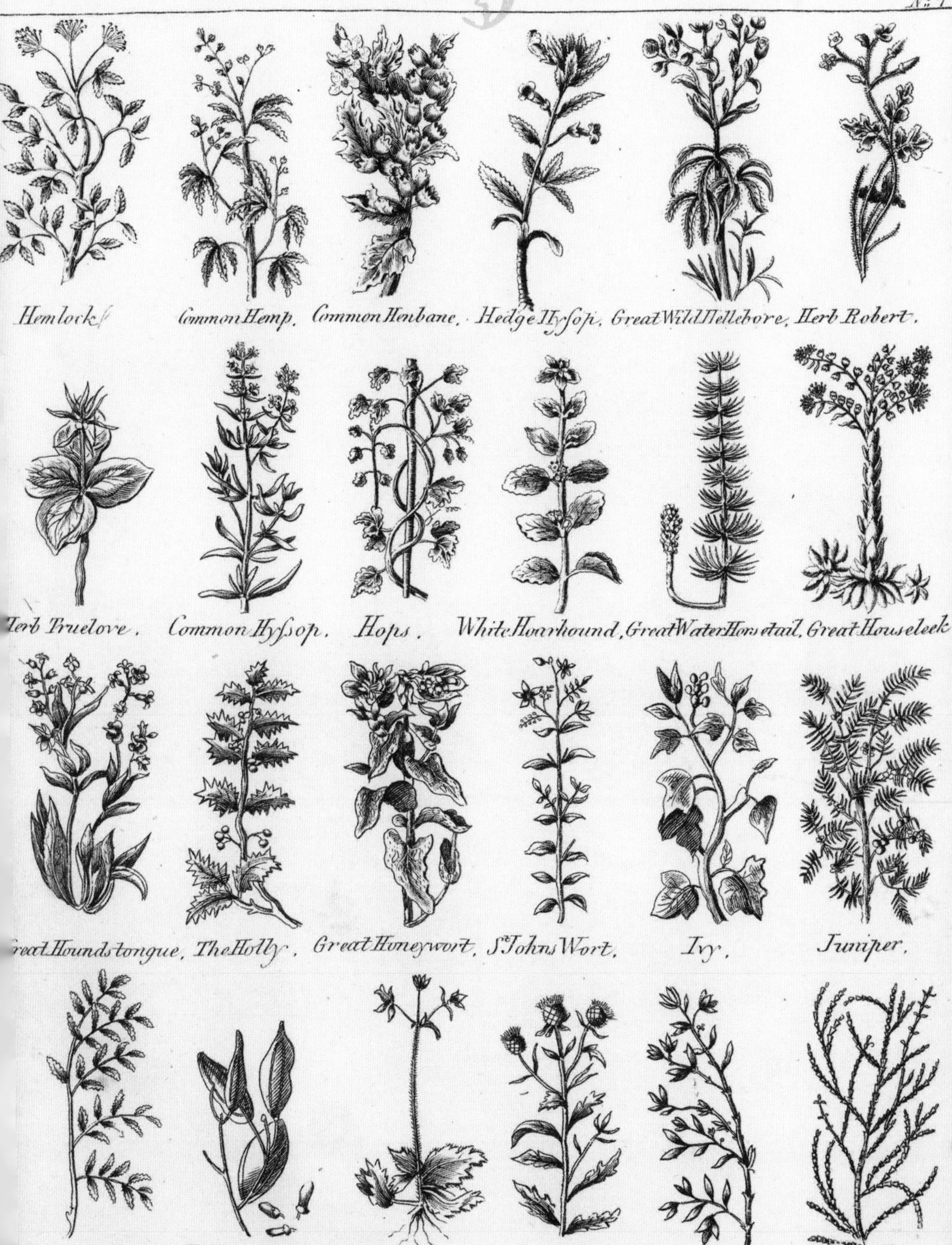
Hemlock.
Common Hemp.
Common Henbane.
Hedge Hyssop.
Great Wild Hellebore.
Herb Robert.
Herb Truelove.
Common Hyssop.
Hops.
White Hoarhound.
Great Water Horsetail.
Great Houseleek.
Great Houndstongue.
The Holly.
Great Honeywort.
St. Johns Wort.
Ivy.
Juniper.
Jujube Tree
Indian Leaf.
Kidney Wort.
Common Knapweed.
Common Knot grass.
Kali.

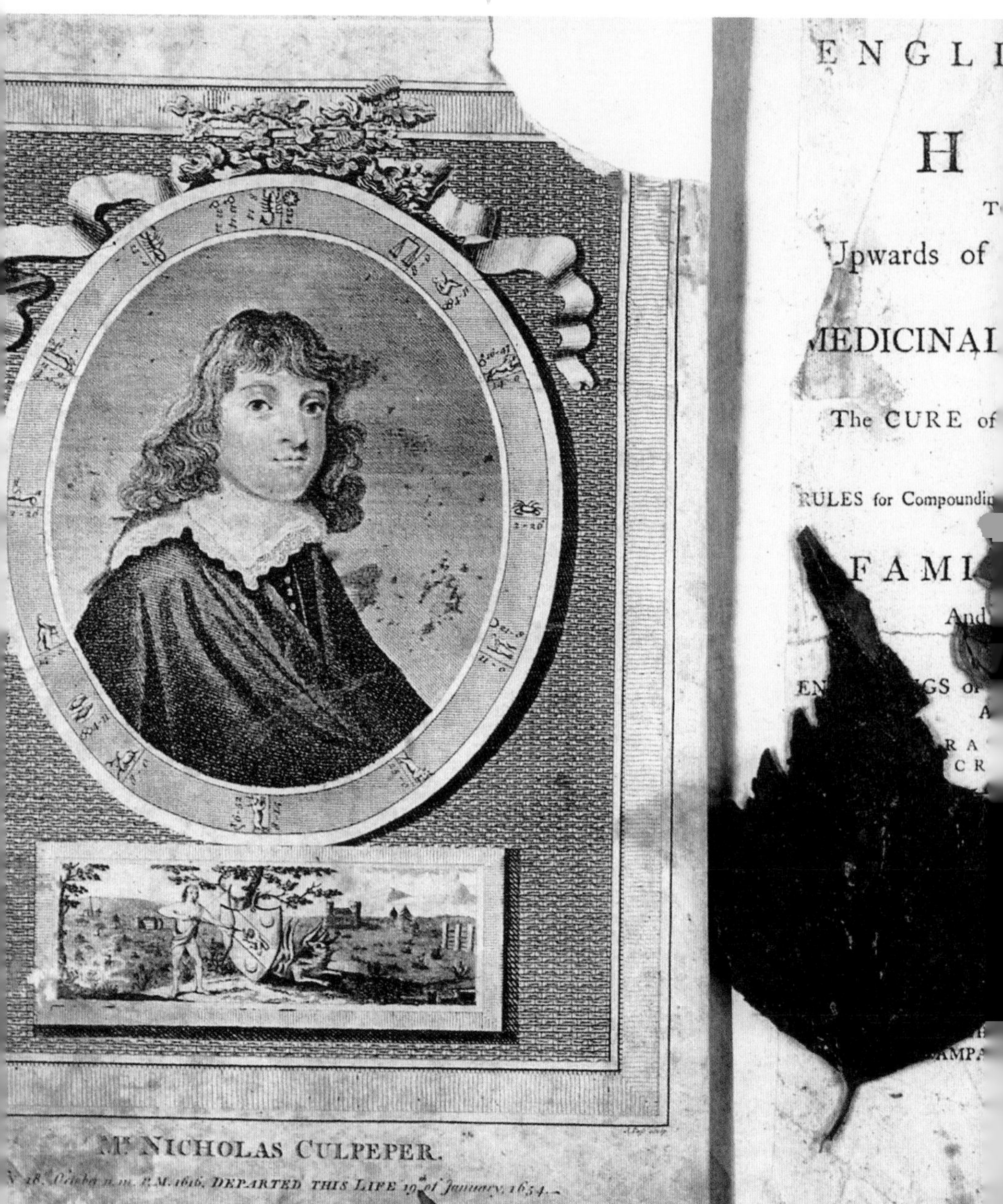
ENGLI
H
Upwards of
The CURE of
RULES for Compoundin
FAMI
Mʳ NICHOLAS CULPEPER.
DEPARTED THIS LIFE

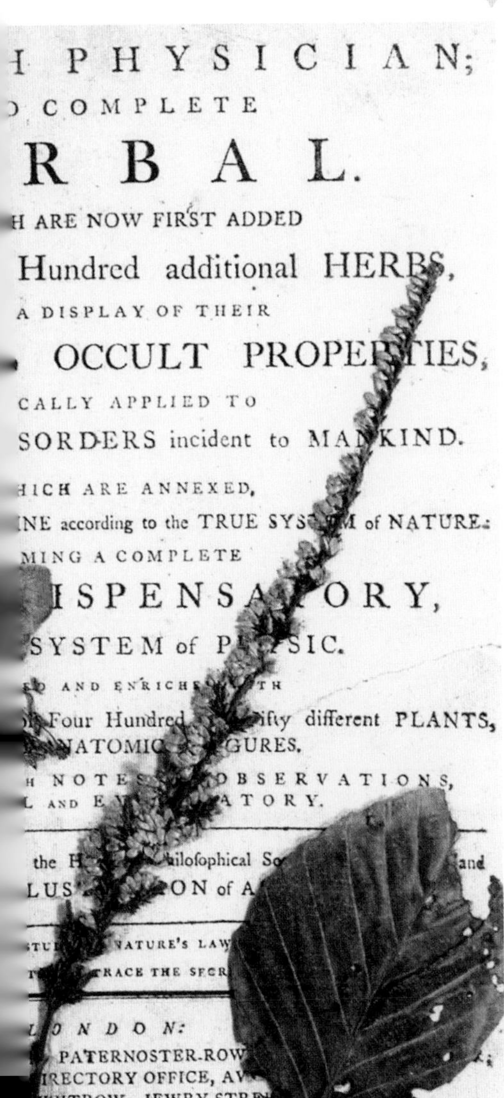

H PHYSICIAN;
COMPLETE
RBAL.
H ARE NOW FIRST ADDED
Hundred additional HERBS,
A DISPLAY OF THEIR
OCCULT PROPE TIES,
CALLY APPLIED TO
SORDERS incident to MA KIND.
HICH ARE ANNEXED,
NE according to the TRUE SYS M of NATURE:
MING A COMPLETE
ISPENSA ORY,
SYSTEM of P SIC.
D AND ENRICHE TH
Four Hundred ifty different PLANTS,
NATOMIC GURES.
H NOTES BSERVATIONS,
L AND E ATORY.
the H hilosophical So and
LUS ON of A
NATURE'S LAW
RACE THE SEC
ONDON:
PATERNOSTER-ROW
IRECTORY OFFICE, AV
WHITROW, JEWRY-STRE
M.DCCC.V.

ペパー本草書』という名で知られています。

これは当時唯一の本草書というわけではありません。ウィリアム・ランガムの『健康の庭(*Garden of Health*)』が同年に出版されましたし、カルペパー自身、明らかに他書を参照しています。しかし『イングランドの医師』がユニークなのは、一般大衆を念頭に書かれたことです。たっぷりの図版や革の製本とは無縁でした。同書は平易で小型(持ち運びやすくするため)、引きやすく、何より安価でした。価格はわずか3ペンスと平均的労働者の日給の半分だったので、すぐに大衆が買って帰ることになったのです。

カルペパーは、イギリス人の身体にはイギリスの薬草が必要だと信じていたため、手に入れやすい一般的な野生の植物を探しました。彼は古典的な特徴説*を用い、また天文への情熱から、それぞれの植物に星占いの星座を当てました。一部の宗教者たちは、カルペパーは全然聖書を知らないと攻撃します。聖書には天が植物より後に作られたと明確に書いてあるのに、と。

『イングランドの医師』は瞬く間に完売しました。カルペパーは重版を続けねばならず、また著作権を設定しなかったため、今度は当然、盗作の被害を受け続ける側になりました。

*特徴説:植物の色や形、生息環境などの特徴がその植物の効果・作用につながるという考え方。P.44参照。

左 ニコラス・カルペパー『イングランドの医師』
19世紀初期版の口絵。
やたら美化した著者肖像が載っている。

しかし、自ら薬局方の誤りに石を投げてきたカルペパーは盗作書の誤りを放置することはせず、偽書の正誤表を作成したので、人々が誤った記載で困ることはなかったのです。

この著作が、1794年、『カルペパー本草書』となりました。それまでに多くの版に多数の図がついて手彩色され、表紙の裏に著者像が載りました。肖像が似ているかどうか、長年の間にどんどん怪しくなりましたが、彼が気にしたかどうかは想像もつきません。

1810年版は植物と星のカラー図版が載り、人体解剖図まで掲載されました。この頃には『カルペパー本草書』は家庭の主婦に欠かせない本となっていました。家族や家畜・ペットのために「シンプル（単一の薬草で調合する薬）」を作るよう求められるのは主婦だったからです。

ところが、王政復古で体制が元に戻ると、書籍出版業者は検閲を再開し、医師たちも著作権を取り戻します。それでも、もう秘密は明るみに出ていました。

さて、古代西洋では、医学に関して2つの大きな学説が支配的でした。四体液説は人体の働きを説明するものでした。古代ギリシャで体系的に唱えられるようになりましたが、考え方自体はもっと古いかも知れません。興味深いことに、中国伝統医学にも似た考え方があります。四体液説では人体には血液・粘液・黄胆汁・黒胆汁の体液の力があると考え、4つの体液はそれぞれ大気・水・土・火の4つの要素と結びつけられました。さらに四体液を四季と結びつけた人もいます。

健康な人では、これら四体液は平衡を保っています。この微妙なバランスが変動し、いずれかの体液の過剰や不足が起こると、その人は病気になると考えます。薬草その他の薬は、不足を補うために処方されました。過剰な場合は下剤投与または瀉血で洗い流す必要がありました。古代の医師、ヒポクラテスやガレノスは体液医療を提唱し、この考え方は19世紀もなお広く支持されたのです。

もう1つの説、特徴説は、植物はその形に似た身体の部分をうまく治療できるよう紐付けられるというものです。たとえばある何かが心臓に似ているとすると、それは心臓の病気に効くと考えます。ブラッドルート（*Sanguinaria canadensis*）は赤い液体を出すので、血液の不調の治療に用いられました。クルミ（*Juglans regia*）は頭痛を治し、キクザキリュウキンカ（別名ヒメリュウキンカ、*Ficaria verna*）の

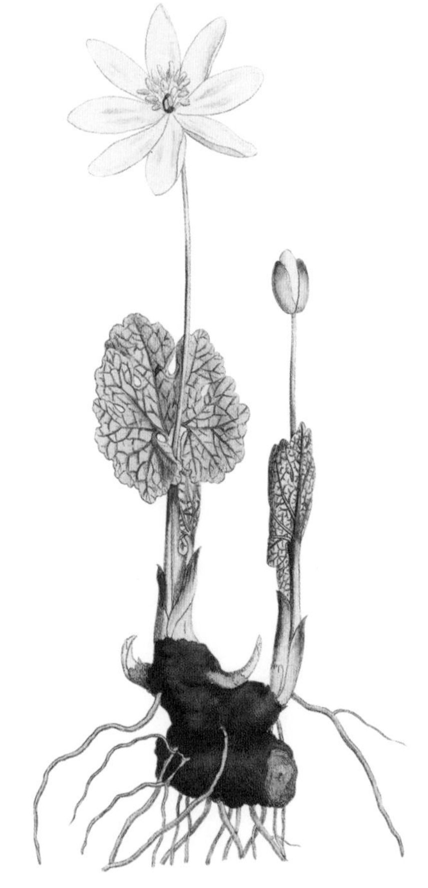

上 ブラッドルート（*Sanguinaria canadensis*）。『カーティス・ボタニカル・マガジン』、1792年。
p.45 ディタニー（*Dictamnus dasycarpus*）の植物標本シート。1867年採集。

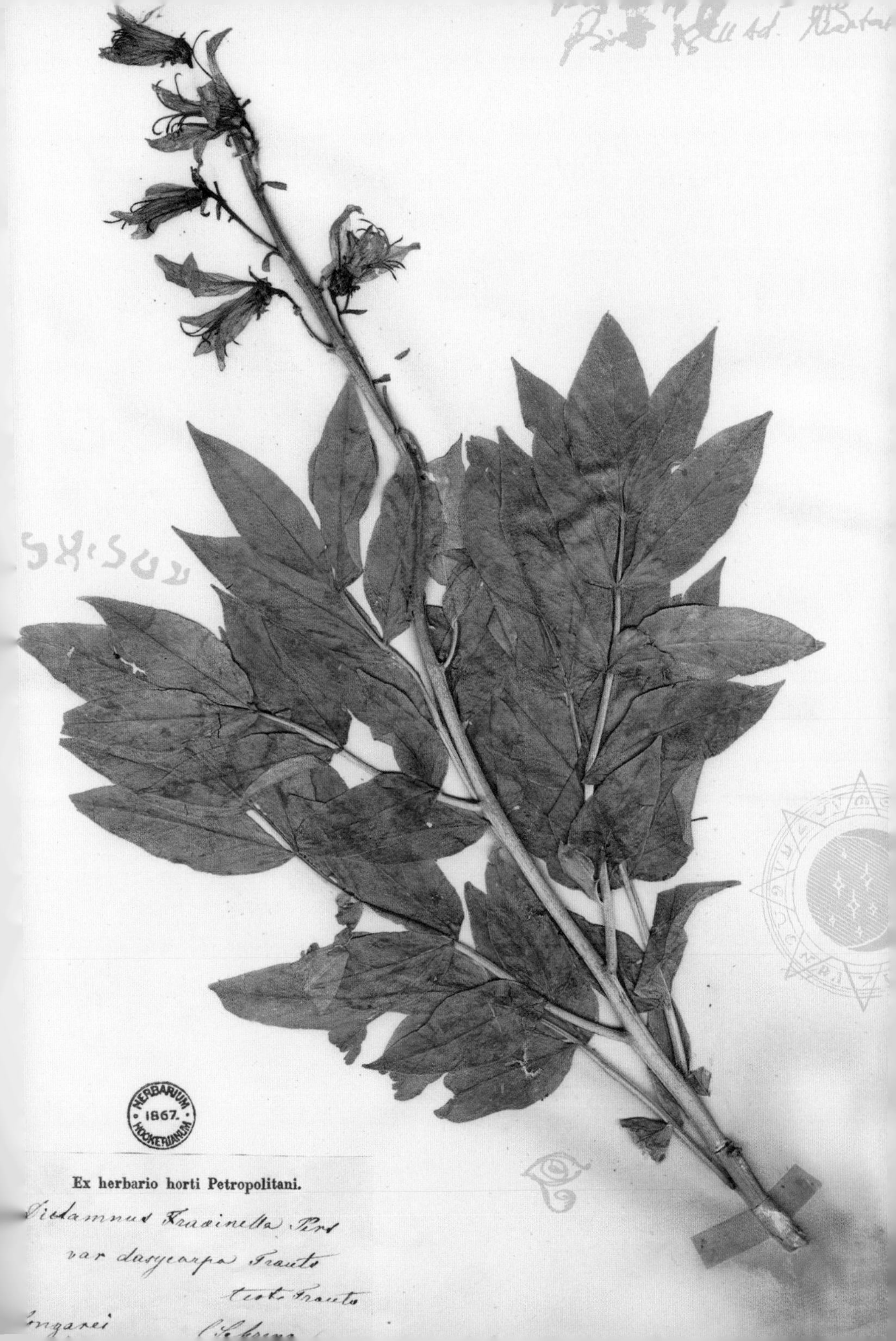
HERBARIUM
1867.
HOOKERIANUM
Ex herbario horti Petropolitani.
Dictamnus Fraxinella Pers
var dasycarpa Trautv
teste Trautv

Juglandeae.

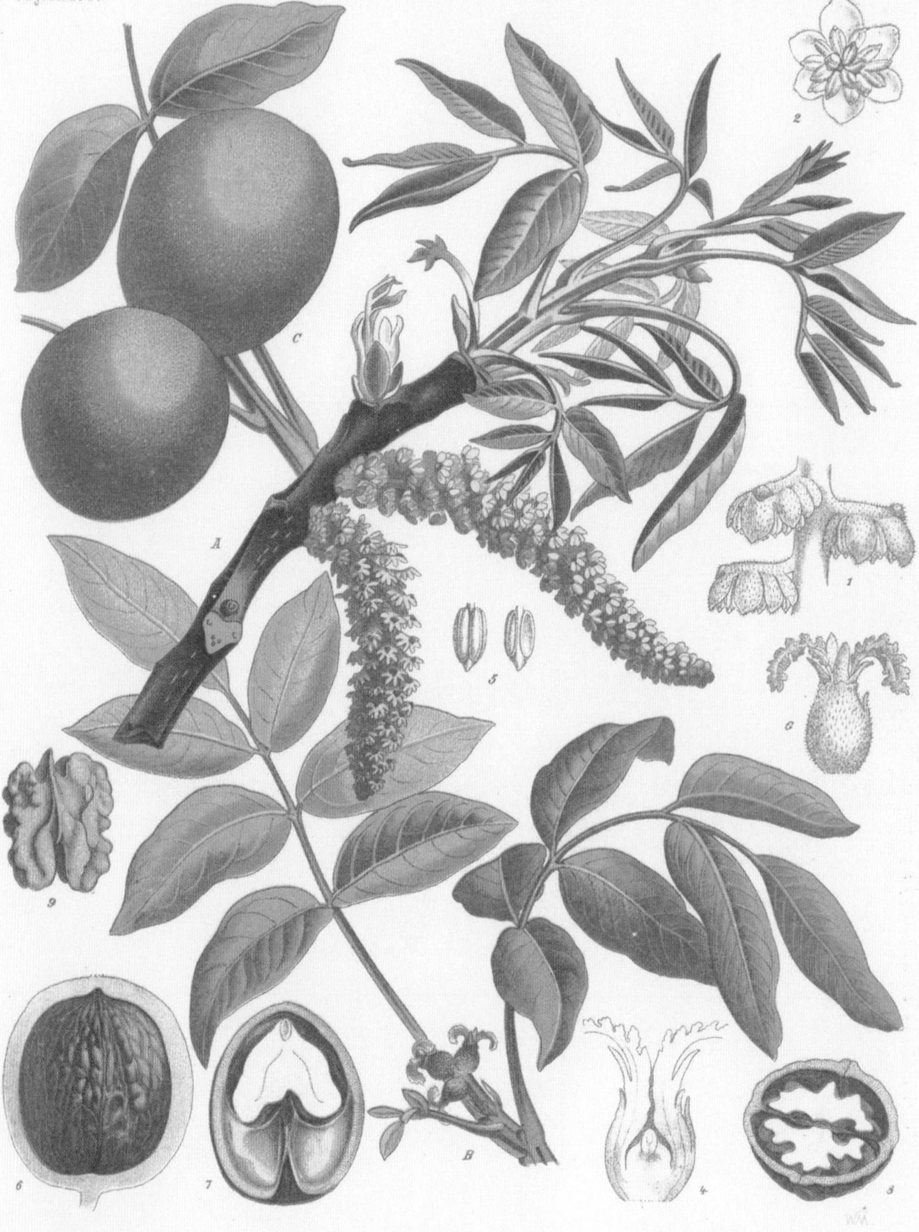

Juglans regia L.

球根は痔に最適とされました。中世には広く信じられ、「特徴説」という名称はスイスの医師、パラケルススの著作から取られました。神は治療効果に応じてそれぞれの植物を印した、つまり「特徴づけた」と述べた人です。

どの植物が一番似ているか全員の意見が一致するわけではないなど、この説には多くの問題がありました。しかし、時には実際に効くこともあり、このことは中世の薬草医がむしろ治療の記憶法に使う理論につながりました。たとえば、アイブライト(*Euphrasia*)は実際にある種の目の症状に効果があったようです。アイブライトは少し目に似ており、その外見が、何に効くか記憶するのに利用されたのです。

植物標本(*herbarium*)という言葉は、17世紀末、乾燥した植物見本のプライベート・コレクションに用いられるようになりました。ジョゼフ・ピトン・ド・トゥルヌフォール(1656〜1708年)というフランスの植物学者が、自ら山野から採ってきた見本をそう呼んだのです。他方、生物すべての学名のつけ方を統一したスウェーデンの植物学者、カール・フォン・リンネ(1707〜78年)は、以前からの呼び方であるhortus siccus(「乾いた庭」の意)の方を好み、これが定着しました。

古い植物標本の多くは科学教育施設に残されています。パリの国立自然史博物館には950万種もの標本があります。ロンドンの王立植物園、キューガーデンには700万種の標本があり、そのうち33万種は基準標本で、世界で知られている維管束植物の95%の標本があります(コケなど維管束植物以外の標本は、ロンドン自然史博物館に保管されています)。キューガーデンのコレクションには、毎年約25,000種が追加されているのです。

キューガーデンの植物標本コレクションは、1841年に園長に就任したウィリアム・フッカーに遡ります。彼は自分の植物標本を(自宅で)スタッフや来客に公開しました。これらが1852年、園内のハンターハウスに移され、ウィリアム・アーノルド・ブロムフィールド博士のコレクションと統合されます。コレクションの寄付が増え、探検に出た植物学者が採集してくるにつれ、次第にキューガーデンの植物標本は世界でも最も重要なものの1つになりました。

植物標本は今日でも重要です。初期の標本は本のように製本されました。現代の標本は別々に保管されますが、すべては植物の歴史と進化を物語ります。昔の植物標本は名前以上に種の特定に役立ちます。名前は何世紀もの間に変わることがあるからです。また、乾燥した植物は同じ状態を保つため、歴史上の特定の際に、どの書き手がどんな名前でどの植物を同定したか、正確にわかります。また、DNAをチェックして分類を改めたり、現代の植物を産業革命前の標本と比較して気候変動や汚染など現代の問題をモニタリングすることもできるのです。

p.46 クルミ(*Juglans regia*)。ヘルマン・アドルフ・ケーラー「ケーラーの薬用植物」、1887年。
クルミは脳の形に似ているので頭痛に効くとされた。

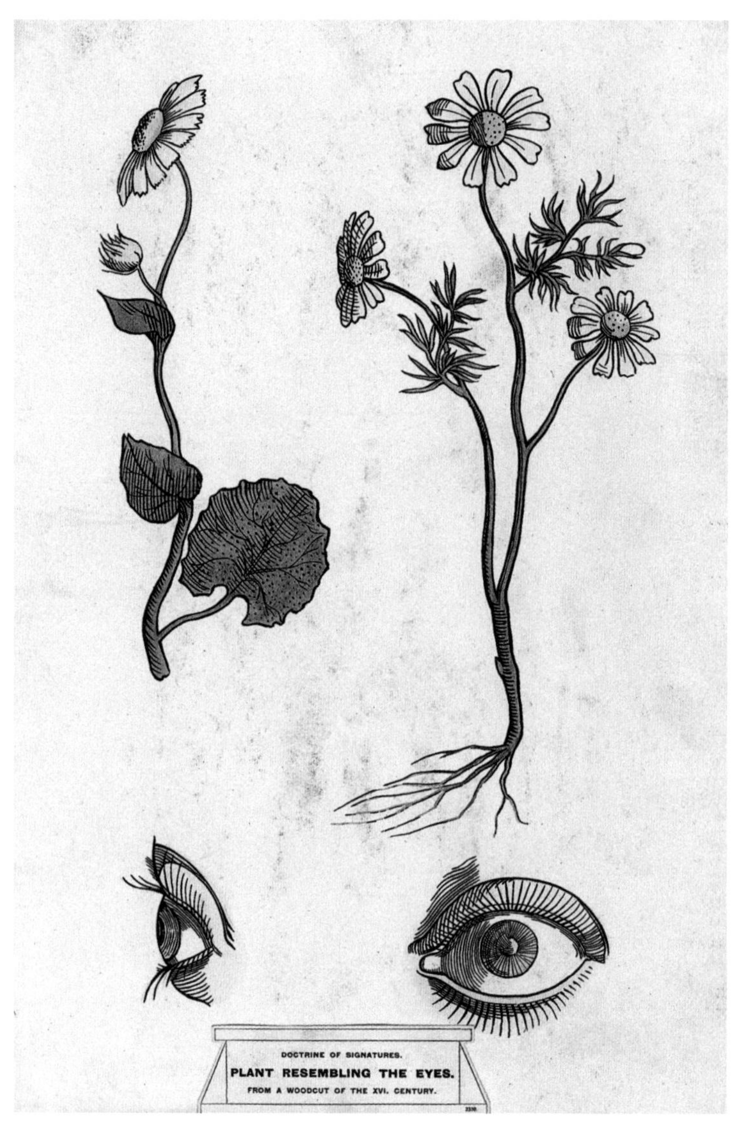

上とp.49 特徴説を説明するジャンバッティスタ・デッラ・ポルタ（1535〜1615年頃）に倣った1923年頃の図解2点。花が目に似ている植物（**上**）と、穂が子宮に似ている植物（**p.49**）の図。

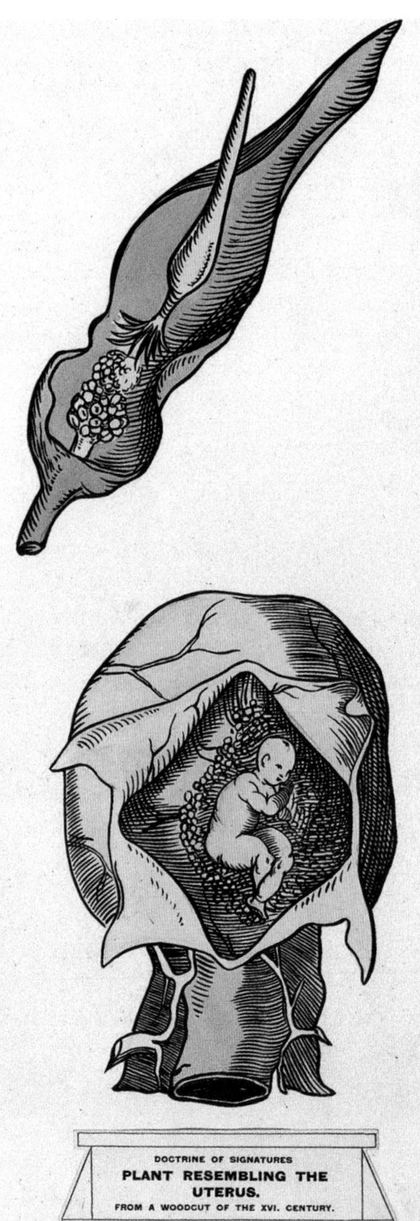
DOCTRINE OF SIGNATURES
PLANT RESEMBLING THE UTERUS.
FROM A WOODCUT OF THE XVI. CENTURY.
677

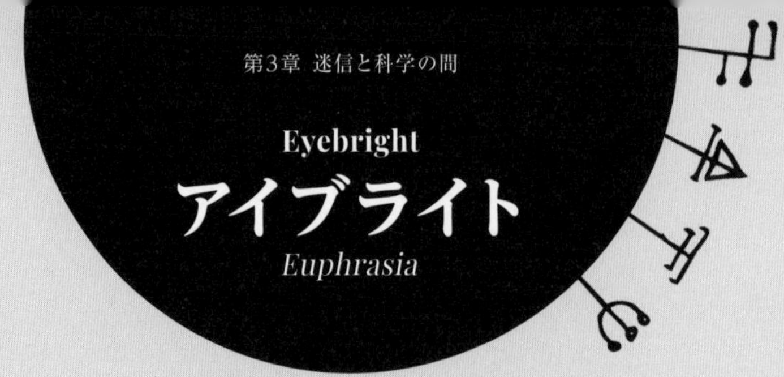

Eyebright アイブライト *Euphrasia*

スコットランドでは、仲間が正直者かどうか知りたい時には、
ポケットにアイブライトを1本入れておけと言います。

どんな風にわかるのか、民間伝承では細かいことは語られていません。草が仲間に嘘をつかないようにさせるのか、何らかの方法で嘘がばれるのか、どうなるのでしょう? これが、時代を超えて伝わる習慣を信じる上で共通の問題で、結局あやふやになってしまうのです。アイブライトのこの例では大した問題ではありませんが、特に口伝えで薬草療法が伝わる時には、肝心の部分がわからなくなって問題が生じてくることもある、いや、多々起こることです。

アイブライトの特質は、十分書き記されてきました。単に特徴説を説明する好例だからだけではありません（**p.47**参照）。このありふれた一年草には、フェアリーフラックス、クライストアイズ、バーズアイ、ジョイフラワーなど多くの種があり、石灰質の開けた草原に自生しています。薄い緑から深緑の葉の縁はぎざぎざなので、周囲の草に隠れていても簡単に見つけられます。7月から9月にかけて、アイブライトは点々と白や紫の小さな花をつけますが、明るい黄の「目」に黒い「瞳孔」が目立って誇らしげです。

この草は、古代ギリシャで、歓喜と元気の女神、エウプロシュネーにちなんで名づけられました。おそらく、既に何世紀もの間、視力の向上と結びつけられていたのでしょう。中世の著述家によると、視力を改善し、炎症を治し、はしかの発症中に子どもの目に使うと、大人になってからの障害を予防するそうです。煎じ汁かチンキにして服用すると、記憶力を向上させ、その強いタンニンによってノド風邪を緩和し、痰を切ると言われます。17世紀の英国の詩人、ジャーヴァス・マーカムは1616年発行の『田舎の農園（*Countrey Farme*）』で、健康全般のため毎日アイブライトの酒を1口飲むことを薦めました。

またカルペパーは、アイブライトは太陽の花だと断言し、視野が明るくはっきりすると考えていました。「効能を無視する人と同じくらい大勢がこの草を使っていたら、眼鏡屋の商売は半分になるだろうに」と述べています。実際、フランスではcasse-lunette（「眼鏡壊し」の意）と呼ばれます。しかし、とてもよく似た名前の植物が多いので、目によく効くのはどれか見極めるのが大切でした。

アイブライトは、他の草で保護しないと庭で育たないことがよく知られていました。今では、この草が半寄生植物で、隣の植物の根や茎に寄生して育つためだとわかっています。

p.51 アイブライト（*Euphrasia*）の植物標本シート。スコットランドのオークニー諸島で採集、1922年。

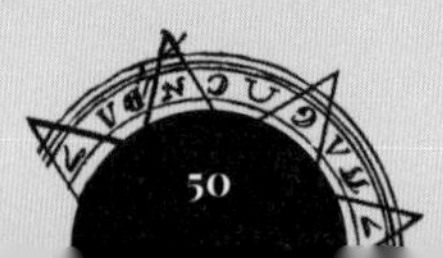

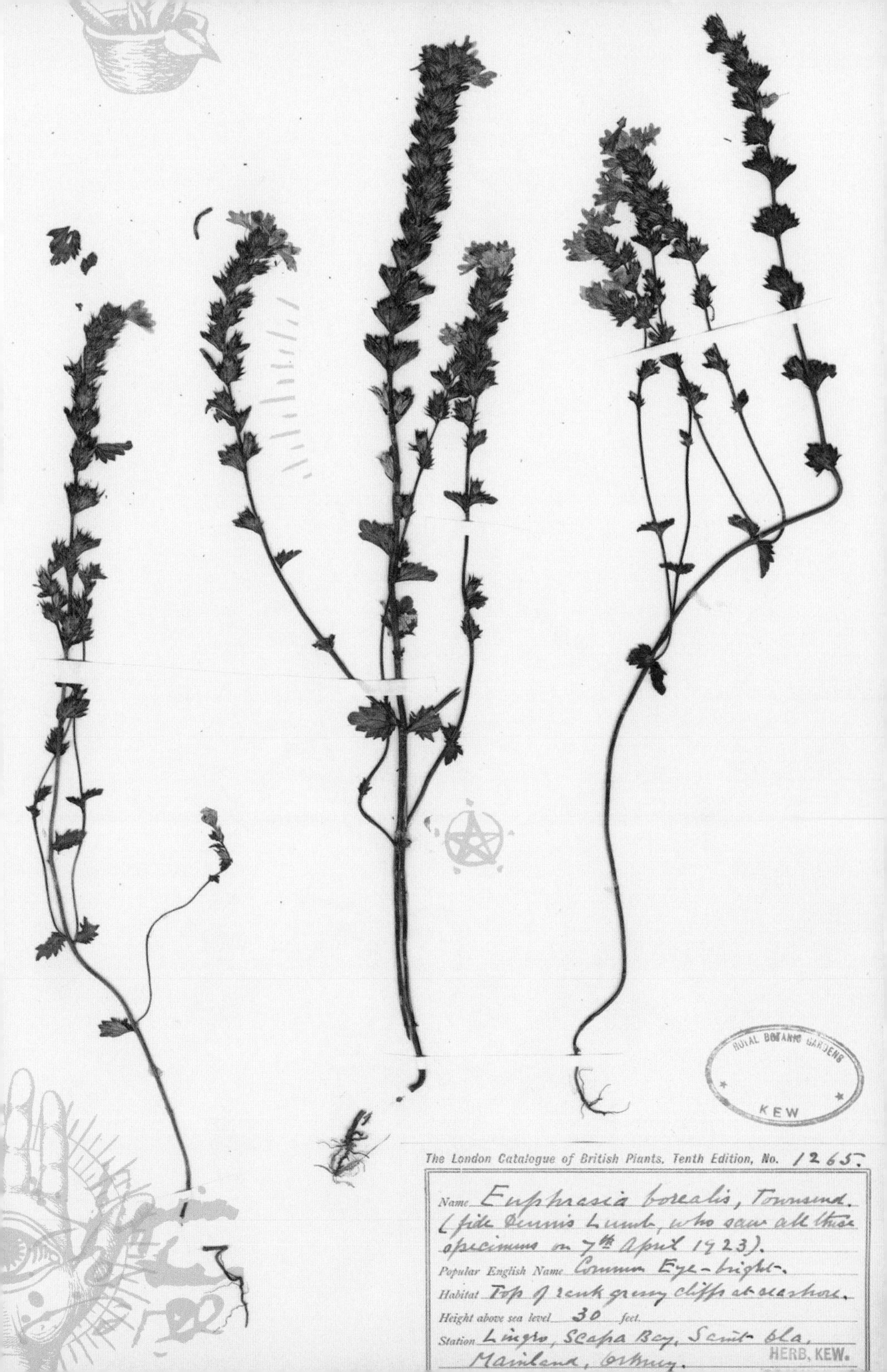
ROYAL BOTANIC GARDENS
KEW
The London Catalogue of British Plants, Tenth Edition, No. 1265.
Name Euphrasia borealis, Townsend.
(fide Dennis Lumb, who saw all these
specimens on 7th April 1923).
Popular English Name Common Eye-bright.
Habitat Top of rock grassy cliffs at seashore.
Height above sea level 30 feet.
Station Lingro, Scapa Bay, Saint Ola,
Mainland, Orkney.
HERB. KEW.

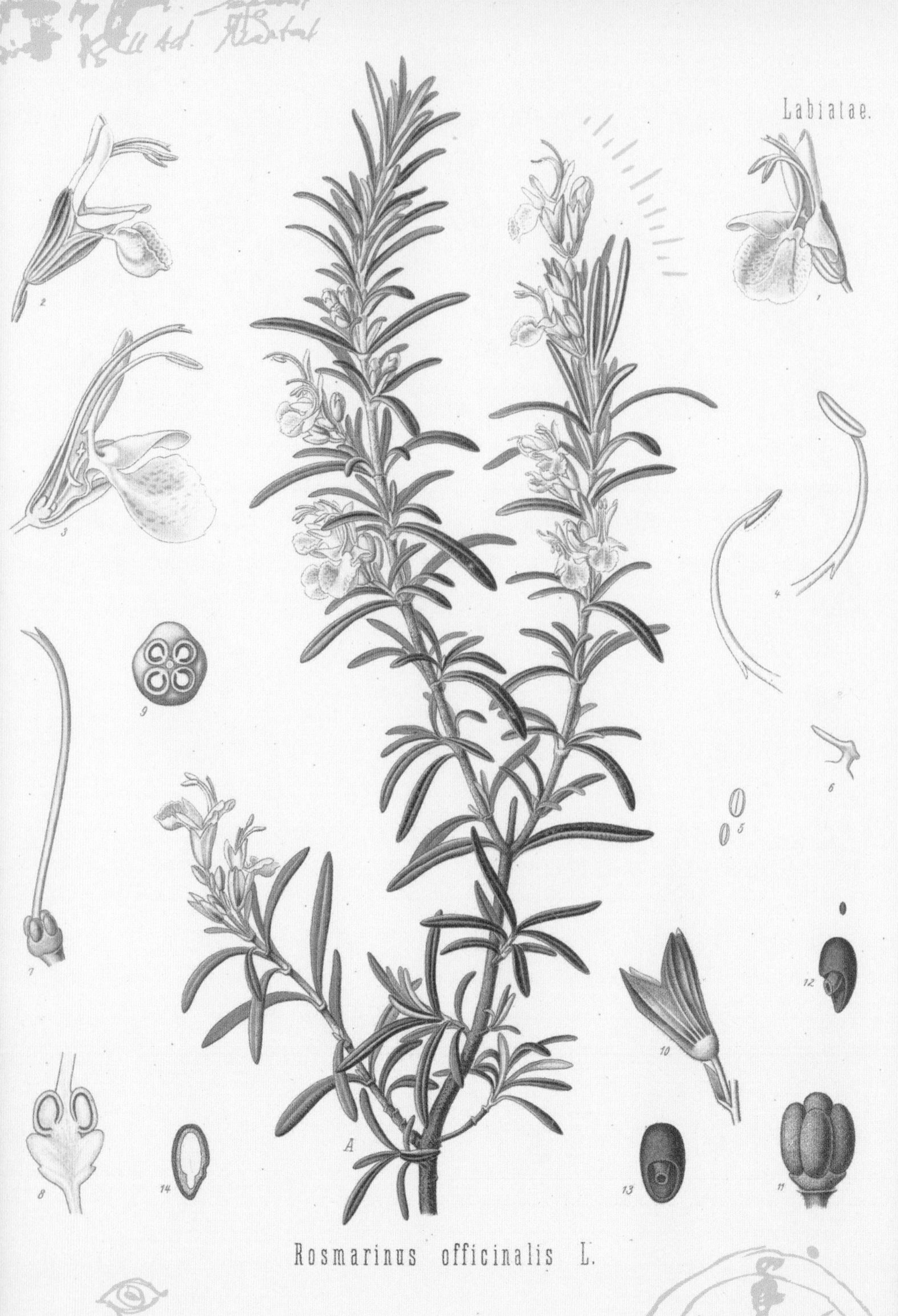
Labiatae.
2
1
3
4
9
6
5
7
12
10
A
8
14
13
11
Rosmarinus officinalis L.

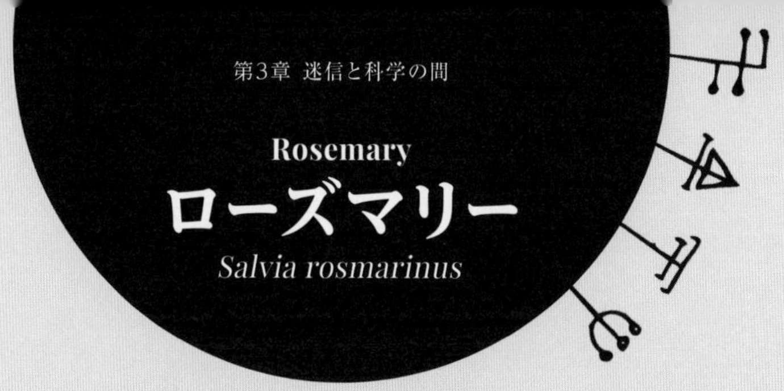

Rosemary
ローズマリー
Salvia rosmarinus

ローズマリーも薬草界の大スターです。
最初に文献に登場するのは約5000年前のシュメールのくさび形文字石板で、
主要な古代文明すべてで用いられていました。

ローズマリーは古代エジプト人、ローマ人、ギリシャ人にとって聖なる草でした。現代の多くのキリスト教徒や他宗教の信者にとってもそうです。

針葉樹のような葉も花も小ぶりな常緑草で、地中海地域全体に自生しますが、移植しやすいため修道院の薬草園の主要植物になりました。伝説では、ローズマリーの薄紫の花は昔は白かったそうです。聖母マリアが、聖家族のエジプト逃避行中にローズマリーの藪の上で洗濯物を乾かした時、聖母の青い衣の色が花に移ったと言うのです。このため、十二夜（1月6日の公現節の前夜）の真夜中に見つけると、真冬なのに不思議に花が咲いていると言われます。

ローズマリーを育てる人は、友だちの絶えることがなく、悪い魔法にもかからないとされました。アメリカでは、ドアの側にローズマリーが生えるのは特に幸運だとも考えられました。しかし、この草も妻が優位の家庭で一番よく育つとされます。ですから男性は、自宅にローズマリーが茂っていると友だちに気づかれると困るので、なるべく生えないように気をつけました。

ローズマリーには多くの用途があるとされました。悪霊やいたずらな妖精・落雷・怪我を防ぎ、仕事の成功と恋愛運をもたらします。ベッドの下に1枝敷くと悪夢を除き、ローズマリーのヘアリンスはふけを改善します。ローズマリー製のスプーンは毒消しに、ローズマリーの嗅ぎ薬はペストを治すとされました。若い娘が夢で将来の夫を見るために、占いに使うこともありました。

ニコラス・カルペパーはローズマリーを太陽の植物とし、めまい・眠気・歯痛を和らげ、胃のガスを出すと考えました。ローズマリーオイルは筋肉や関節の動きを滑らかにしますが、カルペパーは使いすぎに注意しました。「即効性で刺激的」なため、一度に使うのはわずかな量にするよう薦めています。

しかし、民間で何よりの用途は、何世紀も前から記憶向上でした。シェイクスピアの『ハムレット』でオフィーリアが言うように、「これがローズマリー、忘れないようにする草」です。最近の科学的研究で、ローズマリーオイルが実際に記憶を助けることがわかりましたから、テスト前の子どもにローズマリーの枝を贈る風習は正しいのではないでしょうか。

ローズマリーは記念にも使われました。一部の地域では、白い紙に包んで棺に入れたり載せたりし、オーストラリアでは4月25日のANZAC（オーストラリア・ニュージーランド連合軍）記念日にローズマリーの枝を身につけます。第一次世界大戦中、ローズマリーの生い茂るトルコのゲリボル半島で戦死した多くのANZAC兵士を追悼する日です。

p.52　ローズマリー（*Salvia rosmarinus*）。
ヘルマン・アドルフ・ケーラー「ケーラーの薬用植物」、1887年。

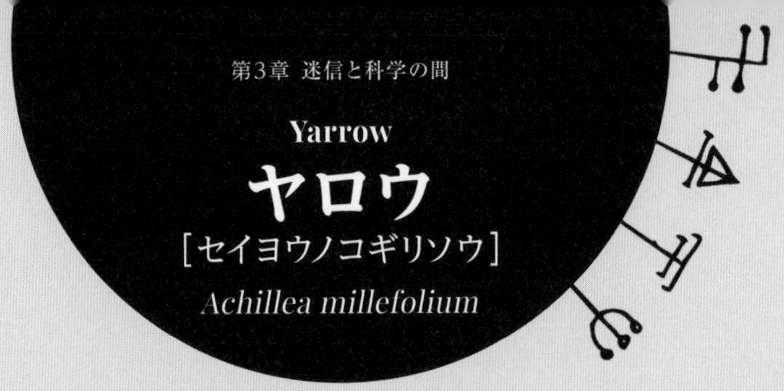

Yarrow

ヤロウ

［セイヨウノコギリソウ］

Achillea millefolium

詩人ホメーロスは、ギリシャの英雄アキレウスが
魔法のハーブで配下の負傷兵の出血を止めた
方法を描写しています。

アキレウスは、ケンタウロス（半人半馬）のケイローンから、ヤロウを持ち歩くよう教えられました。ケイローンは他のケンタウロスと異なり、知恵と医学知識で有名でした。リンネはこの神話から、この草の属に*Achillea*と学名をつけています。昔はHerba militaris（「軍隊の草」の意）とも呼ばれました。

ヤロウ（この一般名は古英語のgearweが崩れたもの）は、「騎士のノコギリソウ」「血止め草」「兵士の傷薬」などの名でヨーロッパの戦場を飾ってきました。日常生活では「くしゃみ止め」「鼻血止め」と呼ばれました。この葉を鼻血の時に鼻に詰める風習からです。しかし奇妙なことに、一部の本草書はヤロウを血止めでなく放血にも薦めていました。民間薬は一筋縄ではいきません。

粗い毛と溝のある茎が直立する植物で、大体どこでも育ちます。ラテン語名のmillefoliumの部分はたくさん分かれた毛のある葉を指し、スコットランド西岸のヘブリディーズ諸島ではこの葉を目につけると透視力が得られると考えられました。しかし、この名は、小さな白やピンクの花が何百も集まって咲く、ヤロウの頭部を描写しているだけかも知れません。カルペパーは「淋病、潰瘍、瘻、その他膿の出るあらゆる病気」の膿を止めるのに、花の頭部をまるごと茹でるよう薦めています。ヤロウは月経周期を安定させ、痔を治し、血圧を下げるとも言われました。北米先住民は幅広い不調にヤロウを使いましたが、重いアレルギー反応を起こすこともあります。

戸口にヤロウを撒くと魔女を遠ざけ、結婚式で食べるとカップルは少なくとも7年は一緒に過ごすとされました。また、赤ちゃんのゆりかごをヤロウの花綵で飾ると、悪霊から守られると言います。聖ヨハネの日の前夜（6月23日）に摘んだヤロウが一番効果的ですが、花を家に持ち込むのは縁起が悪いとされます。

ヤロウは占いにも大切な草です。実際、ヤロウの茎は今でも時々、中国の『易経』による占いで用いられます（筮竹）。イギリスでも若い娘が将来の夫の姿を見るのに用いましたが、泣きたくなるほどやり方が難しいのが常でした。若い男性の墓から抜いてきたり、これまで行ったことのない教会墓地から摘んできたりしなければなりません。あるいは、ヤロウの生えた芝土を無言で四角く切り、枕の下に敷いたり、ヤロウを右の靴下に入れてベッドの左脚に結んでから、後ずさりしてベッドに入ったりするのです。ただ望むのは、そうまでして見る夢がいい夢でありますように、ということかも知れません。

p.55 ヤロウ（*Achillea millefolium*）。
ヘルマン・アドルフ・ケーラー「ケーラーの薬用植物」、1887年。

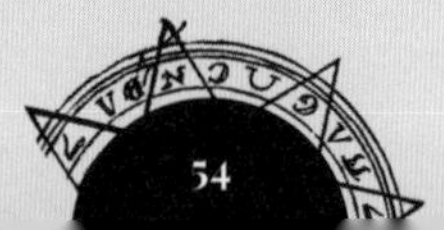

Compositae.

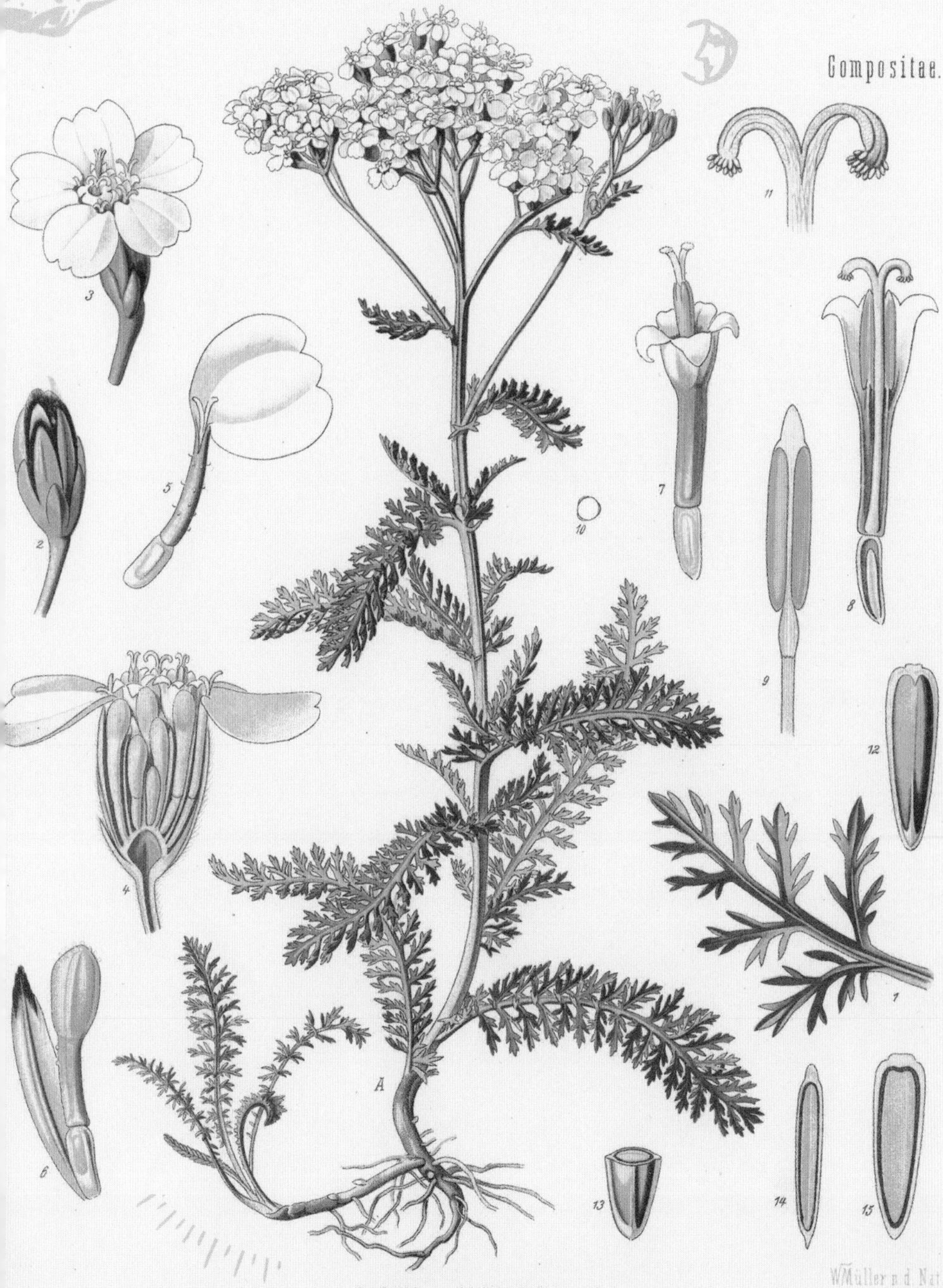

Achillea Millefolium L.

W. Müller n. d. Nat.

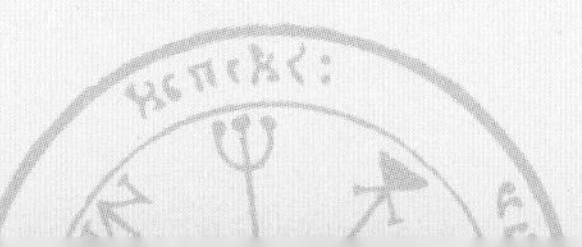

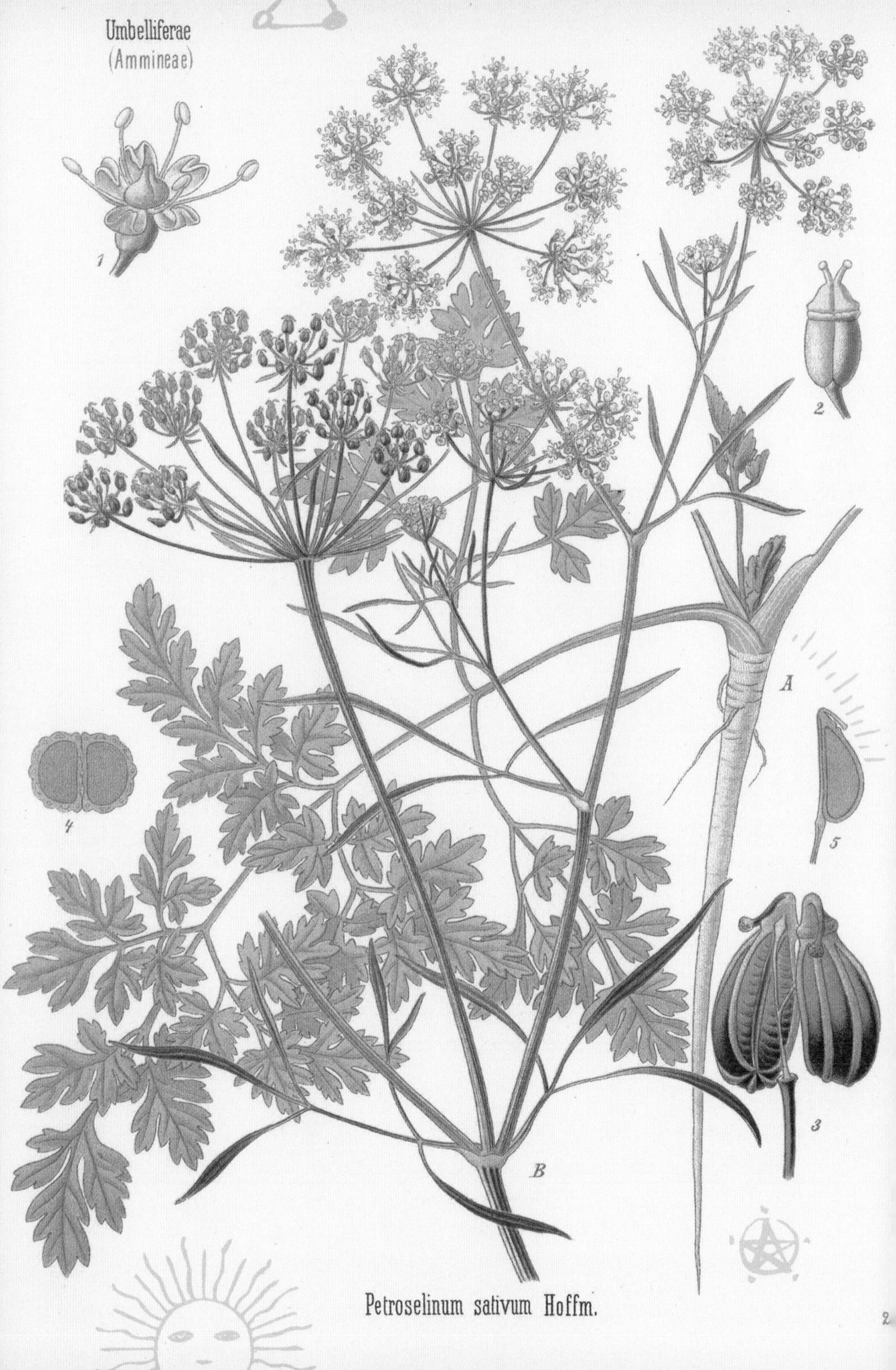

Petroseliunm sativum Hoffm.

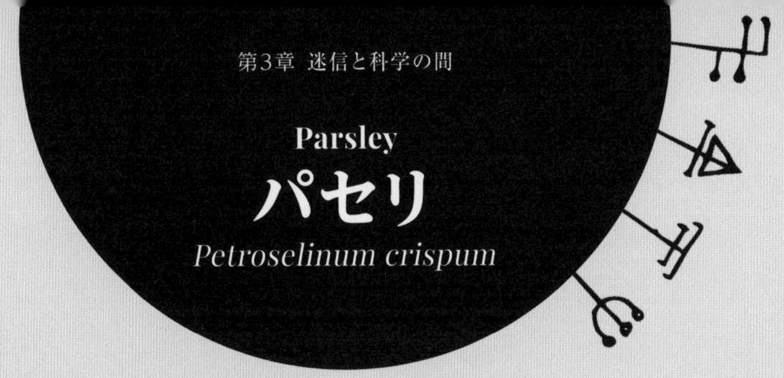

Parsley
パセリ
Petroselinum crispum

「死のハーブ」は、
盗賊か魔女にしかうまく育てられないと言われました。

この「どっちでもだめ」な伝説は、パセリにはどうでもいいことです。ギリシャ神話では、パセリはアルケモルス（オペルテス）が蛇に噛まれて出た血から生えたとされます。ローマの闘技者たちは追悼試合でパセリのリースを身につけ、墓にパセリを撒きました。

学名の*Petroselinum*は、ギリシャ語の「石」から来ています。パセリは地中海地方原産の二年草で、石の多い土地に育つからです。太く白い根、いくつにも分かれた葉、放射状の花茎に集まって咲く白い花は様々な料理や薬に使われるのに、なぜか誰も全然育てたがらないのは警告が多いためです。

悪い評判は、パセリが生まれる前から始まっています。芽を出すのが遅いのは、言い伝えでは、土から芽が出るまでに種が何度も悪魔を訪問するためです（語る人によって3回から9回までいろいろです）。また、祭日に種を蒔かないと、妖精が盗んでしまいます。聖金曜日（復活祭前の金曜日）が一番いいようです。移植すると不運を招きますが、人からもらうのはもっといけません。手に入れる安全な方法は盗んでくることだけです。

これも妻が優位な家庭でよく育つとされる草で、東アングリア地方では、息子がなく娘だけの場合、パセリを庭に植えるのを断固拒否する男性がいます。パセリを摘むのもまた難題です。恋愛中にパセリを切り取ると、恋人が死んでしまうと言うのです。同様に、パセリを摘みながら誰かの名前を口にすると、その人も7日以内に死んでしまうとされます。

それでも、摘んでしまえばパセリは役に立つハーブです。料理では今も主要な素材で、伝統的なフランス料理でブーケガルニの材料の1つになりますし、ローマ時代以来、口臭消しにも使われました。ローマ時代の宴会では、酔っ払うのを防ぐとも信じられましたが、これは誤解です。カルペパーによると、パセリは産後の回復を助け、胃痛を抑え、生理痛を和らげ、利尿作用があり、「身体を開いておならを出させ」ます。バターで揚げたパセリは、胸痛を緩和し、打撲の痛みを取るとされました。

多くの文化でパセリは死と結びつけられますが、ユダヤ教では再生と春のシンボルです。過越祭（ペサハ）（すぎこしのまつり）ではセーデルというお祝いの料理で、象徴的な一品、カルパスに用いられます。

p.56 パセリ（*Petroselinum crispum*）。
ヘルマン・アドルフ・ケーラー『ケーラーの薬用植物』、1887年。

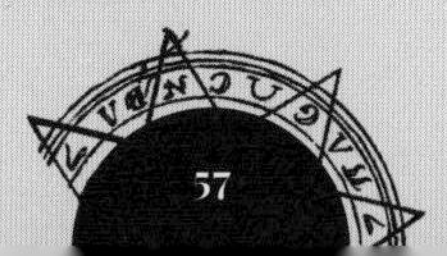

Chapter 4
The Seasons

第4章 季節

慌ただしい現代でも、

ほとんどの人はふと立ち止まり、

季節の移り変わりに気づきます。

しかし昔は、

それぞれの季節の恵みを知ることは

生死に関わる問題でした。

植え付けに最適な時を逃したり、

適切な時に収穫しなかったりすると、

一家が飢えることにもつながったのです。

1752年、イギリスは暦を古いユリウス暦から、
ヨーロッパの大半で既に使われていたグレゴリオ暦に変更しました。
民衆は暴動を起こし、この変更で「失われた」11日分の寿命を
返せと要求しましたが、他にも長く続く影響があったようです。

月齢によって守られてきた祝祭はそれまで通り行われましたが、夏至やクリスマスなどの日付は「間違った」日に当たることになりました。もちろん植物はそんなことを知りませんが、人々の生活が混乱し、一部の習慣は現代の目にもっと奇妙に映ることになりました。

春は私たちの先祖にとって極めて大切でした。ローマ人は花の女神フローラを崇め、ギリシャ人は冥王の妻となったペルセポネーが黄泉(よみ)の国から帰ってくるのを拝みました。冬至(12月21日前後)からは昼が伸び、人々は根菜や乾燥した豆、しなびた青菜に飽き飽きしています。皆、グッドキングヘンリー(*Blitum bonus-henricus*)、セイヨウタンポポ(*Taraxacum officinale*)、ハコベ(*Stellaria media*)などの新鮮な春の若菜を摘みました。食材や薬にしたのです。

農家の人々は、地元の植物が地面に顔を出すのを種蒔きの時期が来たしるしと考えました。しかし、これで誰でも種蒔きができるわけではありません。寒の戻りもあり得るからです。ブラックソーン(*Prunus spinosa*)の花が咲いてから突然霜が降りることを「ブラックソーンの冬」と呼び、芽の出た苗を傷めることがあります。一方、ブラックソーンの冬は作物がよく育つ前触れとも言われます。遅い時期の「タマネギの雪」は吉兆、少なくともネギ科の作物にはよいとされました。人によっては、植え付けに最適な時期を鳥で判断します。いくつかの地方で、セキレイは今でも「ジャガイモ植えの鳥」、「種芋植えの鳥」と呼ばれますが、スコットランドではその年最初のツバメが種蒔き時のしるしです。

イースター(復活祭)は月齢による祝日で、昼と夜の長さが等しくなる春分の日以降、最初の満月の後の最初の日曜日に祝われます。イースターはガーデニング愛好家の大切な日であり、今でもイースターの週末は1年で最もホームセンターが賑わいます。悪魔が力を失う聖金曜日は、特に吉日です。聖金曜日の正午にカーネーション(*Dianthus caryophyllus*)の種を蒔くと、奇跡のように2度花をつけるとされています。

春の草木は種類も数も豊富です。ハリエニシダの鮮やかな黄色い花と、ココナッツのような軽快な香りは、恋の季節が戻ってきたしるしです。また、小川に浸すと金運を招くと言われます。アルカネット(アルカンナ、*Alkanna tinctoria*)は夏に花が咲きますが、カルペパーは、染料や様々な軟膏になるアルカネットの長い主根は茎の出る前が最も質がよいと指摘しています。

晩春から初夏にかけ、野山は希望の緑に満ちあふれますが、意外にもこの季節は「飢えの狭間」と呼ばれました。蓄えた食物は尽きていくのに、次の作物はまだ実らず、じりじり待ち焦がれたからです。

夏の盛りは今でも多くの人が1年で最もエネルギーの強い時と考えていて、豊穣の3ヶ月の始まりを告げます。しかし、夏の盛りがいつなのかについては、少し混乱があるようです。

p.61 ハコベ(コハコベ、*Stellaria media*)の植物標本シート。キューガーデンで採集、2008年。春、最初に生える植物の1つ。

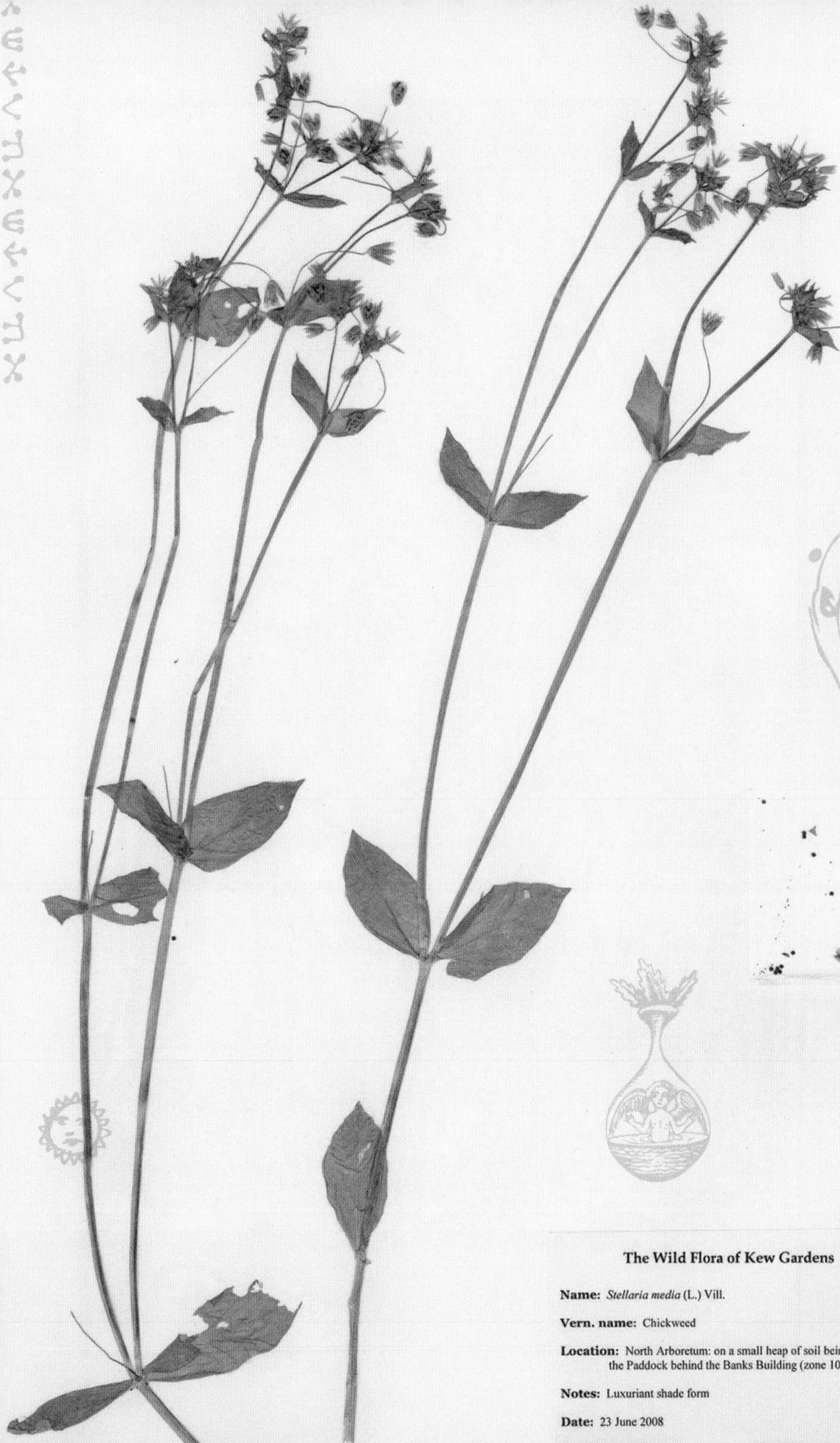

The Wild Flora of Kew Gardens

Name: *Stellaria media* (L.) Vill.

Vern. name: Chickweed

Location: North Arboretum: on a small heap of soil being stored in the Paddock behind the Banks Building (zone 104)

Notes: Luxuriant shade form

Date: 23 June 2008

Collector: T.A. Cope **No.:** RBG 115

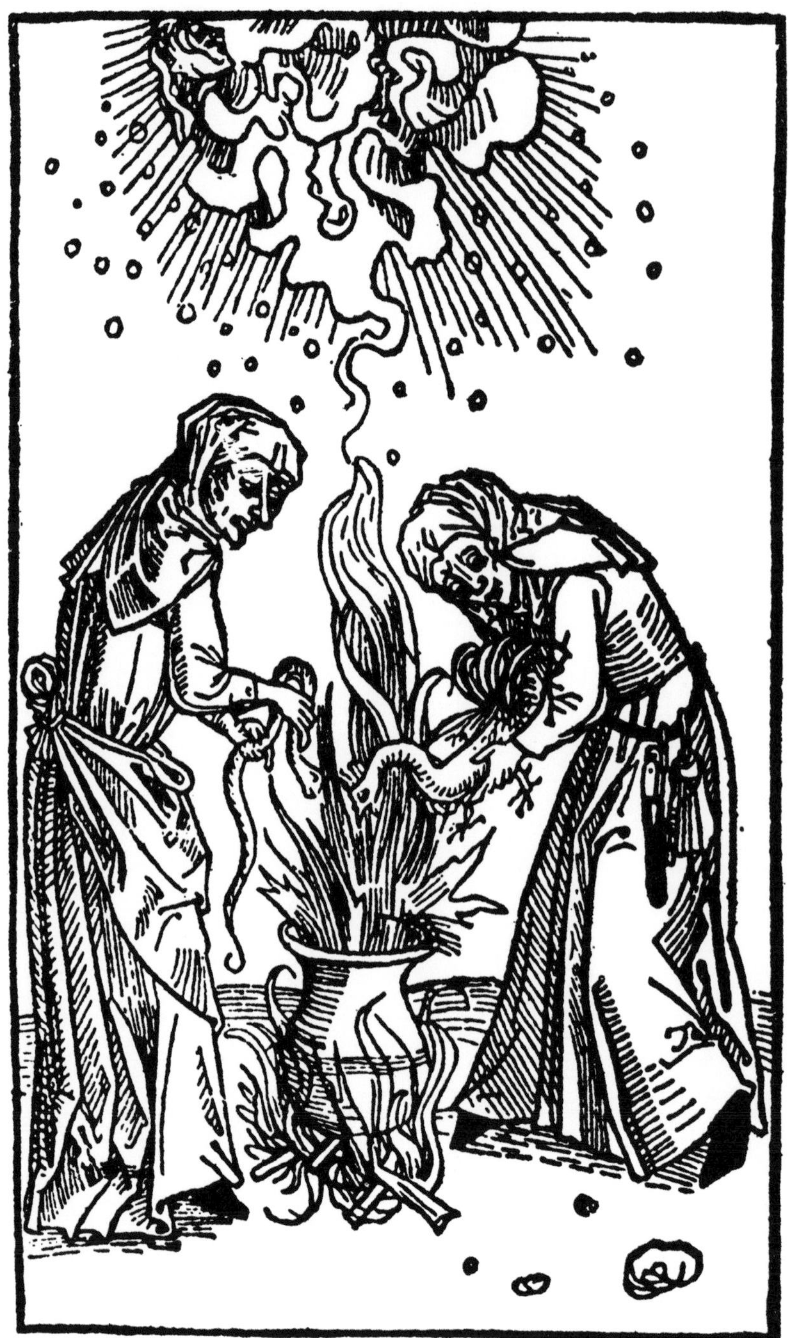

夏至（Solstitium）はラテン語で「太陽がずっとある」という意味です。冬至と夏至は太陽がそれぞれ最北または最南に達する瞬間を言いますが、その頃に昼はそれぞれ1年で最も短く、または長くなります。北半球では夏至は6月20〜22日のいずれかに当たりますが、キリスト教の暦で最重要な祝日の1つは6月24日の聖ヨハネの日です。これにその前日の聖ヨハネ前夜祭と昔の夏至の7月6日を加え、この時期には吉日がたくさんあって、妖精を見られたり、将来の夫の夢を見たり、悪魔を避けたり追い出したり、様々な病気を治せたりします。

ヴァーベナ（クマツヅラ、*Verbena officinalis*）、ホワイトセージ（*Salvia apiana*）、エルダー（セイヨウニワトコ、*Sambucus nigra*）、そしてもちろんセントジョンズワート（*Hypericum perforatum*）など多くの薬草は、聖ヨハネの日に効力が最も強まると信じられました。一方、意外なことに、6月22日に最も近い満月の頃には雑草が一番弱るとされ、雑草を刈るよう薦められました。また、7月15日の聖スウィジンの日の雨は、リンゴ園には恵みの雨ですが、昔からこの日に雨が降ると40日間降り続くと言われます。

夏が満ちると、薬草医はよく観察して、植物に力があるうちに取り入れようとしました。デイジーに似たナツシロギク（*Tanacetum parthenium*）は解熱・抗炎症作用があると考えられました。伝承では、ねばねばとくっつくグースグラス（クリーヴァー、*Galium aparine*）は血止めになり、ワインに入れると毒ヘビに噛まれた時に効くと言います。ゴロツキアザミ（*Onopordum acanthium*）は首の筋違いの特効薬とされ、カルペパーは、棘で指を怪我するかも知れないが身体によいと述べています。

穏やかな夜と満月は夏の盛りを告げ、秋の前触れでもありますが、まだまだ作業はたくさんあります。農家は8月1日のラマス（収穫祭）から作物を収穫しますが、この日以降は昔から貯蔵室も忙しくなります。生け垣を刈ってハーブやベリーや果実、キノコを採り、お酒やシロップに漬けたり、干したりします。たとえば「紳士淑女のベリー」、別名クックーパイント（*Arum maculatum*）は、牛糞と混ぜると痛風を和らげると信じられていました。ドイツの伝承では、マルベリーの仲間（*Morus*）はその根で悪魔がブーツを拭くので邪悪とされましたが、樹皮はお腹の虫下しに、葉は痔に効き、実をシロップにすると口や喉の炎症を治すと言われます。

この頃は、身も心も清める季節です。北米先住民の「いぶし（smudging）」は、煙を浴びて身体と空間を浄化する慣習を言い、タバコ属（*Nicotiana*）、セージ（*Salvia officinalis*）、ヒマラヤスギ属（*Cedrus*）、ラベンダー属（*Lavandula*）などの薬草とその他の草を束ねたものを燃やして、羽根や羽根で作った扇で煙を身体に浴びます。

秋分の日は9月21日前後に当たり、収穫を祝う食事と豊穣の時です。そこから少し過ぎた聖ミカエル前夜祭（9月29日の聖ミカエルの日の前日）が、昔から収穫最後の日とされました。ミカエルマス・デイジー（*Aster amellus*）は夏の終わりを飾る花の1つで、そのために別れと結びついています。10月31日のハロウィーンと11月1日の万聖節（ばんせいせつ）までに、賢明な人々は、これから訪れる闇と影の日々の準備を整えるものでした。

昔から、ベリー類、特にセイヨウヒイラギ（*Ilex aquifolium*）が実を多くつける、あるいはリンゴやタマネギの皮が厚くなると厳しい冬が予想されます。家に籠もる季節になるため、様々に保存したハーブを使って寒い冬の食卓を豊かにし、病気を治したのでした。

p.62 雨乞いの様子を描いた16世紀の版画。魔女が天に要求している。

しかし、何もかもが退屈な骨折り仕事だったわけではありません。収穫を終えると、産業革命以前の農村部ではもうほとんど作業もなく、それ自体、祝うべきことだったのです。ローマ人のサートゥルナーリア祭、北欧のユールやキリスト教のクリスマスは、すべておよそ冬至の時期に当たり、1年間苦労して働いた後のごちそうの季節でした。彩りを添えるどんな植物もパーティーの飾りにされましたが、飾るのは最も神聖な日が過ぎてからです。特に、セイヨウヒイラギとキヅタ属(*Hedera*)はクリスマスイブまで家に持ち込んではならず、1月6日(公現節)には片付けなければなりません。

庭の草木には、昆虫を引き寄せるため、冬に強い香りを放つものがあります。冬に花を咲かせる最も不思議な植物の1つがウィッチヘイゼル(*Hamamelis virginiana*)で、その小さなクモのような淡い色の花は強い芳香を発散します。樹皮と葉は収斂作用があり、肌を整えるのに用いられました。今日でもスキンケア製品に利用されています。

そしてまた陽が伸び始めます。再び鳥は歌い、虫は羽音を立てます。新年がすぐそこなのです。

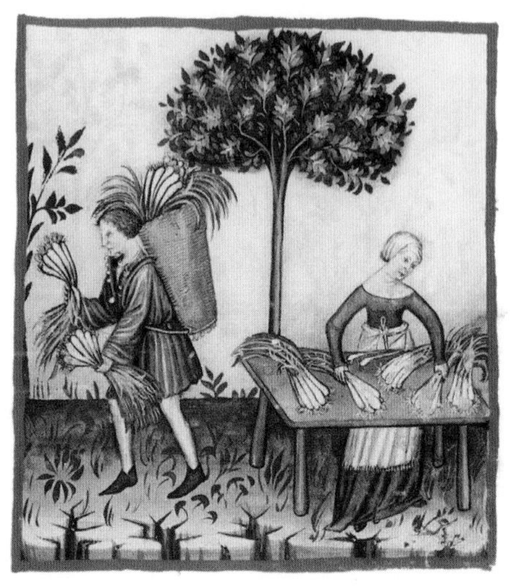

上 リーキの収穫。中世の養生訓『健康全書(*Tacuinum Sanitatis*)』。11世紀のアラビア語の医学書"*Taqwīm as-Sihha*"のラテン語訳である。
p.65 カーネーション(*Dianthus caryophyllus*)。『最も美しい花の選び方(*Choix des plus belles fleurs*)』、1824～33年。

~~~~~~~~~~~~~~~~~~~~~~

痛みには

湿ったハトのフンとナツシロギクをたっぷり半ポンド取り、
新鮮なバターに混ぜてもったりするまで煮溶かし、痛みで悩む個所に塗る。[1]

~~~~~~~~~~~~~~~~~~~~~~

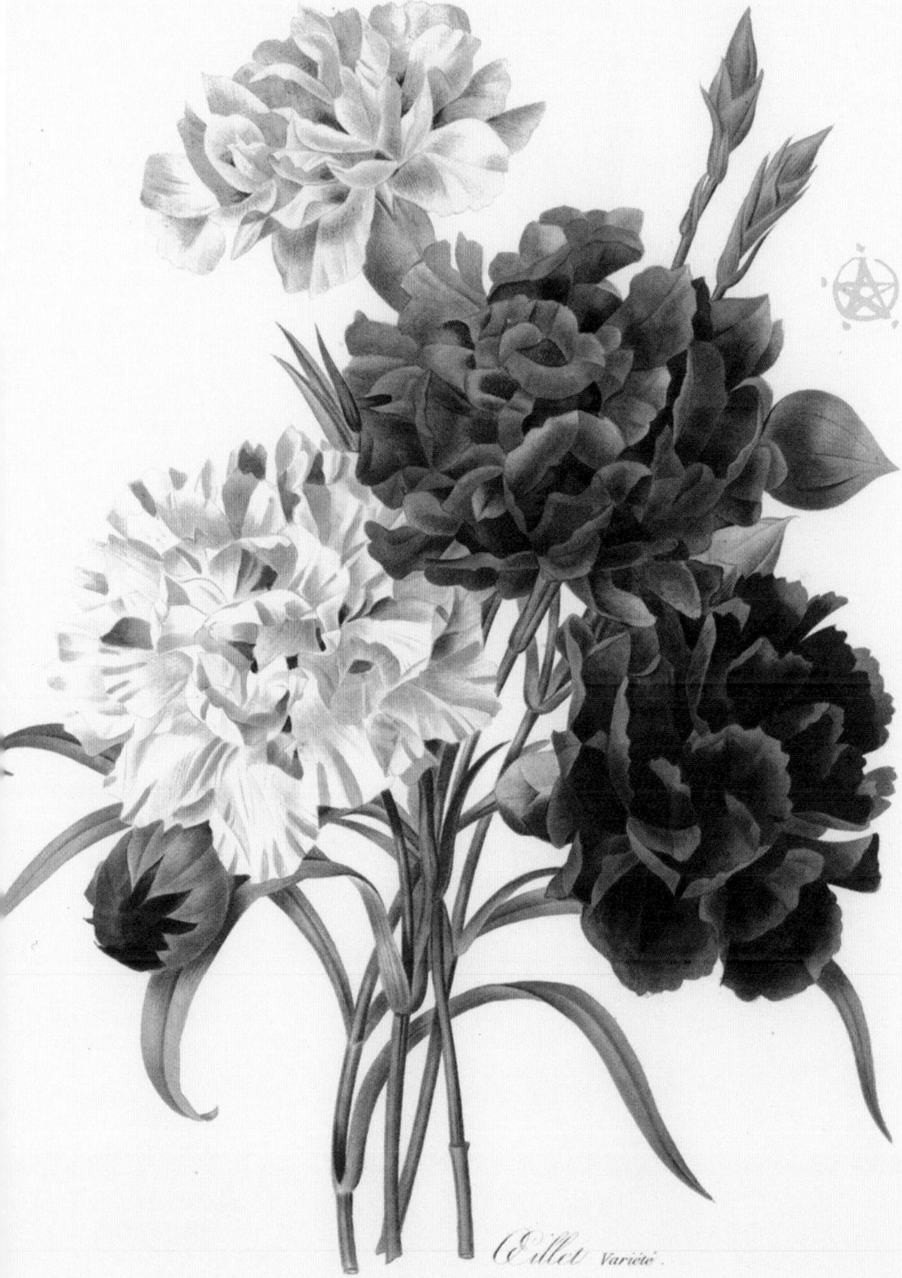

Œillet Variété.

P. J. Redouté. Langlois.

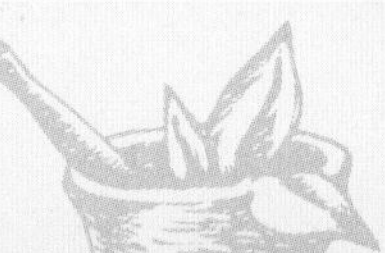

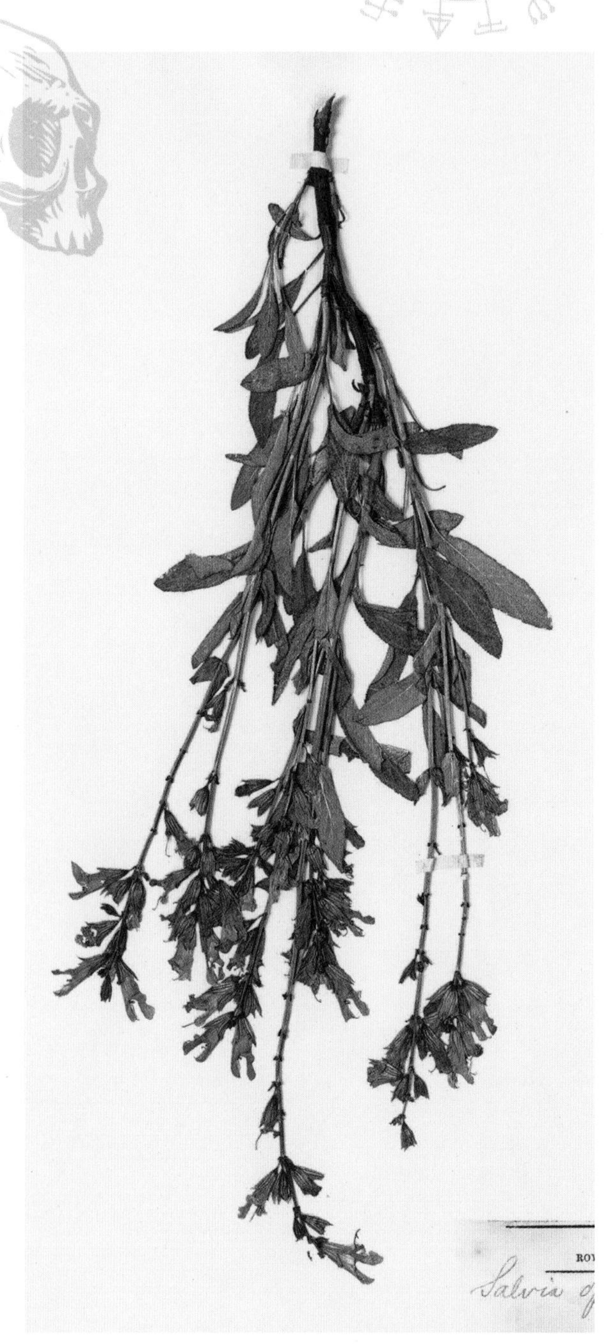

左 セージ（*Salvia officinalis*）の植物標本シート。イギリスで採集、1880年。

p.67 セイヨウキヅタ（*Hedera helix*）の植物標本シート。イギリス、バーナムで採集、1895年。
暗い冬にも緑を保つ数少ない植物の1つであるキヅタは、クリスマスの祝宴のために集められたが、冬の祝祭でのキヅタの使用はもっと昔まで遡るだろう。

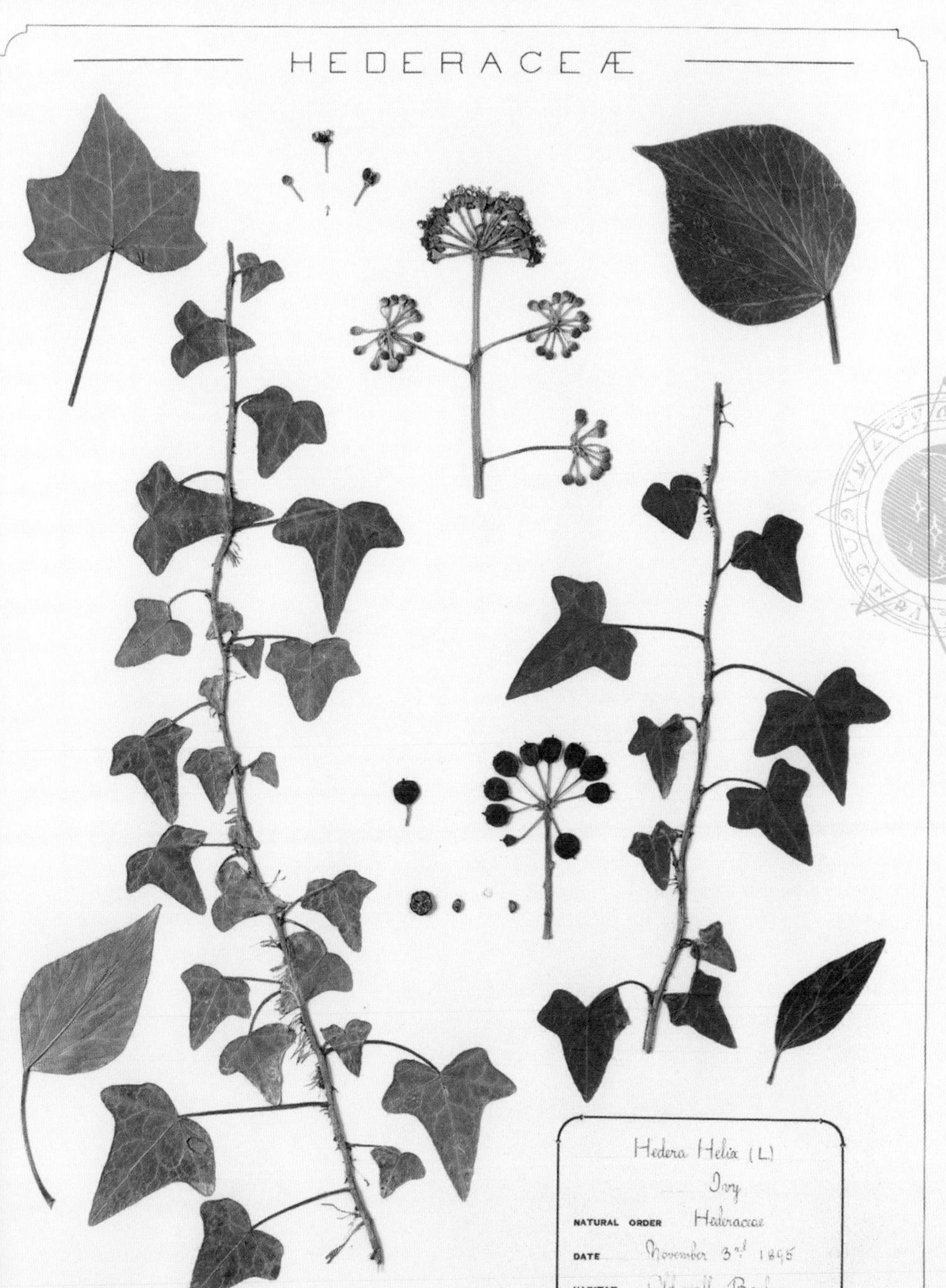
HEDERACEÆ
Hedera Helix (L.)
Ivy
NATURAL ORDER Hederaceae
DATE November 3rd 1895
HABITAT Old wall Barham

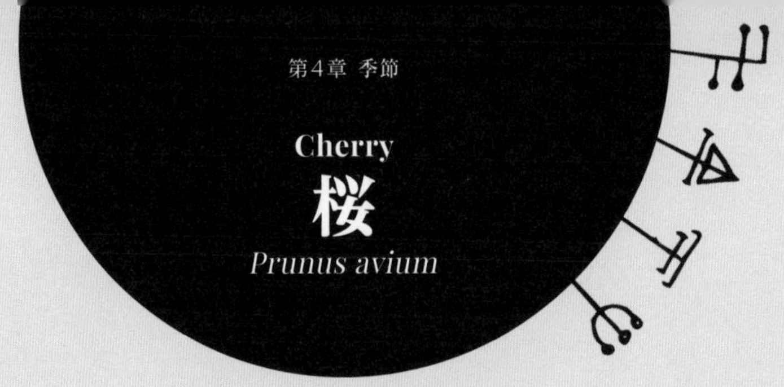

Cherry
桜
Prunus avium

桜は大きな春の象徴の1つです。日本ほど桜を重視するところはなく、ほとんど魔法のような性質を帯びています。

花見は日本で最も大切な伝統行事の1つです。そのルーツは中国の唐代(618-907年)まで遡るという説もあります。

春の女神が、まだ眠っている木々を温かい吐息で目覚めさせながら、列島を南から北へと天翔る詳しい日程を、テレビのお天気キャスターが熱心に報じます。これが可能なのは、桜には少しずつ異なる時期に咲く野生種や栽培種がたくさんある中で、圧倒的多数を占める品種、ソメイヨシノ(*Prunus x yedoensis*)がクローンだからです。どの木も同じDNAを持っているのです。

日本人にとって、花見は喜びと内省両面の機会です。桜のデリケートな花は1週間も持たず、人生で与えられた時間のはかなさを、私たちに思い起こさせます。また、短くても輝きを放つ存在を象徴し、武士の花となりました。

古代の桜は「木霊」という神、あるいは木の精の住まいでした。多くの桜の木に独自の伝説があります。たとえばうば桜には子どもを救うために自分の命を犠牲にした乳母の霊が宿っており、また、十六桜という桜は「16日に咲く」ことから名前がつきました。その木を甦らせるために身代わりになった老いた侍のため、毎年同じ1月16日に咲くのです*。

ところが西洋では、桜の評判は様々です。スコットランドの一部では、桜は魔女の木でした。古いイングランドのクリスマスキャロル(讃美歌)では、桜が聖家族の諍いを解決したと歌います。桜の花園を歩いている時、聖ヨセフは聖母マリアのために桜の枝を折るのを断り、誰か本当の父親に花を贈ってもらえばよいと言います。するとまだ聖母の胎内にいたイエスが桜の木に、枝を低く下ろすよう頼み、聖母が自分で花枝を折ることができたので、聖ヨセフは自分の言葉を反省したのでした。また、チェコには素敵な伝統があります。12月4日の聖バルバラ祭に、まだつぼみの桜の枝を家に飾るとクリスマスに花が開くと言うのです。

桜には実用的な使い途もたくさんあります。子どもたちは幹から出る樹枝をガムのように噛むことができ、染め物屋はまろやかなオーク色を出す染料に桜の樹皮、赤紫の染料に桜の根を使います。樹液は咳や喘息を和らげるのに用いられました。しかし、桜は一般には清涼剤と考えられていました。晴れた春の日にその花を見た時のような感覚でしょう。

*「乳母桜」「十六桜」:小泉八雲の『怪談』に収められた民話。

p.69 桜(*Prunus avium*)の木版画。
アンリ=ルイ・ドゥアメル・ドゥ・モンソー
『フランスの開けた土地で育つ樹木・灌木について(*Traité des arbres et arbustes qui se cultivent en France en pleine terre*)』、1755年。

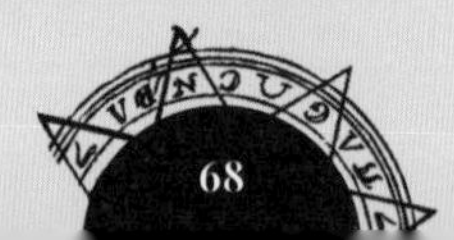

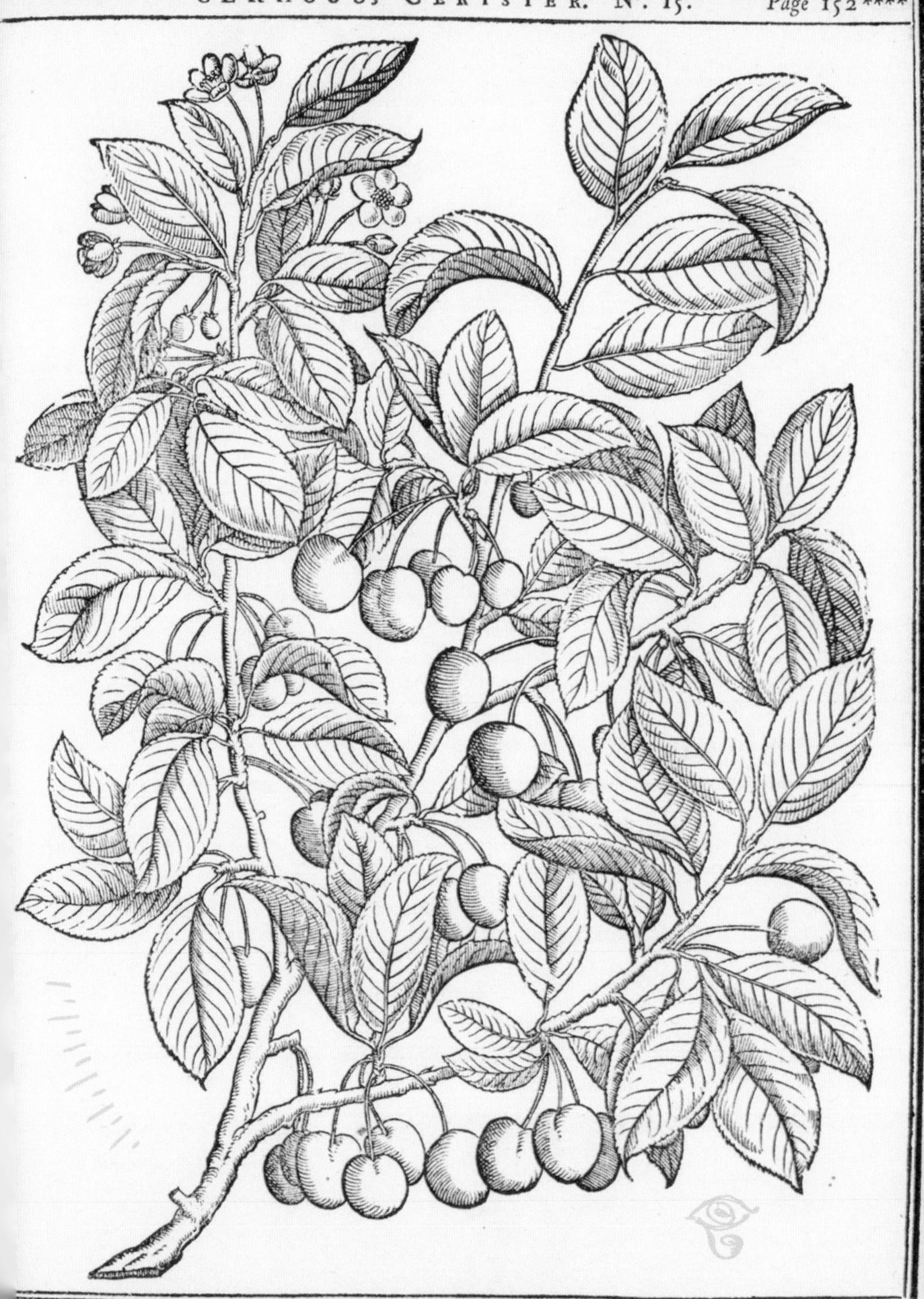

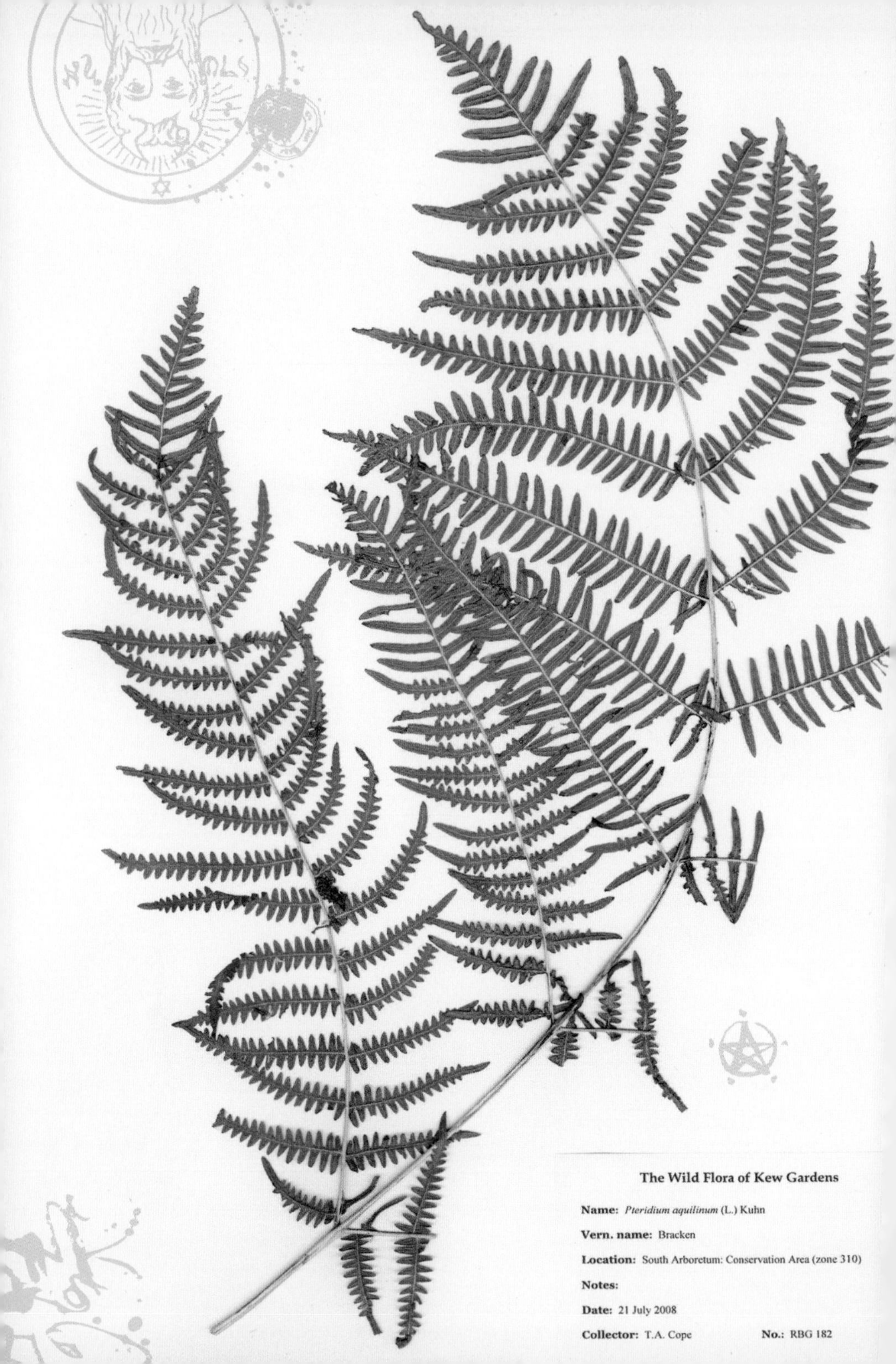
The Wild Flora of Kew Gardens
Name: Pteridium aquilinum (L.) Kuhn
Vern. name: Bracken
Location: South Arboretum: Conservation Area (zone 310)
Notes:
Date: 21 July 2008
Collector: T.A. Cope
No.: RBG 182

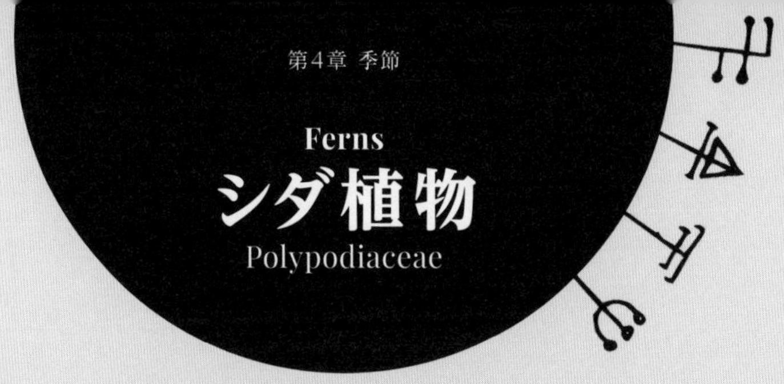

Ferns
シダ植物
Polypodiaceae

**シダ植物は地球で最も古い植物の仲間です。
私たちの先祖は、霊的にも植物としても、
シダを非常にミステリアスだと考えていました。**

「シダ植物」とは、花をつけない維管束植物（全身に水や養分を運ぶ組織を持つ植物）の総称で、約3億5,000万年前の石炭紀まで遡る種類もあります。しばしば化石化した状態で発見されますが、植物学者は「生きた化石」の群落も発見しています。中国の奥地には、草齢500年にもなるヒカゲヘゴ（*Alsophila spinulosa*）というシダがあるのです。

19世紀のイギリスでは、Pteridomania、つまり「シダ熱」が流行しました。紳士淑女がかごと移植ゴテを手に、自宅の庭の「Stumpery garden（スタンパリー ガーデン）（当時流行した、枯れた切り株や木材を配した庭）」や温室にエキゾチックな珍しいシダを加えようと探し回り乱獲したせいで、地方の植生を悲惨なまでに荒廃させたのです。しかし幸いにも、シダの最も不思議な性質の1つ、育つのにとても時間がかかるということのおかげで、ヴィクトリア時代の人々は芽胞を見逃し、成長したものだけを採集していったのでした。

シダは花で繁殖するのではありません。このことは、初期の植物学者を大いに困惑させました。彼らは本当に花をつけないということが信じられず、花が見えないだけだと推測しました。このため、特徴説に従って、花の咲いたシダを見つけた者は、人から姿が見えなくなる力を手に入れることができるとされました。さらにはシダの花を見つけた者は鳥や動物の言葉がわかり、秘宝を発見し、40人力を得ると言う人さえいたのです。

また他の人々は、夏至の日の正午に矢で太陽を狙いました。射ることができれば、太陽からシダの種がこぼれると考えたのです。別の地方でシダの花や種を探す人は、シダの下にシロメ（錫と鉛などの合金）の皿を12枚重ねました。聖ヨハネ祭の深夜、シダに青い花が咲き、種は11枚の皿を通過して12枚目に落ちるというのです。ほら簡単!

シダが与えてくれるという透明人間の力以外でも、シダは有益な植物です。一部のシダの渦巻状の若芽はゼンマイと呼ばれ、食用や薬用になりました。その春の初物のゼンマイを齧（かじ）ると、歯痛にならないとされました。ディオスコリデスは、薄毛やふけの予防など、ホウライシダ（*Adiantum capillus-veneris*）の効能を長い一覧にしています。中世にはワラビ（*Pteridium aquilinum*）を寝具の詰め物にし、薬としてもリューマチや血液、膀胱の不調に使いました。近年の研究で、発ガン性との関係が指摘されていますが、この古い植物の仲間には科学のメスの入っていないことがまだたくさんあります。

p.70 ワラビ（*Pteridium aquilinum*）の植物標本シート。キューガーデンで採集、2008年。

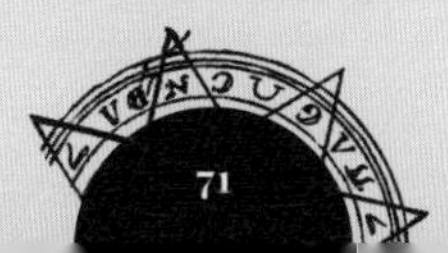

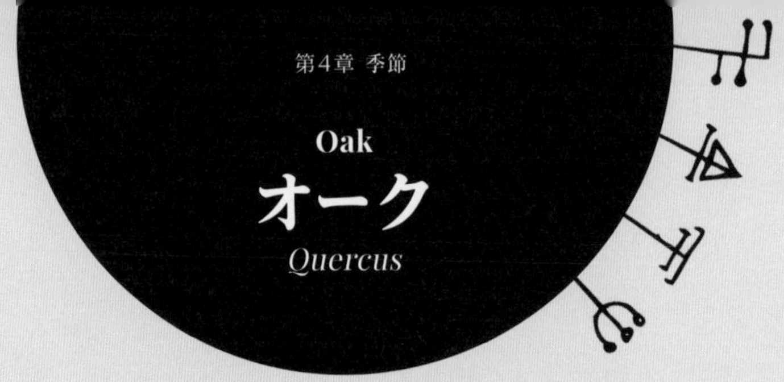

Oak
オーク
Quercus

巨木になるオークは、民俗伝承でも最も尊重される植物の1つです。
特に、ギリシャ人、ローマ人、ケルト人、スラヴ人、
ゲルマン諸部族では大変尊ばれました。

オークは神々のうちでも最高神や強力な神と結びつけられました。ゼウス、ユピテル、ダグザ、ペルーン、トールなどです。いずれの神も雷と稲妻を司ります。

オークは古今の多くの神話に登場します。ホメーロスは、ドードーナで年経たオークの葉擦れの音を聞くことが、ギリシャ最古の神託だったと書いています。この木の枝が、ギリシャ神話の英雄、イアーソーン一行のアルゴー船の旅路を守りました。また、オウィディウスの『変身物語（*Metamorphoses*）』に登場する老夫婦、ピレーモーンとバウキスは、つましい自宅でゼウスとヘルメースを神々とは気づかずにもてなします。身をやつした両神を、貧しいながらもできる限り歓待した夫婦は、その褒美に望みを1つ叶えることを許されます。深く愛し合っていた2人は、同じ時に死にたいと願い、その時が来ると、シナノキの仲間（*Tilia*）とオークという2本の木に変わったのでした。

もっと新しい伝説は、敵から逃亡中にオークの木の中に隠れたチャールズ王子の物語で、イングランドでは、1660年に王子がチャールズ2世として王座に復した5月29日を、オーク・アップル・デイ（王政復古記念日）としています。最近また祝われるようになりましたが、オークの小枝やオーク・アップル（寄生虫の作るこぶ。五倍子）を身につけなくても、地元のならず者に棘のあるイラクサで殴られなくなったのは、ありがたいことです。

オークの木は、生えている時から大切にされました。一部には、マラリア熱で苦しむ人が自分の髪を一房オークに釘で留め、熱を木に移すという地域があります。またコーンウォールでは、オークの樹皮に釘を打つと間違いなく歯痛が治ると言いました。ウェールズでは、聖ヨハネ祭に黙ったまま樹皮を擦るだけで、それからの1年間健康に過ごせるとされました。オークより先にトネリコが葉をつけると、雨の多い夏になるようです。塔を修理する人や、新しくは航空従事者がポケットにドングリを入れておくと、落雷からのお守りになりました。

オーク製の魔法の杖は、杖を振る魔法使いの感覚を高めてくれますが、魔法使いでない薬草医もオークを不思議な薬として尊重しました。ドングリをすりおろして牛乳に混ぜると下痢を止め、オークの葉を6枚入れた熱湯は白癬に効くとされたからでしょう。オークの内皮をドングリの薄皮の粉と混ぜたものは、吐血した患者を治し、ドングリの粉をワインに入れて飲むと、利尿剤になって耐毒効果もありました。若芽のエキスは月経周期を整えました。

オーク材は軍艦用に非常に多用され、チューダー朝時代、イングランドの森林は深刻に荒廃しました。個々の木が神話的な地位を得ることもよくあり、伝説の義賊、ロビン・フッドと縁のあるシャーウッドの森の主であるオークなどがそうです。

p.73 ヨーロッパナラ（*Quercus robur*）。
『北米大陸の高木林（*The North AmericanSylva*）』、1865年。

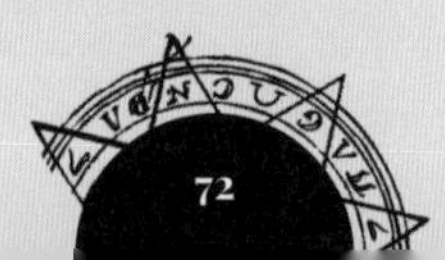

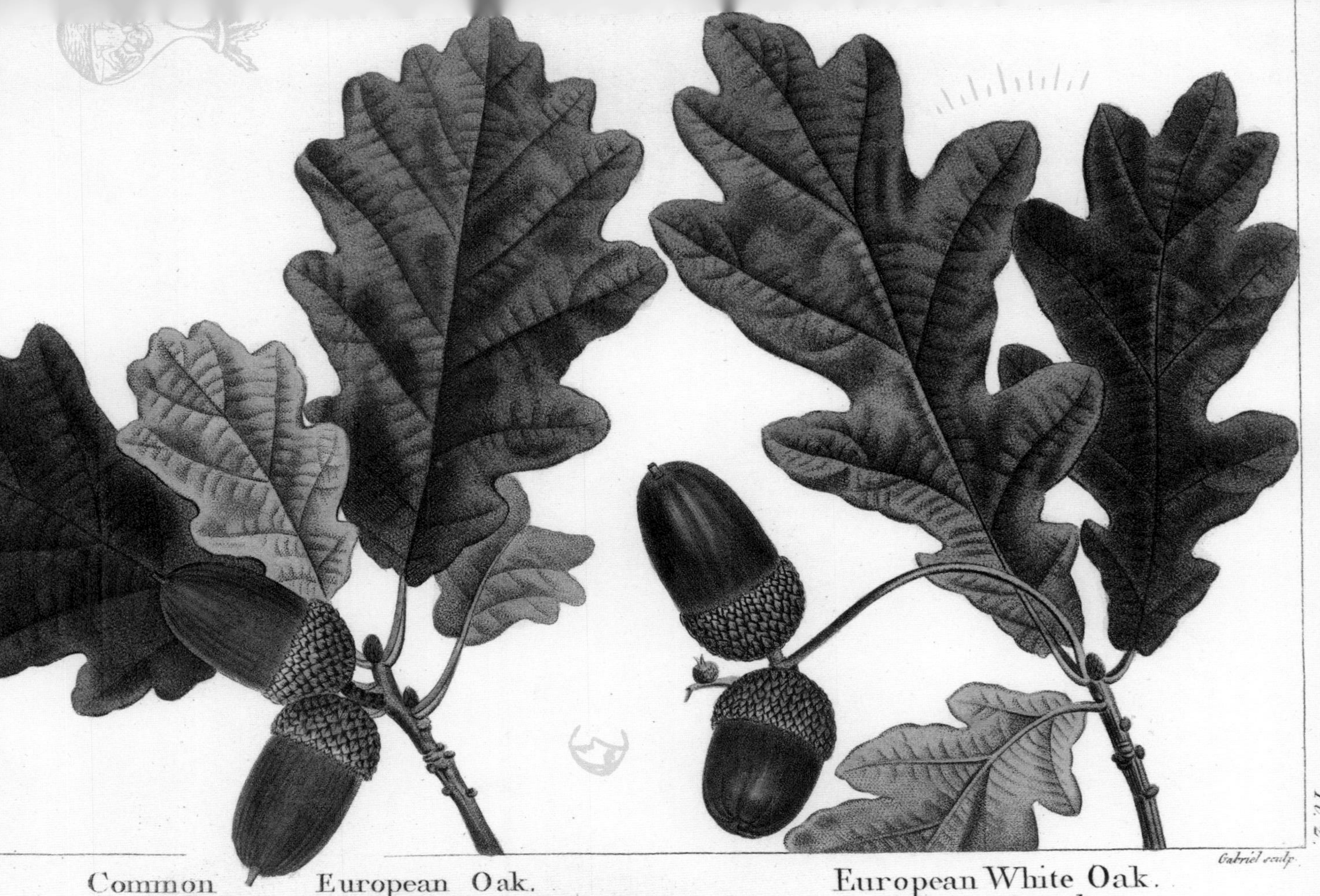

Gabriel sculp.

Common European Oak.
Quercus robur.

European White Oak.
Quercus pedunculata.

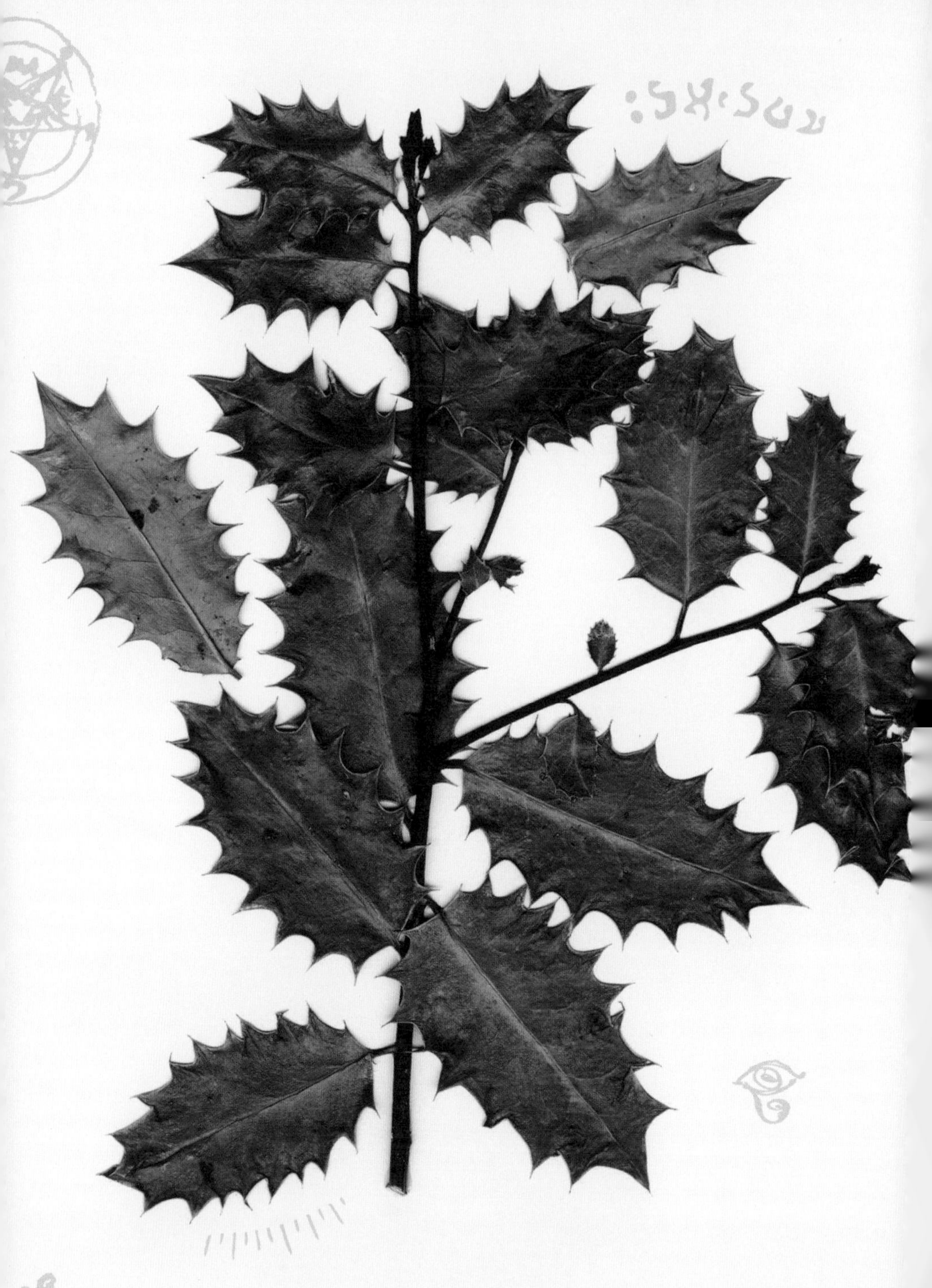

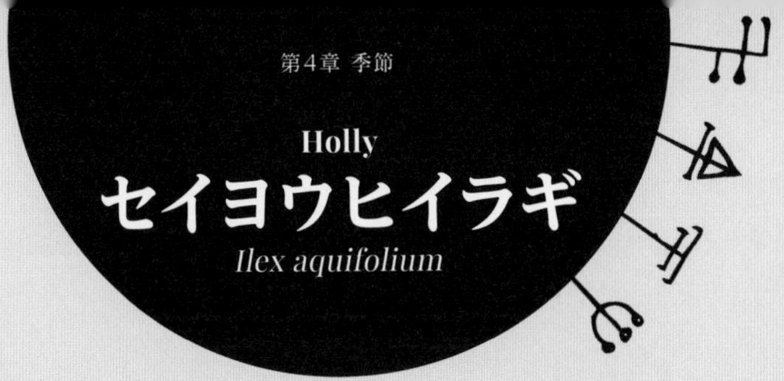

Holly
セイヨウヒイラギ
Ilex aquifolium

モチノキ属には500以上の種がありますが、
最も有名なのはクリスマスカードに描かれるセイヨウヒイラギです。
鮮やかな赤い実に、艶のある濃い色の葉をつけます。

英語でhollyと言いますが、holmと言う人もいます。これはトゲを意味する古英語のholenやhulverが崩れた形です。セイヨウヒイラギにまつわる伝承は非常に多く、たいていは冬の話です。

ローマ人はサートゥルナーリア祭(古代ローマの農神祭)のためにこのトゲのある常緑樹を集め、初期のキリスト教徒はセイヨウヒイラギを永遠の命のシンボルと考えました。セイヨウヒイラギは幼いキリストをヘロデ王の兵士から匿ったとして常緑であることが許され、イエスが後に被らされた茨の冠にこの木が使われてから、元々白かった実が赤い血の色に変わりました。また、北欧神話とケルトの神話では、セイヨウヒイラギは雷神のトールとタラニスに結びついています。玄関の外側にセイヨウヒイラギを飾ると、家を雷雨や火災、邪悪な目から守ってくれると今でも広く考えられていますが、これは何世紀も前からの古い伝統で、大プリニウスも記述しています。

セイヨウヒイラギは心優しい人々の木です。スコットランドの人々は、家にセイヨウヒイラギを飾って、ホグマネイ(年越し祭)の間に妖精の悪戯から身を守ります。この木の根元に供え物(通常は銀貨1枚)を置いて、精霊を宥めたりもします。

セイヨウヒイラギは全体が有毒ですが、それでも伝承では不可欠な木です。お香のように葉を燃やすと魔力を強め、セイヨウヒイラギの杖は魔術を使っている間、術者を守ると言われました。

ハンプシャーでは、セイヨウヒイラギの木を彫って作ったカップでチンキ*を飲むと、百日咳が治るとされ、ダービーシャーでは、医者はしもやけの患者をセイヨウヒイラギで文字通り打ちのめして、悪い血を出させました。これは必ず効果がありました。それ以上の治療を必要とする人はいなかったからです。セイヨウヒイラギは有毒なので吐き気を催させ、このためやや危険な吐剤として用いられることもありました。カルペパーは、骨折や手脚の脱臼に、セイヨウヒイラギの葉と樹皮の湿布を薦めています。

クリスマス前、あまり早くにセイヨウヒイラギを家に持ち込むのは縁起の悪いことでしたが、クリスマスイブに枝を持ち帰れなかった下男ほど不運ではありません。そんな場合はその家の女中たちは、その下男の制服のズボンを盗んで、門柱に釘で打ち付けていいという権利があるのです。その下男は、伝統となっているクリスマスのキスもしてもらえません。

クリスマスイブの深夜ミサにセイヨウヒイラギの枝をつけて行くと、先が見えすぎるリスクがあります。身につけた人は、同じ教区の誰が翌年に亡くなるかわかってしまうのです。また、十二夜(1月5日の夜)までに家からセイヨウヒイラギの葉をすべて片付けないと、亡くなるのは自分かも知れません。

*チンキ:ハーブをアルコール漬けにして有効成分を抽出したもの。

p.74 セイヨウヒイラギ(*Ilex aquifolium*)の植物標本シート。キューガーデンで採集、2009年。

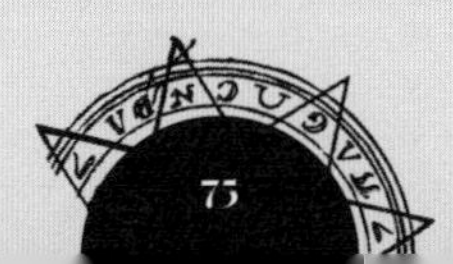

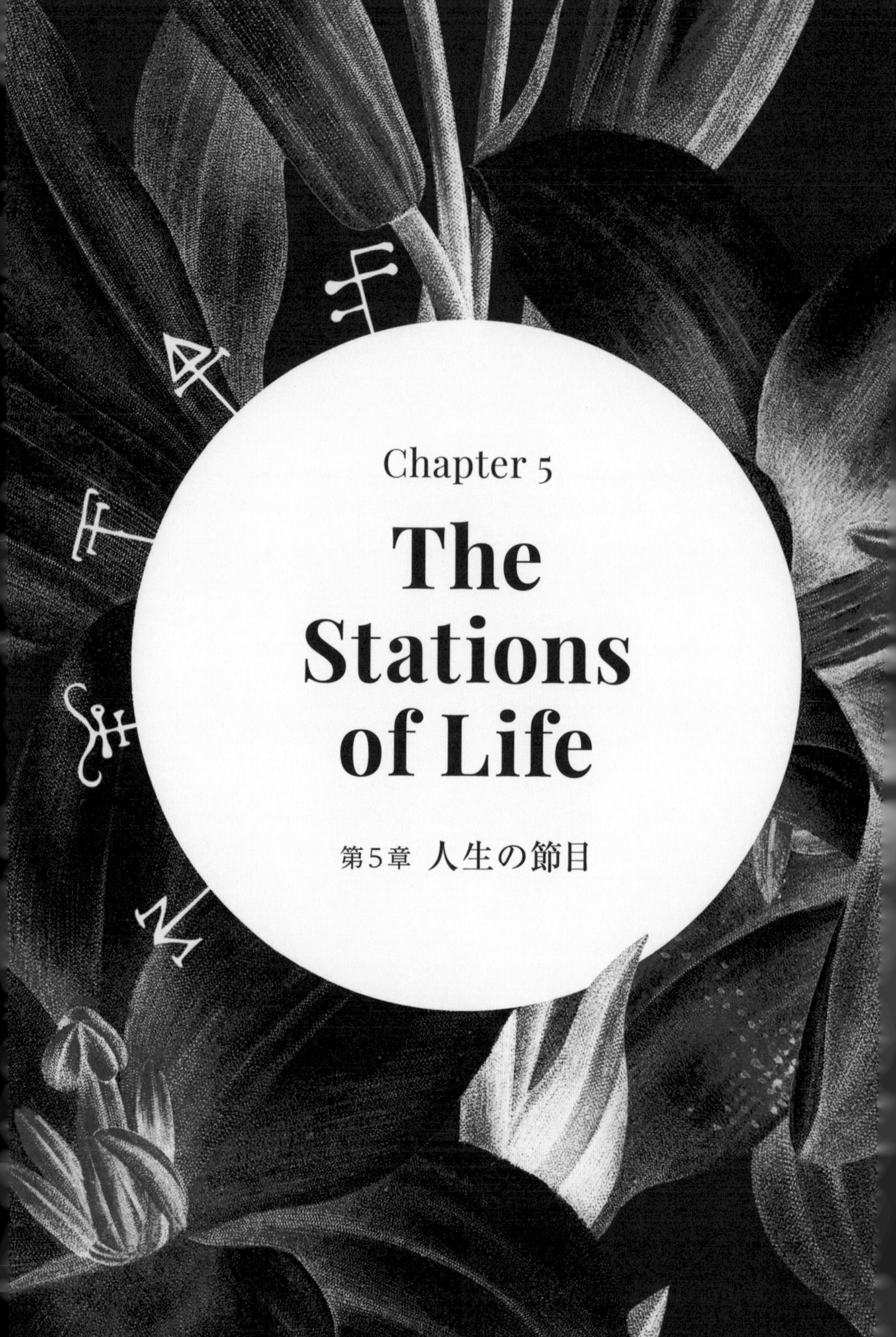

Chapter 5

The Stations of Life

第5章 人生の節目

人類誰もが経験する大きな人生の節目ほど、

人としての基本となるものはありません。

強く富める者も、弱く貧しき者も、

誰もが生まれ、年老い、死んでいきます。

どんな文明も、何らかの形で節目を

刻む工夫をしてきました。

私たちが確かに生きていると実感させられる、

身体や心の痛みを和らげるためです。

人類が地上で生きてきたほとんどの期間、
人生は厳しく短いものでした。
死因となるものは数多く、大半が苦しい死に方だったのです。
神によるものや自然界のもの、どんな助けも喜ばれました。

そもそも、生命の捉え方も一筋縄ではいきません。多くの古代文明は「特徴説」などという概念は聞いたこともありませんでしたが、男性器や女性器に少しでも見た目が似ていれば、子宝との関係で試してみる価値があると考えました。アボカド(*Persea americana*)はアステカ人の言葉で「睾丸の木」を意味するahuacacuauhitlが訛った名前です。実が一対でぶらさがっていることが多いからです。マンドラゴラ(*Mandragora officinarum*)の根を戸口や天井から吊り下げると、妊娠を促すとされました。また、アスパラガス(*Asparagus officinalis*)について、カルペパーは「ワインで煮ると、誰が何と言おうと男女の性欲を刺激する」と書きました。ケルトの伝統では、細長いドングリは夫婦生活を助けるとされました。何と言っても、このドングリは極めて男性的なヨーロッパナラ(*Quercus robur*)の実だからで、夜に拾い集めたドングリが特に効果的だと言います。マツボックリにも同じ効果があるとされ、マツの仲間(*Pinus*)は南ヨーロッパで「結婚の木」として、子沢山を願って植えられることがありました。これは当時常につきまとった恐ろしい出来事、子どもの死に対する備えでした。たくさんの種があるザクロ(*Punica granatum*)もはっきりと多産と関連しましたし、アテネでは花嫁が早い妊娠を願って、結婚式前夜にマルメロ(*Cydonia oblonga*)を食べる風習がありました。一方、多くの文化で近代初期まで、レタス(*Lactuca sativa*)は男女とも不妊症にすると、強い疑いの目で見られていました。逆に、オドリコソウ(*Lamium album*)は「アダムとイヴ」とも呼ばれ、カップルにとても縁起がいいと受け止められました。花を上下逆さに吊すと、おしべが、人が2人白い天蓋付きベッドで眠っているように見えるからです。

しかし稀に、軽率な妊娠という場合もありました。ローマ人はシルフィウムというハーブにとりつかれていました。彼らはこの謎の植物の根を味のいい野菜として味わい、花を香料にし、ラセル(ラセルピキウム)と呼ばれたこの植物の汁を、フラミンゴや動物の脳やオウムの蒸し煮の調味料としておいしく使いました。しかし、シルフィウムにはもっと別の、はるかに効果的な特性があったのです。地元では魚(うお)の目から犬に噛まれた時まで、何にでも効く万能薬として知られていたシルフィウムの汁は、月経を起こさせる効能がありました。女性が宿したであろう胎児をうまく堕胎させ、非常に強力な避妊薬になったのです。この植物は一切栽培できなかったため、野生から採集してくるしかありませんでした。現在のリビアにあった都市、キュレネはこの薬草のおかげで富裕になったので、キュレネのコインにもシルフィウムが描かれています。収穫に厳しい規則があったにもかかわらず、密輸も盛んでした。

シルフィウムはローマ時代のうちに姿を消しました。人類の暴挙が自然界にダメージを与えるのは新しいことではないのです。植物学者の中には、この薬草はまだあるが、見た目が地味なのでキュレネ付近の他の野草に紛れていると考えている人もいます。この考えはスリリングな憶測を呼びます。

p.79 マルメロ(*Cydonia oblonga*。*Cydonia communis*とも)。アンリ=ルイ・ドゥアメル・ドゥ・モンソー『フランスの開けた土地で育つ樹木・灌木について(*Traité des arbres et arbustes qui se cultivent en France en pleine terre*)』、1801~19年。

T. 4. N°. 56.

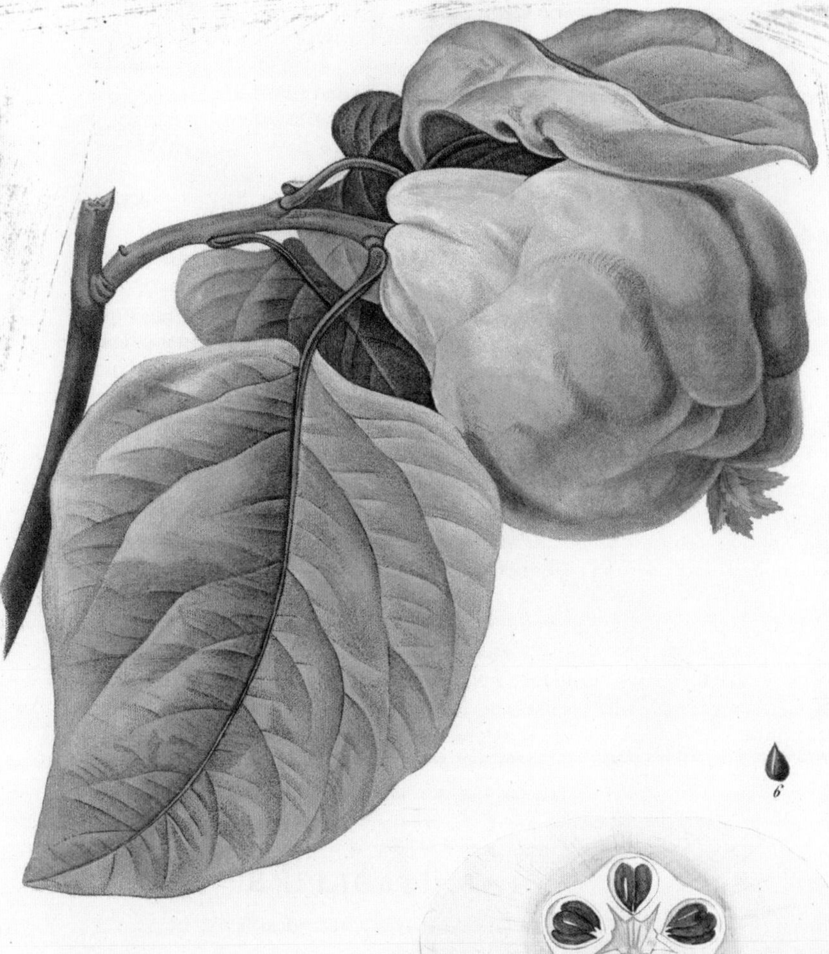

6

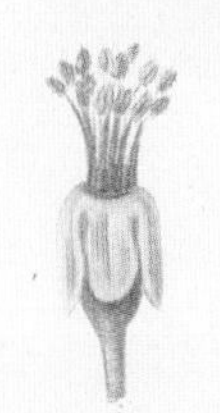

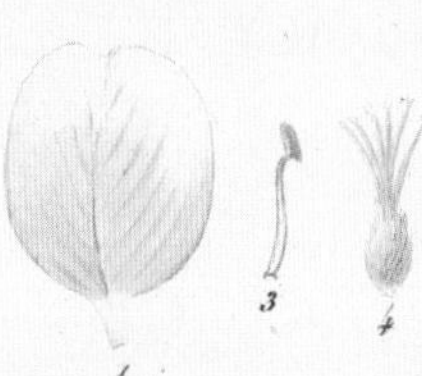

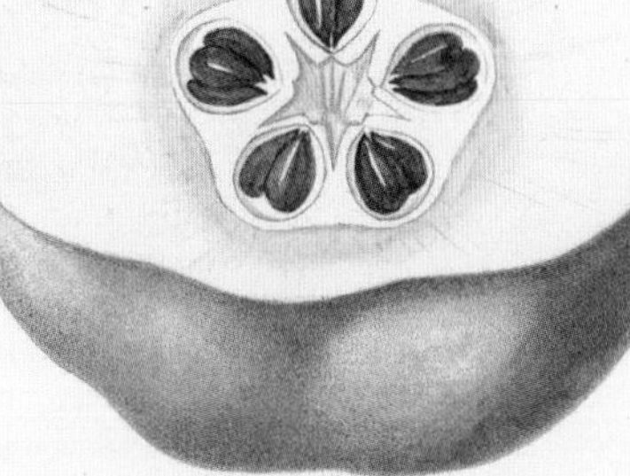

CYDONIA communis. **COIGNASSIER** commun.

...laute pinx. Mlle Janinet Sculp.

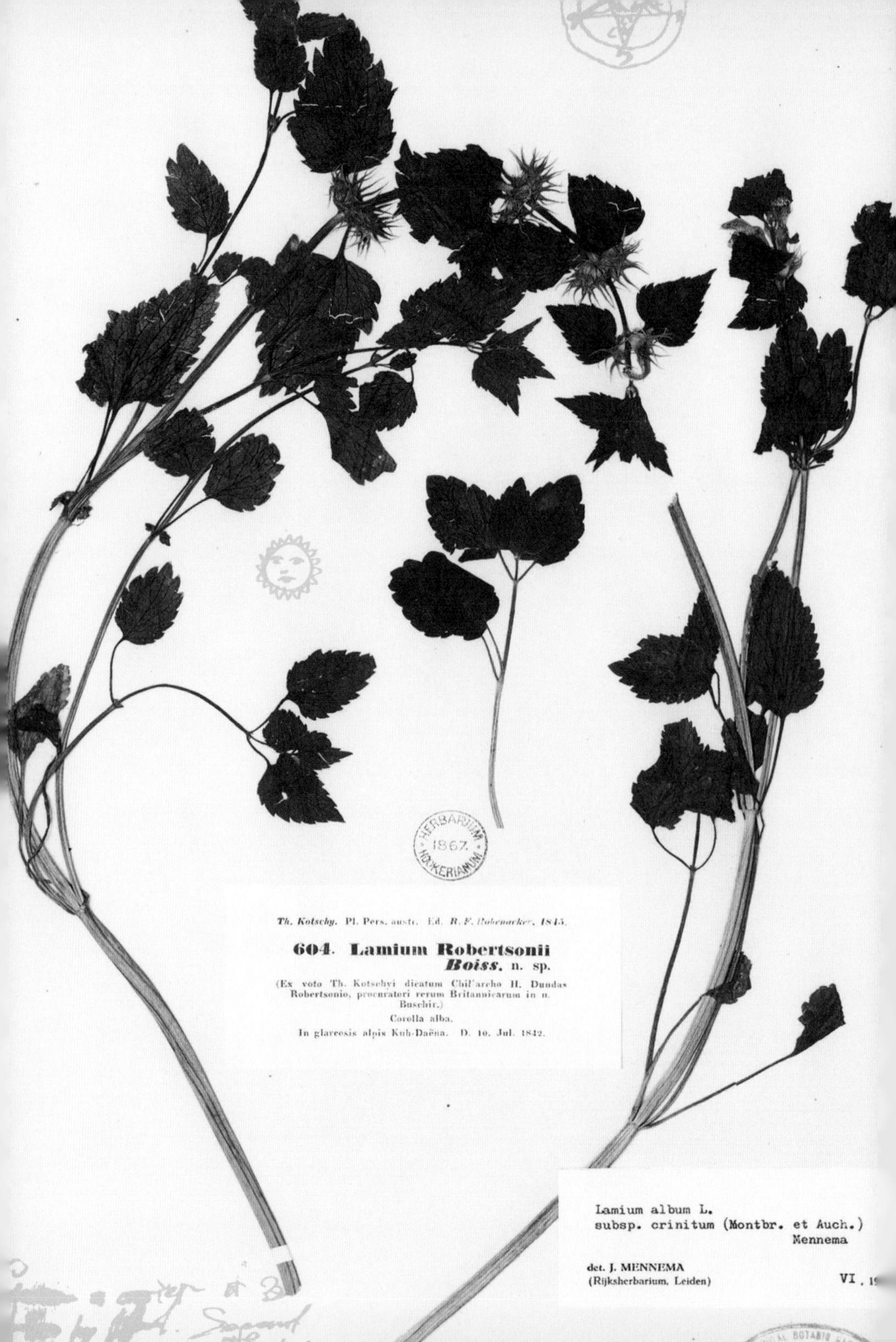
HERBARIUM 1867. HOOKERIANUM
Th. Kotschy. Pl. Pers. austr. Ed. R. F. Hohenacker, 1845.
604. Lamium Robertsonii
Boiss. n. sp.
(Ex voto Th. Kotschyi dicatum Chil'archo H. Dundas Robertsonio, procuratori rerum Britannicarum in u. Buschir.)
Corolla alba.
In glareosis alpis Kuh-Daëna. D. 10. Jul. 1842.
Lamium album L.
subsp. crinitum (Montbr. et Auch.)
Mennema
det. J. MENNEMA
(Rijksherbarium, Leiden)
VI, 19

シルフィウムがまだどこかに生えているとしたら、他にも謎の治療効果を持つ薬草が我々を待っているのではないだろうか、と。

避妊に失敗し、それでも女性が出産を希望しない場合、事態は一層危険になりました。ヒポクラテスの文書は、効果的な堕胎剤として、もう1つのペニーロイヤル（*Mentha pulegium*）よりも、スクワーティング・キューカンバー（*Ecballium elaterium*）という悪趣味な名前の植物の方がいいとしています。ペニーロイヤルは、胎児とともに母親を死なせてしまう危険を冒すものだったからです。そう、非常に有毒なペニーロイヤルは、堕胎の標準手段として時代を超えて受け継がれ、絶望的な立場の多くの女性に悲惨な破滅をもたらしたのです。

妊娠は、女性の人生で最も危険な旅の始まりに過ぎません。もちろん、まず初めに妊娠を確認しなければなりませんでした。数ヶ月経たないとわからないことが多かったのですが、いくつかチェック方法がありました。古代エジプトの妊娠判定方法の1つは、2種類の穀物、オオムギ（*Hordeum vulgare*）と二粒小麦（*Triticum dicoccon*）におしっこをかけ、芽が出れば妊娠しているというものでした。オオムギなら男の子、二粒小麦なら女の子でした。

妊娠中は、出産を軽くするため、ヨーロッパキイチゴ（*Rubus idaeus*）の葉のお茶を飲みましたが、現在はお薦めできません*。また、今の母親たちも、いくつかの文化で昔から行われてきた、妊娠線がつかないよう腹部をオリーブオイルでマッサージする習慣を知っているのではないでしょうか。

出産に備えるのは大きなイベントでした。古代エジプトでは可能な場合、女性はパピルスの柱（カミガヤツリ、*Cyperus papyrus*）で造られ、健康を与えるブドウの蔓で飾った「産屋」を利用しました。オーストラリアの沿岸地方では、エミュー・ブッシュ（*Eremophila longifolia*）の葉を燻し、清潔な環境を確保しました。

アステカの産婆、トラマトルクウィティシトルは、産婦の痛みを和らげるため香りのよい植物で蒸し風呂を造りました。また、子宮を収縮させる薬草シオアパトリの入ったお茶も用意しました。16世紀のスペイン人托鉢修道士、ベルナルディーノ・デ・サアグンは、アステカの女性が痛みも軽く短時間で出産するように見えるばかりか、回復も早いことに関心をそそられています。

平安時代（794～1185年）の日本の女性には、医学上の問題の他にも恐ろしいことがありました。貪欲な幽霊が、少なくとも母子いずれかの魂をとって食おうと、産室に忍び寄ることがあったからです。『源氏物語』では、主人公の正妻、葵の上の出産中、悪霊を追い出すためにケシの実を焚いています。それが阿片ケシ（*Papaver somniferum*）だったかどうかはわかりませんが、もしそうなら、産婦に眠気を起こさせ、リラックスさせる効果もあったでしょう。

産後は母子ともに手当てを受けました。ギリシャ人は後産を出させるために、女神アルテミスに捧げられたニガヨモギ（*Artemisia absinthium*）を用いました。ミルラ（*Commiphora myrrha*）とセイヨウニンジンボク（*Vitex agnus-castus*）の実は同じ薬効があり、伝承では産後の回復を助ける他、母乳の出をよくして月経を再開させると伝えます。別の古代の治療薬、マザーワート（*Leonurus cardiaca*）は、カルペパーの時代にもまだ用いられていました。彼は、この薬草が「母親を明るい気持ちにさせ、子宮を落ち着かせる」と書いています。

中国では、新生児は生まれて3日目に、ニセアカシアの枝とニガヨモギを入れた特別なお風呂に入れられ、オーストラリアの人々は子どもが歩き始めると、歯固めに*Pycnoporus*科の硬いオレンジ色のシュタケ属のキノコを与えました。

子どもの誕生はおめでたいことですから、19世紀のスイスでは、記念に植樹しました。男の子な

p.80 オドリコソウ亜種（*Lamium album subsp. crinitum*）の植物標本シート。イランで採集、1842年。

*ラズベリーティーは子宮を収縮させる作用があるので、妊娠初期から中期の人は飲んではいけないとされています。

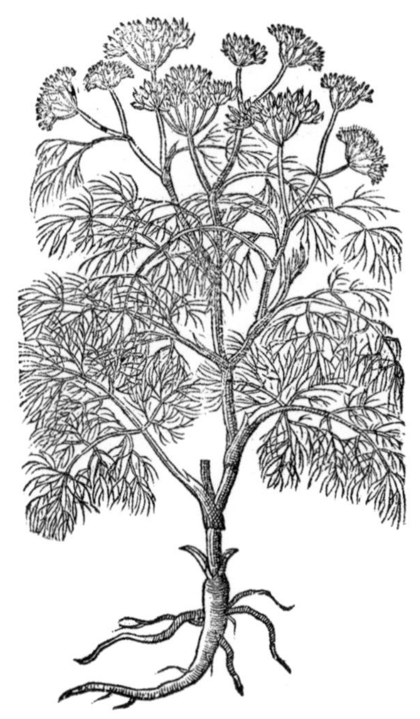

らリンゴ属（*Malus*）、女の子ならセイヨウナシ（*Pyrus communis*）の木です。ヘブライ人の伝統では、男の子にはヒマラヤスギ属（*Cedrus*）、女の子にはマツ属（*Pinus*）の木でした。

子どもが学校に行くと、学習を助けるハーブを与えることがありました。17世紀の日記作者、ジョン・イーヴリンによると、シベナガムラサキ（*Echium vulgare*）は「頭によく」、ローズマリー（*Salvia rosmarinus*）やベトニー（*Betonica officinalis*）は記憶力を向上させると言います。ギリシャの若いアスリートたちは、筋肉強化のためにハッカ属（*Mentha*）のお風呂に入り、練習後にはナスタチウムと呼ばれるノウゼンハレン属（*Tropaeolum*）の種のオイルでマッサージしました。

成人式は、若い人が人生で最も辛い時期の1つ、思春期を通過するのを助ける方法の1つです。ニキビは何千年にもわたって、マンサク属（*Hamamelis*）のウィッチヘイゼルの収斂化粧水で治療しました。イランでは、ニキビにはメギ属（*Berberis*）のバーベリーの果汁を用い、オーストラリアのブンジャラン族のアボリジニは、1920年代に「奇跡のように」消毒作用が発見される何世紀も前から、ティーツリー（*Melaleuca alternifolia*）のオイルを使ってきました。

初潮は人生でも大きな節目です。月経には痛みを伴うことが多いため、薬草医たちはこれについて無尽蔵に記録を残してきました。古代ギリシャの四体液説では、月経前痛は憂鬱症の人、すなわち脾臓に黒胆汁の多すぎる人がなるとされます。数多い治療薬には、セイヨウトウキ（*Angelica archangelica*）の根、セイヨウニンジンボクの実、ヤロウ（*Achillea millefolium*）、ブレスド・シスル（*Cnicus benedictus*）、ナツシロギク（*Tanacetum parthenium*）、マザーワート、それにフェンネル（*Foeniculum vulgare*）の種などがありました。下腹部痛や差し込みを抑えるには、特にセイヨウニンジンボクの実、ヤロウ、シャクヤク（*Paeonia officinalis*）の根がよいとされました。

サウスダコタ州のヤンクトン・スー族、正確にはアイアンクトンワン・オヤテ族の特別保留地では、初潮を迎えた少女たちは「ブレイヴ・ハートたち」、すなわち勇敢な心を持つ人のための4日間の女性限定「ムーン・キャンプ」に招かれます。ブレイヴ・ハートという名前は、戦場から死者や負傷者を連れ帰る女性の勇気を思い起こさせます。ここで、少女たちは13本の柱を持つテピーというテントを立てます。それぞれの柱がその年の月の満ち欠け一巡を支えるのです。そして、薬草や野生の花の集め方、使い方など、伝統的な生活の知恵を教わります。年長の女性たちが、少女らをセージ

上 フェンネル（ウイキョウ、*Foeniculum vulgare*）の木版画。ジョン・ジェラード『本草書』、1597年。
カルペパーは、授乳中の母親の母乳の出をよくするとして、フェンネルを薦めた。

p.83 愛の妙薬を飲むトリスタンとイゾルデ。
2人の悲恋は、時代を超えて美術や文学の元となった。この彩色挿画は、愛のシンボル、イチゴとスミレで飾られている。

moult grant joye. Et mess. tristan et yseult la alloy

beurent ensemble le bruuage amoureux.

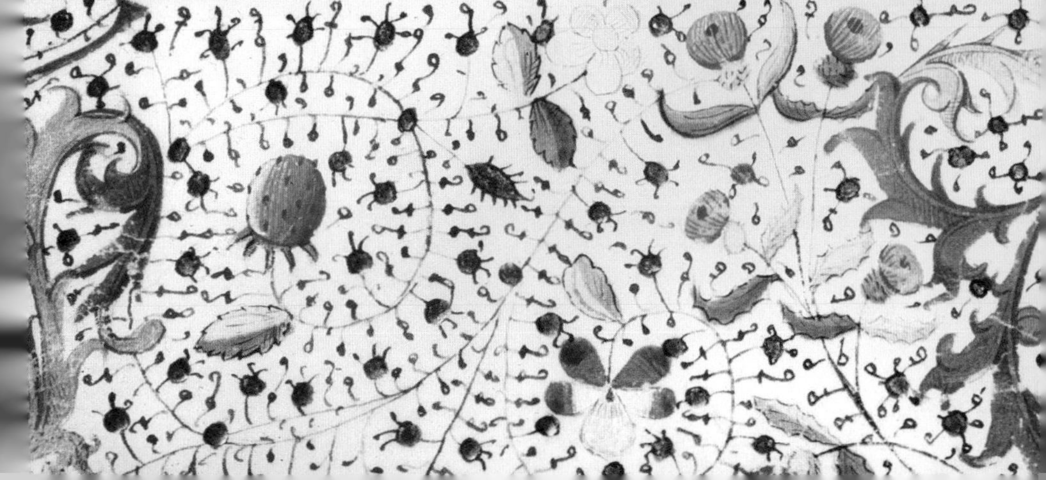

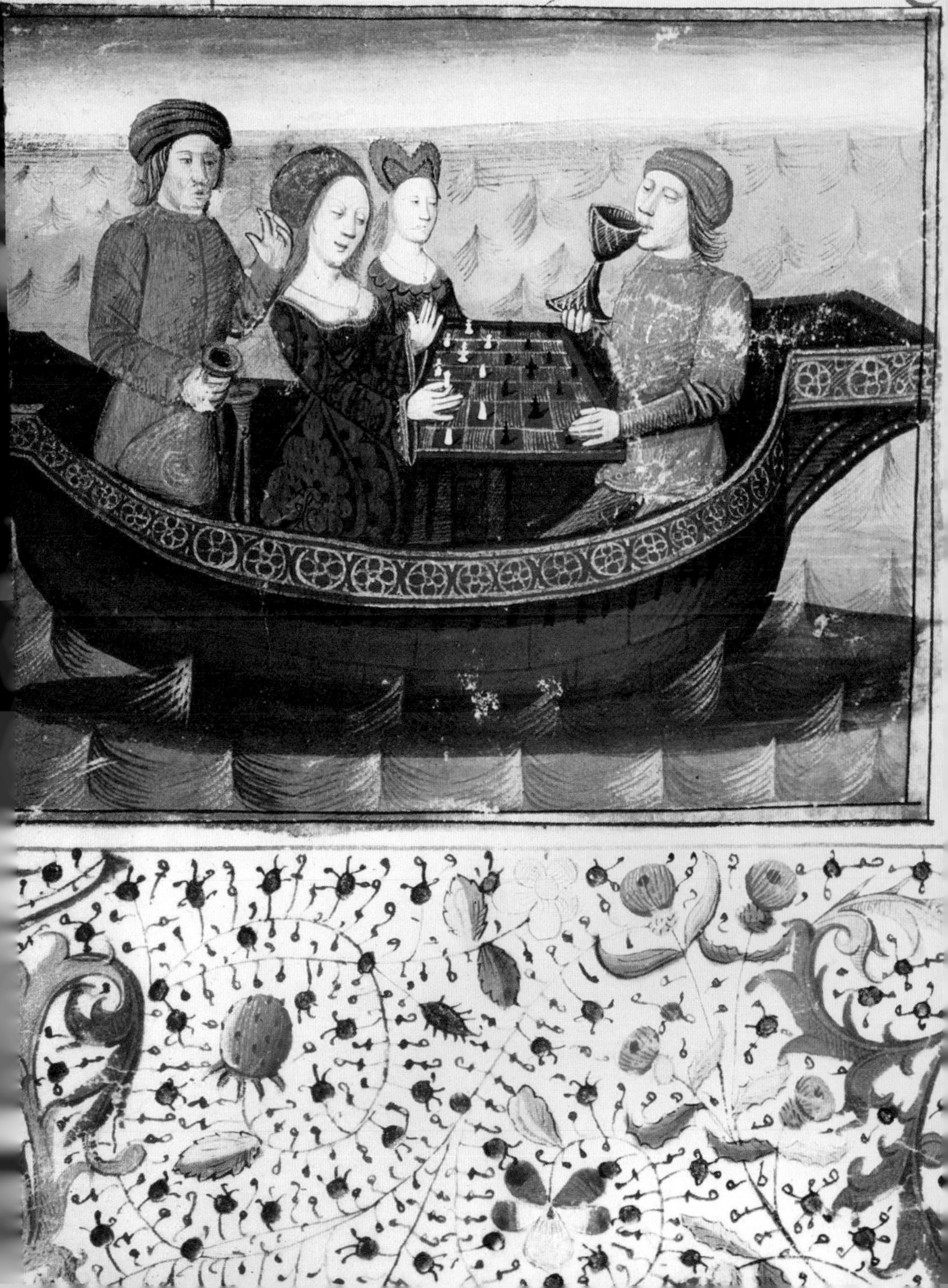

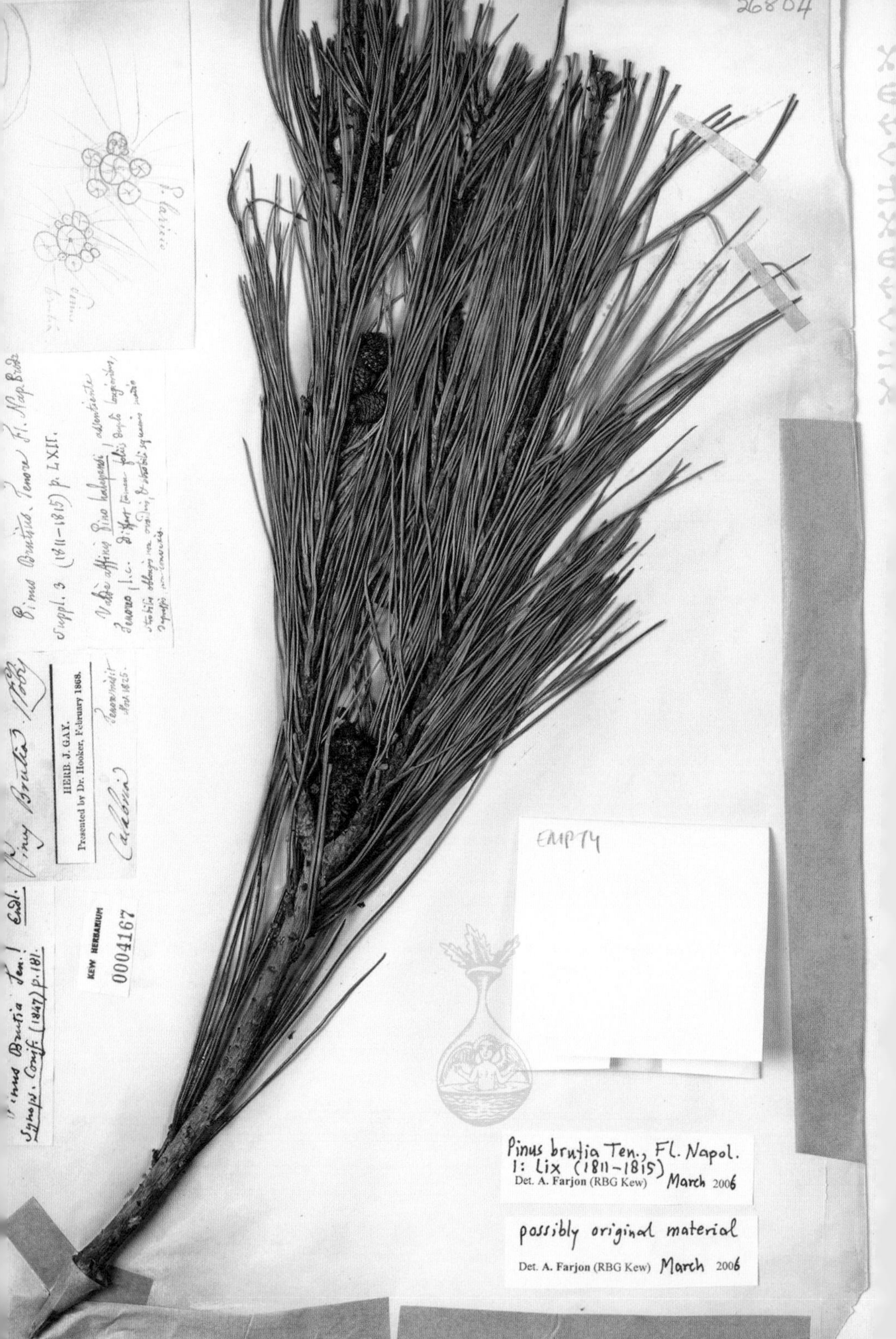
26804
HERB. J. GAY.
Presented by Dr. Hooker, February 1868.
KEW HERBARIUM
0004167
EMPTY
Pinus brutia Ten., Fl. Napol. 1: Lix (1811-1815)
Det. A. Farjon (RBG Kew) March 2006
possibly original material
Det. A. Farjon (RBG Kew) March 2006

(*Salvia officinalis*)のお風呂に入れ、性や人間関係、心の健康などについて語り合いました。

さて、恋は若さの特権です。恋に効く薬草や媚薬については、126ページで詳しく見ます。ただし、恋は時として、いくつか望ましからぬ副作用があり、性感染症の治療は病気とセットで私たちにつきまといました。カルペパーは、ハウンズ・タン(*Cynoglossum officinale*)、アキノキリンソウ(*Solidago*)、野生のサルサパリア(*Aralia nudicaulis*)、サボンソウ(*Saponaria officinalis*)を薦めています。悲劇的なことに、ロンゴというニュージーランド・マオリの伝統医療には、性感染症の治療法はありませんでした。ヨーロッパから船乗りたちがやって来るまで、そんな病気はなかったからです。彼らはカワカワ(*Piper excelsum*)の葉の蒸し風呂を利用していました。

若いカップルの結婚は常におめでたいことであり、花嫁と草花の組み合わせはほぼ世界共通です。古代ギリシャでは、花嫁は野の花のブーケの中にニンニク(*Allium sativum*)も入れて厄除けにし、招待客は新郎新婦にサンザシ属(*Crataegus*)のセイヨウサンザシを振りまきました。それから、サンザシの松明で婚礼の間への道を照らすのです。

オレンジ(*Citrus x sinensis*)の花は純潔の象徴であり、長い間花嫁のヘッドドレスに使われてきました。ただし、フランスでは、処女しか飾ることができませんでした。香りのよいヴァーベナの仲間(*Verbena*)は、甘い香りで19世紀イギリスのブーケによく用いられました。ただ、見た目がよくないとされて、花束の後ろの方に隠されます。前の方にはギンバイカ属(*Myrtus*)のマートルを配しました。ヴィクトリア女王がプリンス・アルバートとの結婚式で手にして以来、イギリス王家の花嫁はずっとマートルをブーケにします。多くのヨーロッパ人は幸せを願って、新郎新婦に干した米(*Oryza sativa*)を振りまきますが、ヒンドゥー教の花嫁は実家を出る時に後ろ手に一握りの米を撒き、これまで育ててくれた両親に感謝します。米は豊かさの象徴なのです。花婿にも器に1杯、米を捧げます。花嫁が自分で触ってはいけないので、男性の親戚が手伝い、両家が1つになったことを示します。イランのソフレー・アグド、つまり婚礼の宴会は、象徴的な料理が山のように並びます。邪悪な目から守ってくれる7種類のハーブや薬草を使ったコンチェもその1つで、カシュカシュ(芥子粒)、ベレンジ(米)、サブジ・コシュク(アンゼリカ)、ナマク(塩)、ラジヤネ(ブラック・クミン、*Nigella sativa*)、チャイ(紅茶、*Camellia sinensis*)、コンドル(乳香、*Boswellia sacra*)の7種が入っています。

惨めに年を取ることを恐れない人は滅多にいません。今日でも、アンチエイジングに効果のあるハーブは尊重されます。古代ギリシャ人はセージが死を遠ざけると信じていましたが、ほとんどの人はもっと具体的な対策を必要としました。オーストラリアの寒冷地を原産とするカンガルーアップル(*Solanum laciniatum*)はジャガイモの仲間で、衰えた肌やシミなどに使われました。オーストラリアでも北部では、スネークヴァイン(*Hibbertia scandens*)の葉や蔓を湿布にして関節炎の痛みに用い、ハワイでは伝統的な治療師が背中の痛みをアワプヒ(ビター・ジンジャー、*Zingiber zerumbet*)で治しました。

ニコラス・カルペパーは、老齢に伴う特徴的な疾患に効果のある多くのハーブをリストにしています。耳が遠くなったらゼニアオイ属(*Malva*)やノゲシ(*Sonchus oleraceus*)、痛風にはクックーパイント(*Arum maculatum*)やニオイアラセイトウ(*Erysimum*)、座骨神経痛にはオウシュウヨモギ(*Artemisia vulgaris*)という具合です。皺にはインゲンマメ(*Phaseolus vulgaris*)とキバナノクリンザクラ(カウスリップ、*Primula veris*)がよいとされました。

最も長い間信じられている俗信の1つは、白い花は死の象徴というものです。決して家に持ち込んではいけませんが、特に縁起の悪い花があります。それはカラーなどオランダカイウ属(*Zantedeschia*)で、今日でもお葬式の花とされ、美しくエレガントながら、室内に飾るにはとても縁起が悪

p.84 トルコマツ(*Pinus brutia*)の植物標本シート。
イタリアで採集、1825年。
常緑の松は、長寿と平和と保護を表す。

い花です。スノードロップ（*Galanthus*属）も死の前触れですが、花瓶に一束生けて窓辺の外側に飾ると、悪運を家に入れないとされます。

北米でもヨーロッパでも、多くの果樹園で木は家族が亡くなったしるしで、近くに巣をかけるミツバチもそうです。一部の国ではお葬式に室内用の鉢植えの植物を身につけます。ドイツの一部の地方では、家の中の植木鉢は全部外に出しました。

古代ギリシャとローマでは、ローズマリーとマジョラム（*Origanum majorana*）を死者の手に握らせ、黄泉の世界に生えると言われたミントを葬儀に用いるのが伝統でした。ヘブライ人と初期のキリスト教徒の慣習では、異教的だとして葬儀に花を用いるのは禁止されましたが、キリスト教徒は結局この考え方が気に入らず、ルールを緩めることになりました。19世紀には、墓石と同じくらい「花言葉」や花の意味も広まっていました。花のつぼみは子どもの墓石のしるしでした。また、つぼみが半ば開いていたら、そこに眠る人は青春の盛りに早逝したという意味でした。しかし、お墓に供えるのに一番いいのは、刈り入れた麦の束かも知れません。多くを成し遂げたよい人生を表すからです。墓地に植える木々にも意味がありました。古いヨーロッパイチイ（*Taxus baccata*）は生えている墓地そのものより古いことも多く、神聖な場所を守っています。一方、ヤナギの仲間（*Salix*）は、悲嘆の涙に暮れる木でした。セイヨウサンザシは希望を表し、トゲのあるブラックベリーは悪魔を墓地に近づけないとされました。南ヨーロッパでは、墓地の入口にイトスギ属の木（*Cupressus*）が見張りのようによく立っています。

センジュギク（メキシコマリーゴールド、*Tagetes erecta*）は死者の花として尊ばれています。死者の骨を守護するアステカの女神、ミクテカシワトルの花です。メキシコでは、11月2日のディア・デ・ムエルトス「死者の日」には、鮮やかに彩られた祭壇に、生命の儚さを表すセンジュギクの大きな花房が撒かれ、死者も生者もともに祝います。1年でも最も楽しい日で、生活と人生の循環が終わりに近づくのです。

傷口の出血を止めるには

セイヨウイラクサの赤い頭部を取り、
潰してよく酢に漬けたものを
傷に貼ると出血が止まる。[2]

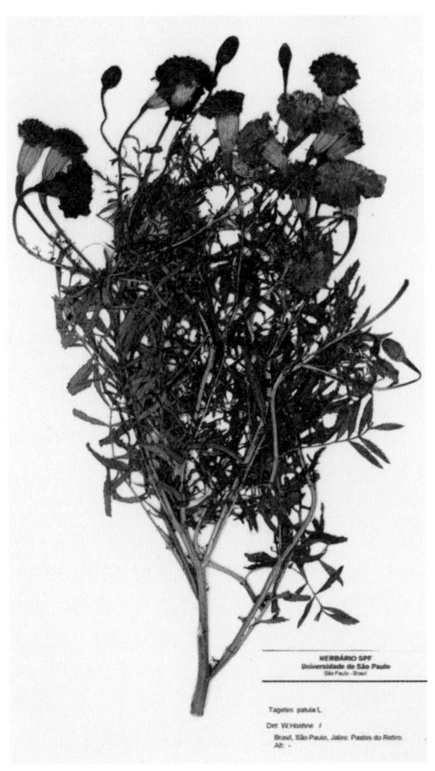

上 センジュギク（メキシコマリーゴールド、*Tagetes erecta*）の植物標本シート。1950年、ブラジルで採集。
p.87 骸骨のモザイク。ポンペイ、紀元79年頃。人生は楽しめる間に楽しめという強いすすめ。両手にワインの壺を持っている。

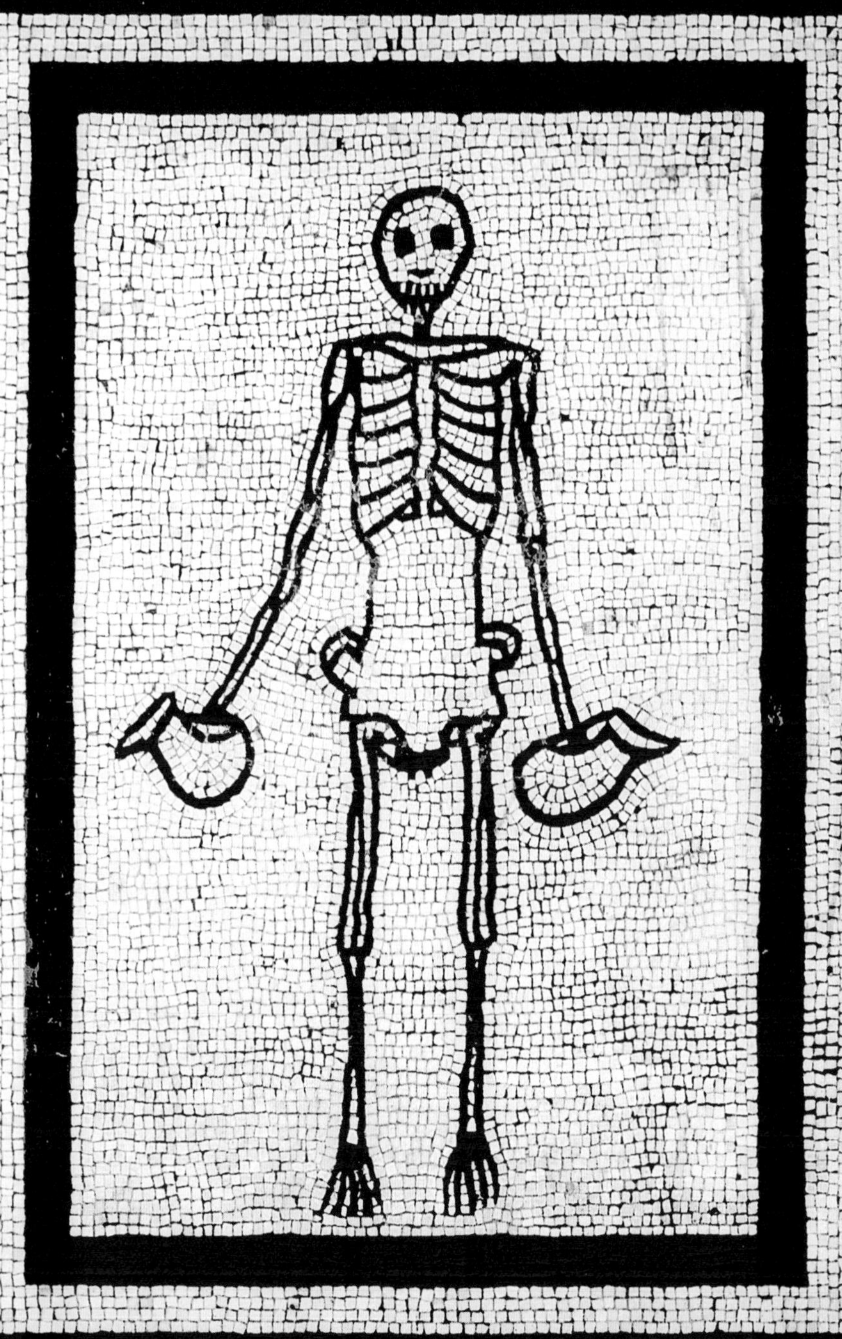

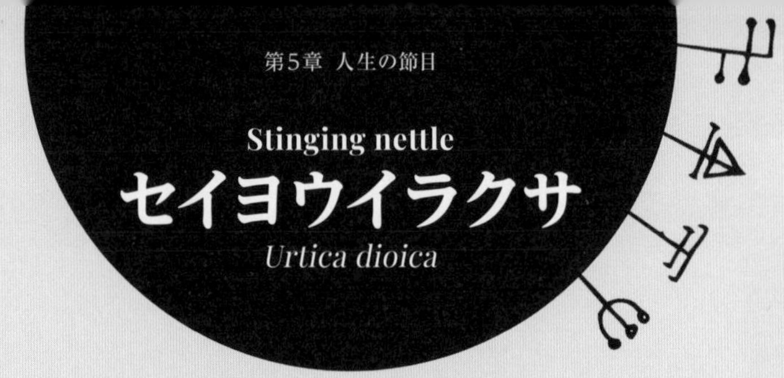

Stinging nettle セイヨウイラクサ *Urtica dioica*

ニコラス・カルペパーはやや素っ気なく、
セイヨウイラクサは「闇夜にいる気分で探すと見つかりやすい」と
書いています。

彼はさらに続けて、この草が風邪や湿っぽい冬の後に残る「粘液過剰」を治すと説明します。

地方の生け垣や森林で普通に見られるセイヨウイラクサは、かつては現在よりはるかに大切なものでした。デンマークでは考古学者たちが、2,800年前の青銅製の骨壺から、極細のセイヨウイラクサの繊維で織った埋葬布にくるまれた首長の遺骸を発見しています。古代エジプト人たちは、関節炎の治療にセイヨウイラクサを使いました。ヒポクラテスは、61種類ものセイヨウイラクサをベースにした薬を書き残しているほどです。関節炎については現代の科学実験で、実際に患者の症状がやや軽くなることがわかりました。

ガーデニングをする人なら、「咲いていないイラクサは刺さない」という金言が馬鹿げていると知っているでしょう。それでも、花のない時は、強く茎を握っても最小限の痛みで済みます。少なくとも、普通はすぐそばに、トゲ刺され（刺し傷）の有名な民間薬、エゾノギシギシ（*Rumex obtusifolius*）が生えているはずです。

アイルランドでは、3月のうちに3度以上イラクサを採って食べると、その年は病気にならないと言われています。スコットランドでは、夜中に無言で採ったものが最も効力があるとされました。

セイヨウイラクサは、ホウレンソウと同じように食べられた他、チーズの凝固・風味付けに使われたり、液漏れのする樽の詰め物にされたり、食料貯蔵庫のハエ避けにされたりしました。第1次世界大戦の物資不足の頃にはドイツ軍の制服はイラクサの繊維で織られ、第2次世界大戦では複数の国の軍が迷彩色にする軍備品をイラクサの染料で染めました。

セイヨウイラクサは去痰薬やうがい薬になり、利尿やお腹のガスの解消にも使われました。また、種を煮出して飲むと、犬の噛み傷や、ドクニンジン・イヌホオズキ・マンドラゴラのよい解毒剤になると考えられていました。が、そんなことはありません。薄毛の治療にもあまり効果はありませんでしたが、楽観的な中世の男たちが櫛をイラクサの汁に浸し、最善を願うことは止められませんでした。

セイヨウイラクサがいい状態なのは、若く柔らかい時だけです。悪魔が自分のシャツを織ろうと、5月1日の五月祭に摘んでしまうので、この日以降は何の役にも立ちません。イングランドの西部では、5月2日はネトル・デー、「イラクサの日」と言い、子どもたちが学校で「いたずら者のおもちゃ」であるイラクサを手に鬼ごっこをしますが、文字通りふざけた話です。しかし、もっと季節が進むと、乾いた中空の茎を笛にして遊びます。これは罪がないと言えるでしょう。

p.89 イクラサと混同されやすい、オドリコソウ（*Lamium album*）の挿画。ジョン・カーティス『イギリスの昆虫学（*British Entomology*）』、1823～40年。

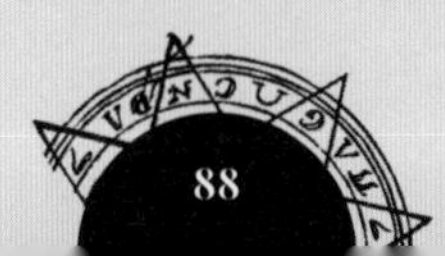

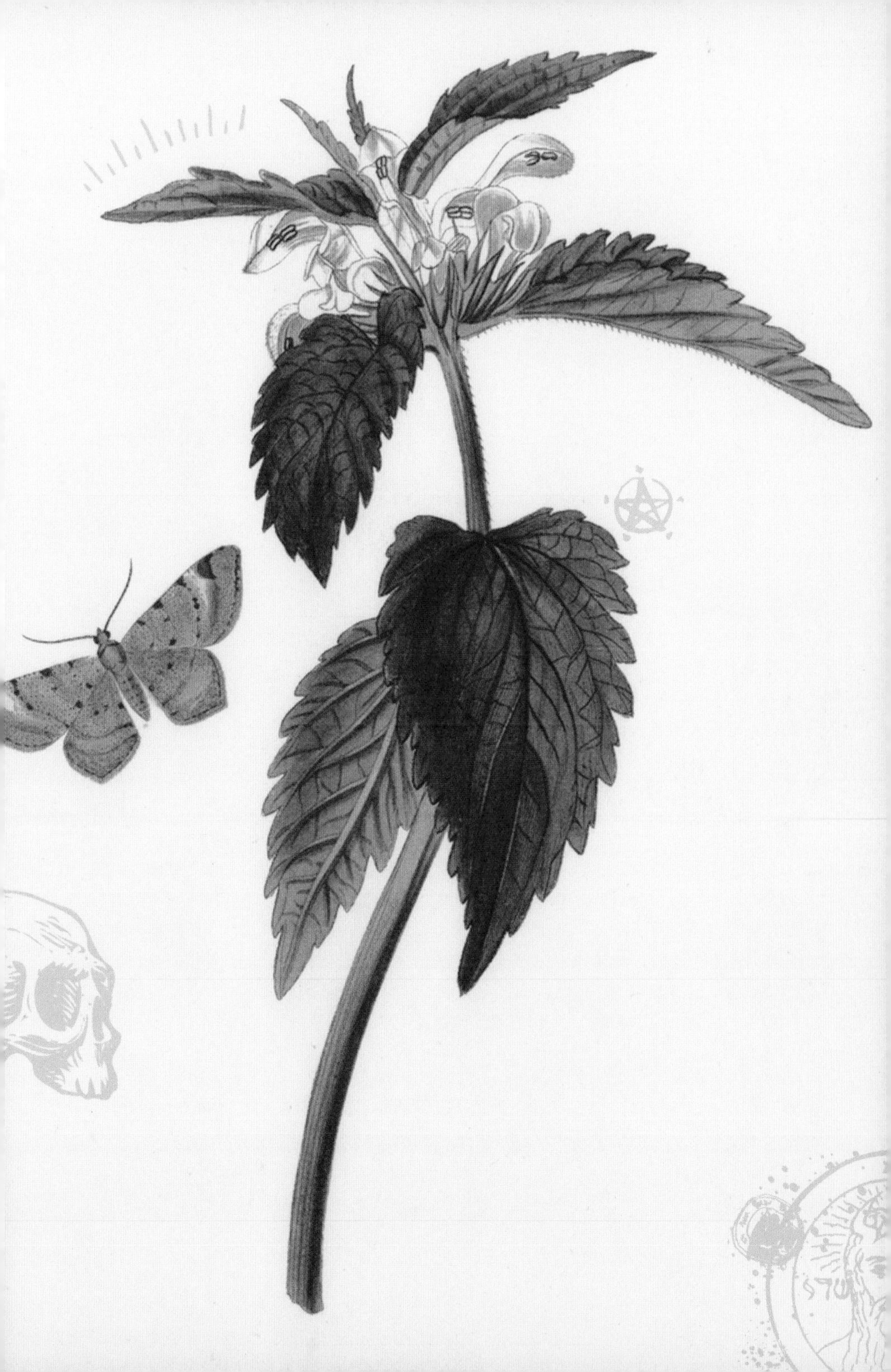

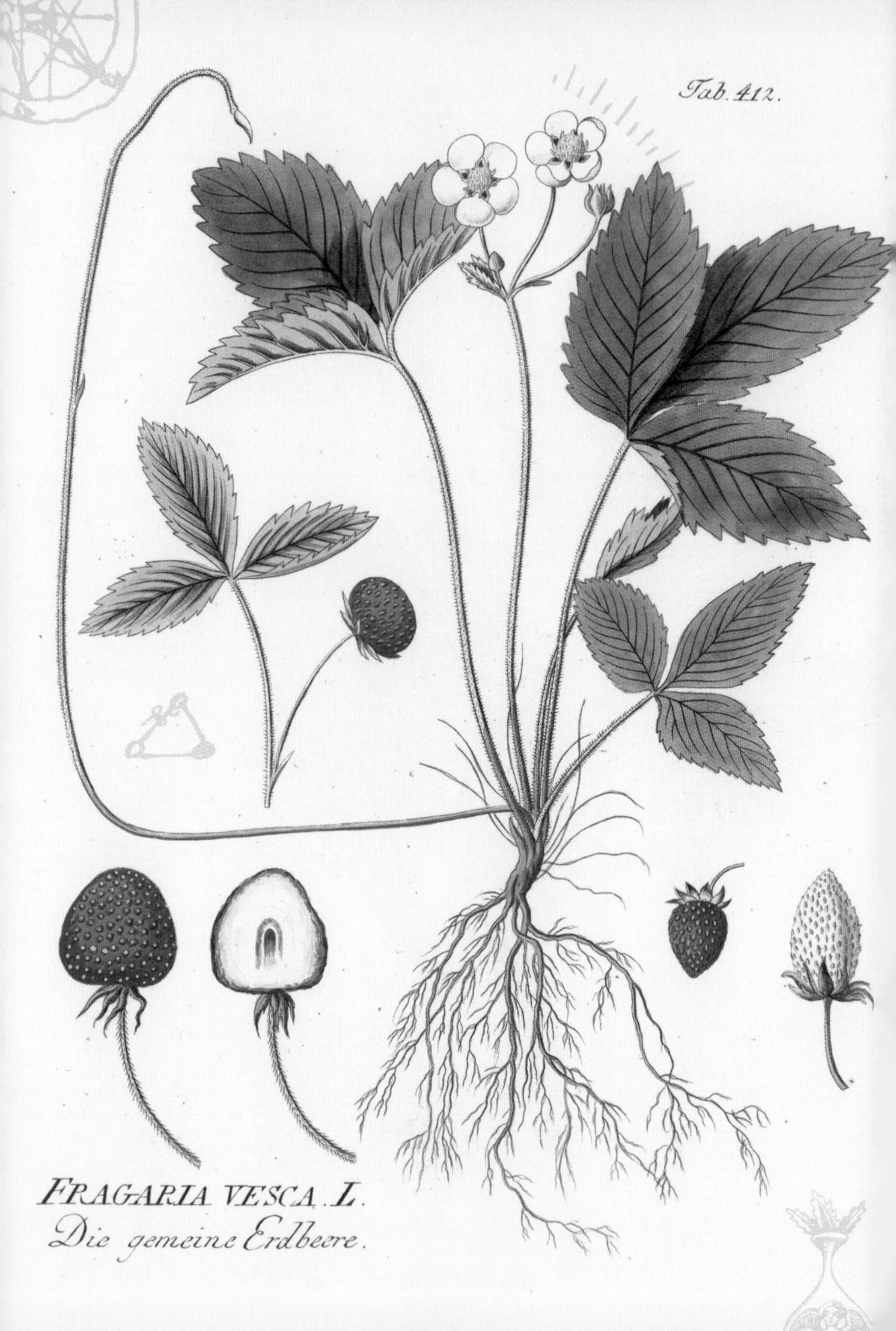
Tab. 412.
FRAGARIA VESCA. L.
Die gemeine Erdbeere.

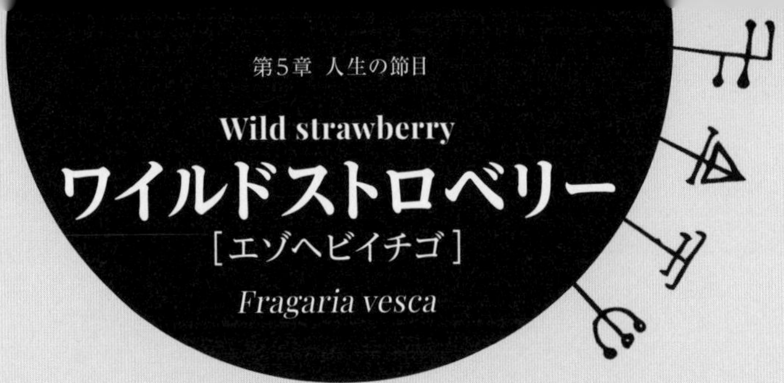

Wild strawberry
ワイルドストロベリー
[エゾヘビイチゴ]
Fragaria vesca

小指の爪ほどしかなくても非常に香りがよく、
風味のあるワイルドストロベリーは、
スーパーで売っているぴかぴかの巨大なイチゴから喝采を受けます。

ワイルドストロベリーは愛のシンボルですが、ペアで生ることはまずありません。恋盗人を気取る者にとって、茂った下草の間からそっと顔を覗かせる愛の実は美味ですが、見つけるのは難しいでしょう。

古代ローマの詩人ヴェルギリウスは、イチゴを「大地の子」と呼びましたが、本物の子どもたちが採る時にはヘビに気をつけるよう注意しています。オウィディウス、大プリニウス、ローマの元老院議員カトーは、3人ともイチゴに言及していますが、イチゴがその熱い力をフルに発揮するには、中世まで待たねばなりませんでした。軽々しくも、キリスト教がこの実を聖母の実に指定したのです。3つに分かれた葉(三位一体の象徴)、純白の5弁の花(キリストの5ヶ所の傷を示す)、滴り落ちたキリストの血を表す真っ赤な実が根拠に挙げられました。セクシーなハート型の実は、胸をどきどきさせるのですが…。

イチゴは、星形で青と白のルリジサ(*Borago officinalis*)の花とともに、新婚カップルに捧げられました。初代レスター伯ロバート・ダドリーが、ケニルワース城で女王エリザベス1世を誘惑して結婚しようと、庭をイチゴで一杯にしていたのが有名です。彼の後のライバル、サー・ウォルター・ローリーは、イチゴで作ったお酒のコーディアルがお気に入りでした。砂糖入りの蒸留酒1パイント(0.568ℓ)にイチゴ1ガロン(4.546ℓ)を入れて作ります。

イチゴを愛の食べ物としたのはヨーロッパだけではありません。北米先住民チェロキー族の伝説では、最初の男女のケンカは創造神がイチゴを地上に与えるまで収まらなかったと言います。2人は心から和解し、人類は存続を続けたのでした。

カルペパーは、イチゴはヴィーナスの果実だと述べていますが、催淫作用を調べる暇はなかったようです。一方で、目の炎症をイチゴの果汁や実を浸した水で洗うことや、肝臓・脾臓・血液を冷やすにはイチゴの根と葉をワインで茹でることなどを薦めています。植物由来のあらゆる薬に、それぞれの使い方や治せる身体の部位が決まっていましたが、民間伝承ではもっと他の用途にも使います。切ったイチゴに酢を混ぜたものは歯を白くし、そばかすを消せるとされました。葉は少し収斂作用があるので、口内炎の時のうがい薬や傷の湿布にもよいそうです。また、お風呂に入れると腰痛に効くとも言われました。

ウィリアム・コールは、その著書『植物採集の技術(*The Art of Simpling*)』(1656年)で、イチゴの隣にルリジサを植えると実が大きくなると書いています。しかし、その頃すでに、新しい北米種との交配による品種改良が始まっていました。愛の果実はより赤く、大きく、見栄えもよくなりますが、決して甘くはならないのです。

p.90 ワイルドストロベリー(*Fragaria vesca*)。
ヨーゼフ・ヤーコプ・フォン・プレック『薬草図集(*Icones Plantarum Medicinalium*)』、1792年。

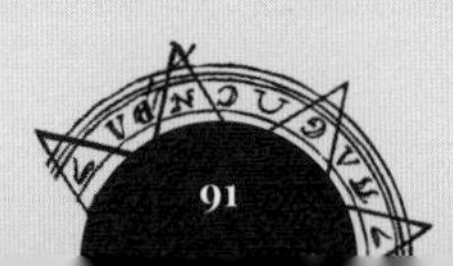

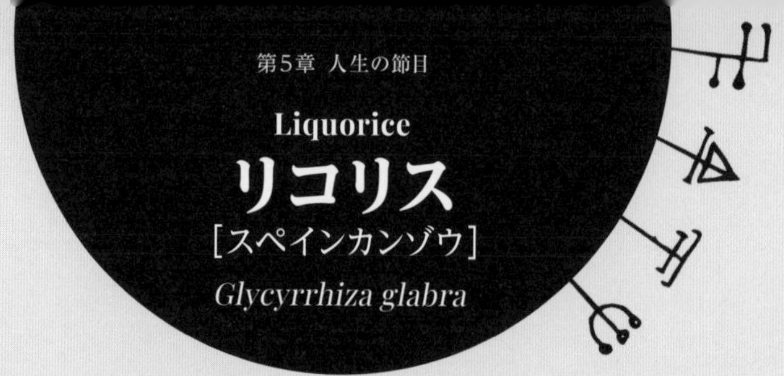

Liquorice
リコリス
[スペインカンゾウ]
Glycyrrhiza glabra

学名のGlycyrrhizaはギリシャ語の「甘い根」から来ており、実際にリコリスの地下茎には砂糖の50倍も甘いグリシルリチンという物質が含まれています。

木のような根っこを噛んで、最後の1滴まで味わおうとする習慣は、代々の小学生の間で忘れられてはいません。アレキサンダー大王やユリウス・カエサルの軍もリコリスを噛んでいましたし、ナポレオン・ボナパルトは噛みすぎて歯が真っ黒でした。驚いたことに、この根は歯ブラシにも使われていました。

羽根のように軽やかで、明るい緑の葉がトネリコの若木に少し似ており、らせん状の薄紫の花をつけるリコリスは、マメ科の植物です(*Leguminosae/Fabaceae*)。1シーズンの間に高さは1.5～2メートルになり、直径1メートルほどに茂ります。主根を下ろし、ランナーのような根茎を出しますが、この根茎がアニスの風味を持つリコリスとして賞味されるのです。南東ヨーロッパから南西アジアにかけての川岸に自生し、スカンディナヴィアからスペインまで、多様な気候で繁殖します。

文献に最初に登場するのは約4,000年前のバビロニアのハンムラビ法典で、古代中国やヒンドゥーの医学でも使われました。ツタンカーメンの墓からは大量のリコリスが発見されています。テオプラストスは、「スキタイの根」と呼んで喘息・咳・胸の痛みによいと述べ、ディオスコリデスはノドがひりひりする時にリコリスを薦めました。

リコリスは帰還した十字軍がイギリスに伝えたようです。あまりに人気が高かったので、1305年、エドワード1世はロンドン橋の修理費にしようと、輸入税を課し始めます。この対策として、人々はイギリス国内で栽培するようになりました。リコリスはクリュニー派の修道僧によってヨークシャーに伝えられ、1760年、ジョージ・ダンヒルが修道院のレシピに砂糖を加えて、ポムフレットというトローチを作ります。これが後に、有名なポンテフラクト・ケーキになるのです。20世紀半ば、ヨークシャーのリコリスはイギリス中を席巻していました。しかし、一部再生されようとしているものの、現在ではすべて昔話です。

ニコラス・カルペパーはリコリスが大好きで、どんな目的でどんな処方に加えても、不適切な成分とは言えないと断言するほどでした。咳や喘鳴、息切れ、胸・肺の痛みを抑え、熱を下げ、子どもの便秘を緩和しました。実際、服用量によって誰でもお腹が緩くなり、特に高血圧の人には適度に食べるととても効果があります。この植物の持つ潜在的な医学的性質に関心のある現代の科学者は、真剣に研究しています。要するに、ナポレオンは正しかったのです。

p.93 リコリス(*Glycyrrhiza glabra*)。
ヘルマン・アドルフ・ケーラー「ケーラーの薬用植物」、1887年。

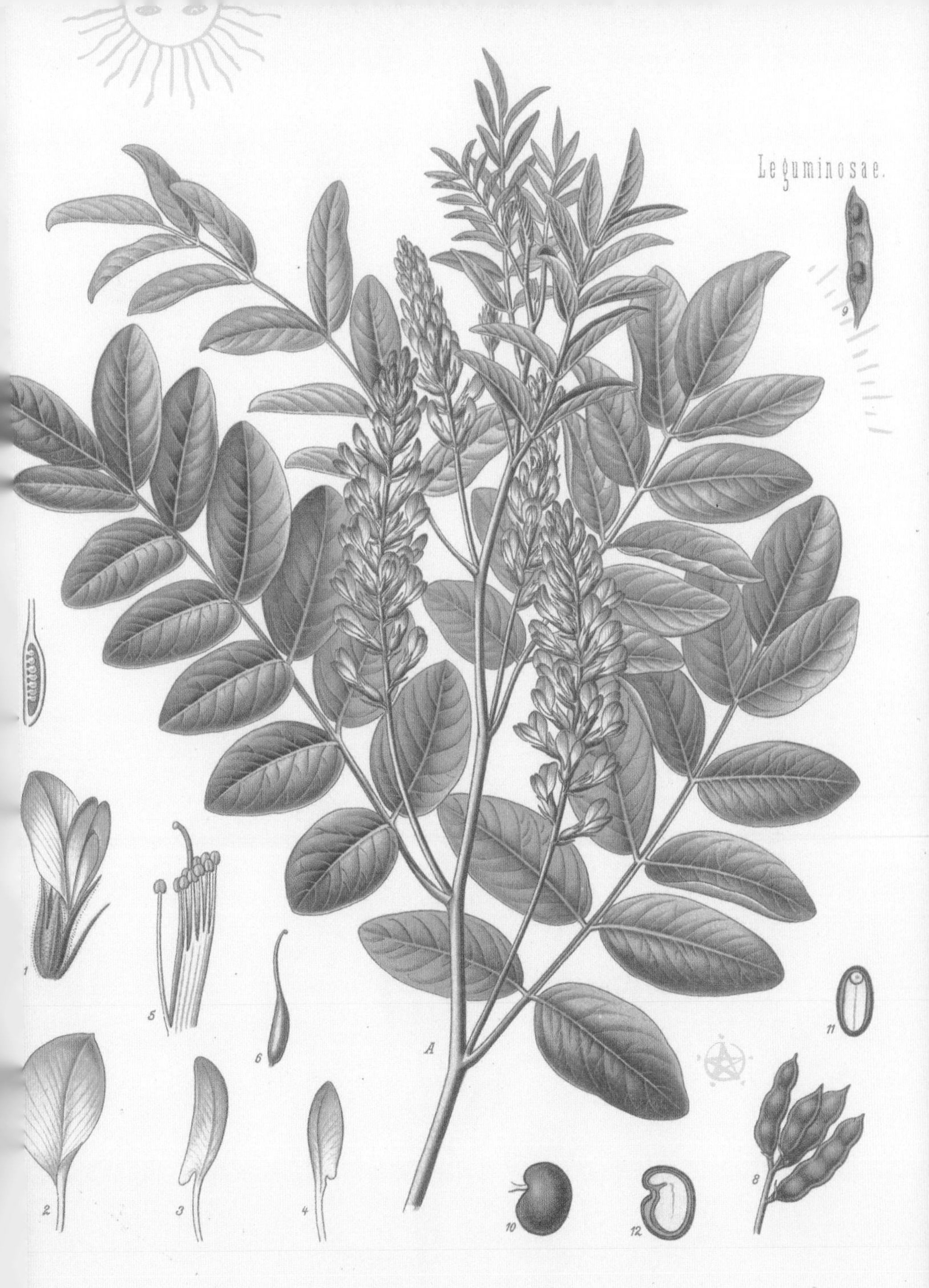

Glycyrrhiza glabra L.

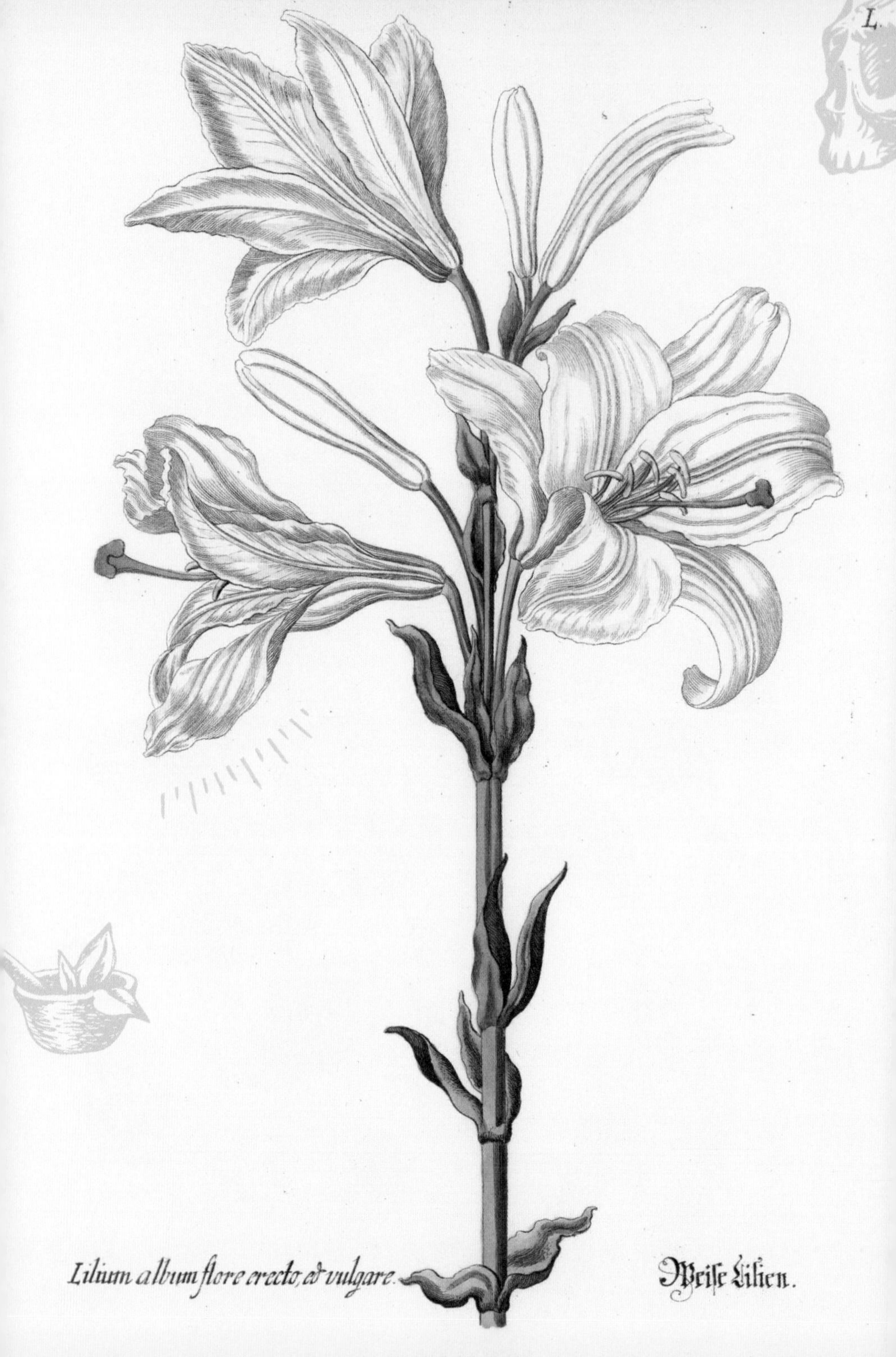
L.
Lilium album flore erecto, et vulgare.
Weiße Lilien.

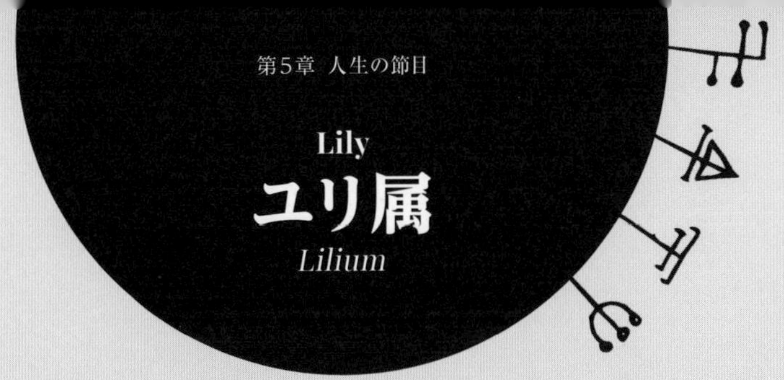

Lily
ユリ属
Lilium

ユリは、魅力的な白ユリ、赤紫のマルタゴンリリー（*Lilium martagon*）から、大型のヒマラヤウバユリ（*Cardiocrinum giganteum*）など東方の外来種まで、多くの色や形があります。

古典的な草原の花、マドンナリリー（*Lilium candidum*）は不思議な花です。処女性、純潔、無垢のシンボルであり、同時に死の象徴でもあるため、結婚式でも葬儀でも目にします。

マドンナリリーは、キリスト教で聖母マリアと結びつけられました。ルネッサンスの受胎告知の場面では、しばしば大天使ガブリエルが一枝を手にしています。また、この花は女性が一家の長である所でしか育たないと言われました。そして、親が娘の純潔を疑った時には、ユリの粉を食べさせるように助言されました。娘が純潔なら、たちまち排尿したくなるはずだからです。男性がユリを踏むとその家族が純潔を失うと言われる一方、ユリは庭から幽霊を遠ざけたり、ユリの夢は幸運を招いたりしました。

フォーティマドンナというユリの花びらをブランデーに漬けたものは腫れ物に効き、根を炒ってバラのオイルと混ぜると、肌の皺を消して美白によいそうです。カルペパーは実直一筋で美容に興味がなかったので、炒ったユリの根を豚の油と混ぜて湿布にし、ペストの腫れ物を熟させて膿を出しました。また彼は、この湿布で肉離れが回復し、火傷が治り、「秘部」の腫れが収まるとも主張しました。

少女たちは、ユリの香りを嗅ぐとそばかすができると注意されましたが、猫の飼い主の悩みに比べれば取るに足りません。ユリの根や葉、花びらはおろか、ユリを生けた水さえ、ほんのわずかでも口にするのは、ネコ科にとって極めて危険だからです。

古代エジプト人はユリを非常に貴重なものと考え、死者の埋葬にユリを添えました。ギリシャ神話は、赤ん坊のヘラクレスがヘラの乳房を強く吸いすぎた物語を伝えます。この時こぼれた母乳の大半は天の川になりましたが、地上にこぼれた数滴はユリになりました。しかし、ローマの神話はもっと奇妙です。女神ウェヌス（ヴィーナス）はユリの美しさに嫉妬して、中央の雄しべを長くし、魅力を減らしたと言うのです。これはおそらく優雅なカラー（*Zantedeschia aethiopica*）*のことでしょう。

ローマの伝承では、男根に似た「肉穂花序」（花軸の周囲に小花が密生する花の付き方）が、カラーが性的和合の象徴である理由の半分だとします。残りの半分、つまり「仏炎苞」と呼ばれる白い包葉が女性器を表すのです。しかし、カラーはサトイモ科で、ユリ属のユリではありません。森林に育つ「紳士淑女のベリー」、クックーパイント（p.110）に近いのです。ユリが死と結びついているとしたら、カラーは明るい葬儀に似つかわしい花です。これは奇妙な言い方ですが、カラーはイースターの頃、教会の飾り付けに使われることも多いのです。とは言え、今日でも家に飾るのを嫌がる人は大勢います。

*カラーは英語では「カラーリリー（calla lily）」と言い、ユリに近い花とされることがある。

p.94 ユリ属（*Lilium*）。ゲオルク・ヴォルフガング・クノール『植物宝典（*Thesaurus rei herbariae hortensisque universalis*）』、1772年頃。

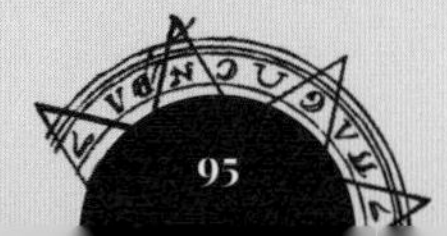

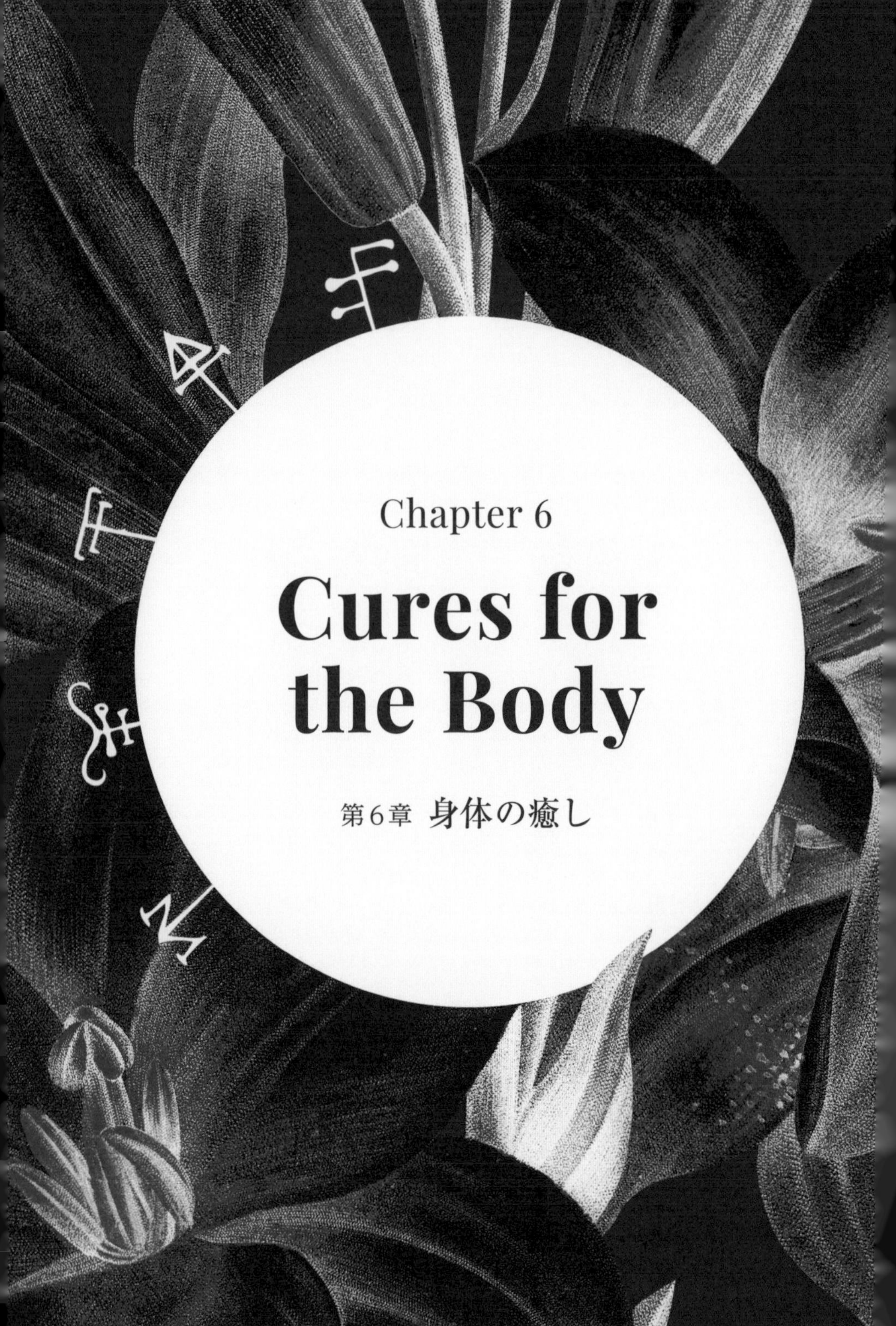

Chapter 6

Cures for the Body

第6章 身体の癒し

戦傷に巻くただの柔らかい葉から、呪いや祈り、

儀式とともに魔術師から魔術師へと

受け継がれてきた複雑な処方まで、

植物による治療という考え方は、

人類が進化を始めて以来ずっとありました。

どんな文明でも、はるか有史以前まで歴史を遡っても、人類は常に同じ愁訴に悩まされ続けてきました。いぼ、火傷、白癬（はくせん）、骨の痛み、腫れ物、喉の痛み、歯痛、口臭、外反母趾、腸のガス、腹痛などです。

これらは人類につきまとう病で、私たちがこれを治療することができるようになったのは比較的最近、つまり抗生物質が発見されてからです。ケルト人やローマ人、ギリシャ人、北米先住民の知っていた薬草の多くは、20世紀初めでも一般的に使われていました。一部は今でも利用されており、中国伝統医学とアーユルヴェーダも広く行われています。少なくとも、これらの基本原則、すなわち患者個人に合わせて個別の治療を施すスタイルは、「新しい」21世紀の西洋医学の中で再び注目を集めつつあるのです。

治療において、患者の全身を治すのか、症状のある器官・部位を治すのか、それとも病気そのものを治すのか決めることは、古代人にとって大きな関心事でした。葉が手の形に似ていたら、それは指の骨折から壊疽した手のひらまで、手を害しているどんな病因でも治せるのでしょうか? 患者が憂鬱質なら、その指の骨折は、怪我が同じに見えたとしても、隣にいる胆汁質の人の骨折と同じ治療法でいいのでしょうか? 薬の量はどうやって決めればいいのでしょうか? 多すぎれば患者が死んでしまうし、少なすぎれば効きません。服用量は子どもと大男の兵士で同じでよいのでしょうか? 人体が解毒できる程度のほんのわずかな量、毒を摂取したらどうなるのでしょうか? 2度目に服毒したときは、同じ毒だと人体が認識して、もっと多くを解毒できるようになるのでしょうか? 人体は毎日少しずつ毒を摂取すれば、免疫ができるのでしょうか? 法則なき世界では、誰かが何らかの法則を作らねばならず、ヒポクラテスやディオスコリデスのような偉大な「医学の父」たちが何世紀もの間主流だったのは、驚くに当たりません。病気の時に自分がモルモットになりたい人は、まずいないからです。民間治療でもほとんど同じでした。先祖たちの試行錯誤の結果が口頭で伝えられ、それらをジョン・ジェラードやニコラス・カルペパーなどの薬学の著作者たちが編纂しました。地方の人々が都市へとゆっくり移動するにつれ、古い伝承の多くもゆっくりと忘れられていきます。17世紀中盤のイギリス共和国でも、既にそうでした。そうした中でカルペパーの本草書は、病気を治す上で、安くてそれなりに信用できる数少ない手段の1つだったのです。

治療方法を選ぶのは熟練を要する作業で、科学と謎の不思議なバランスで選ばれることがよくありました。それでも、一部の薬草は特定の症状に「効く」と評価され、1,000年以上使い続けられました。おそらく多くの人が悩まされた最も一般的な症状は、ごくありふれたものだったでしょう。それは「普通の痛み」です。

ナツシロギク（*Tanacetum parthenium*）は古代エジプトや古代ギリシャ以来、痛み止めとして使われてきました。伝説では、この草がアテネのパルテノン（Parthenon）神殿から転落した誰かの治療に使われたため、学名に*parthenium*とついたと言われています。ナツシロギクは10世紀以降、大きなベネディクト会修道院で栽培され、徐々に中世の農家の庭にも広まっていきました。成長も効果もはや

p.99 薬屋に集まった調剤師たちを描いた15世紀の木版画。背後で弟子が乳棒と乳鉢で作業している。

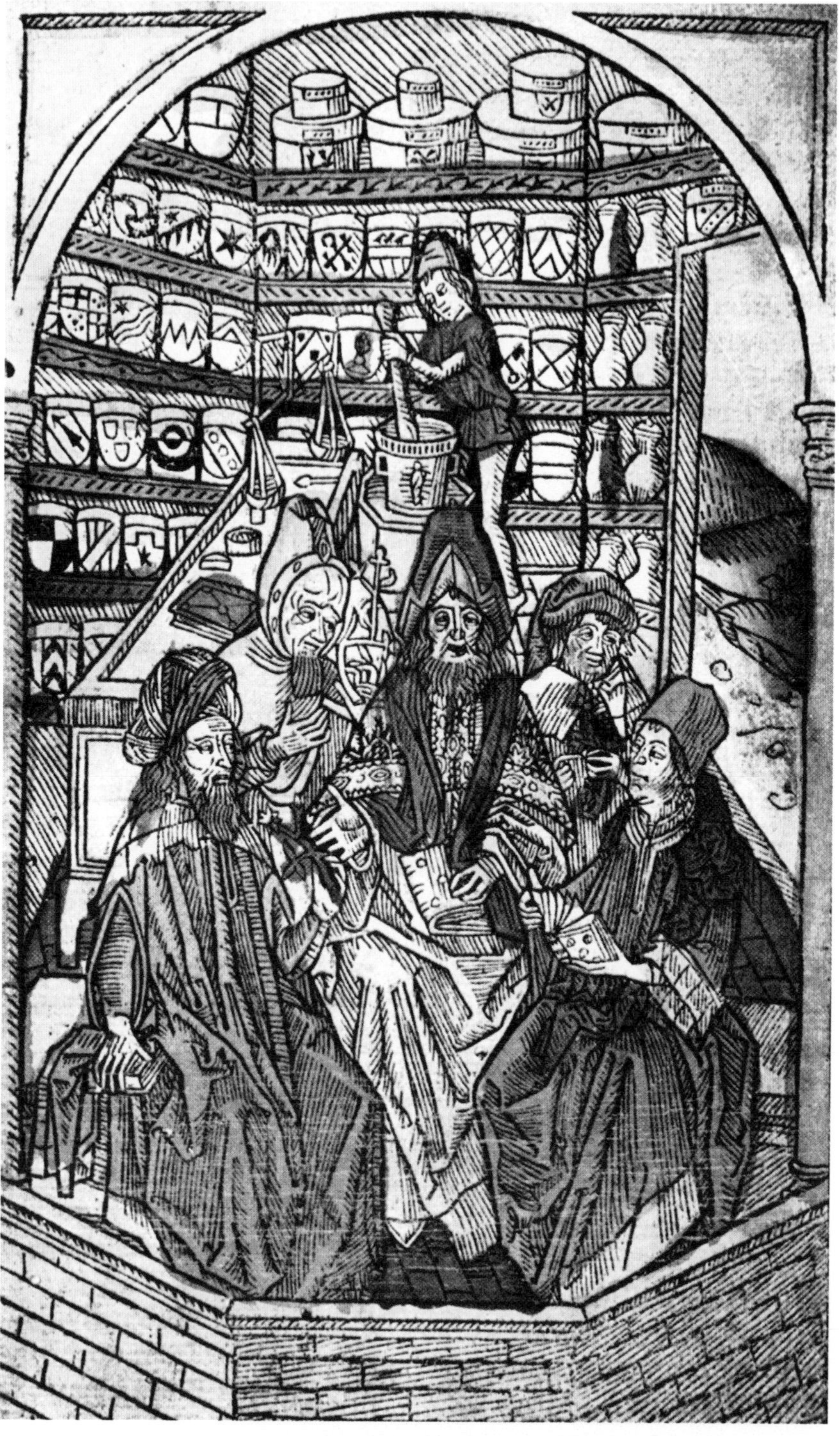

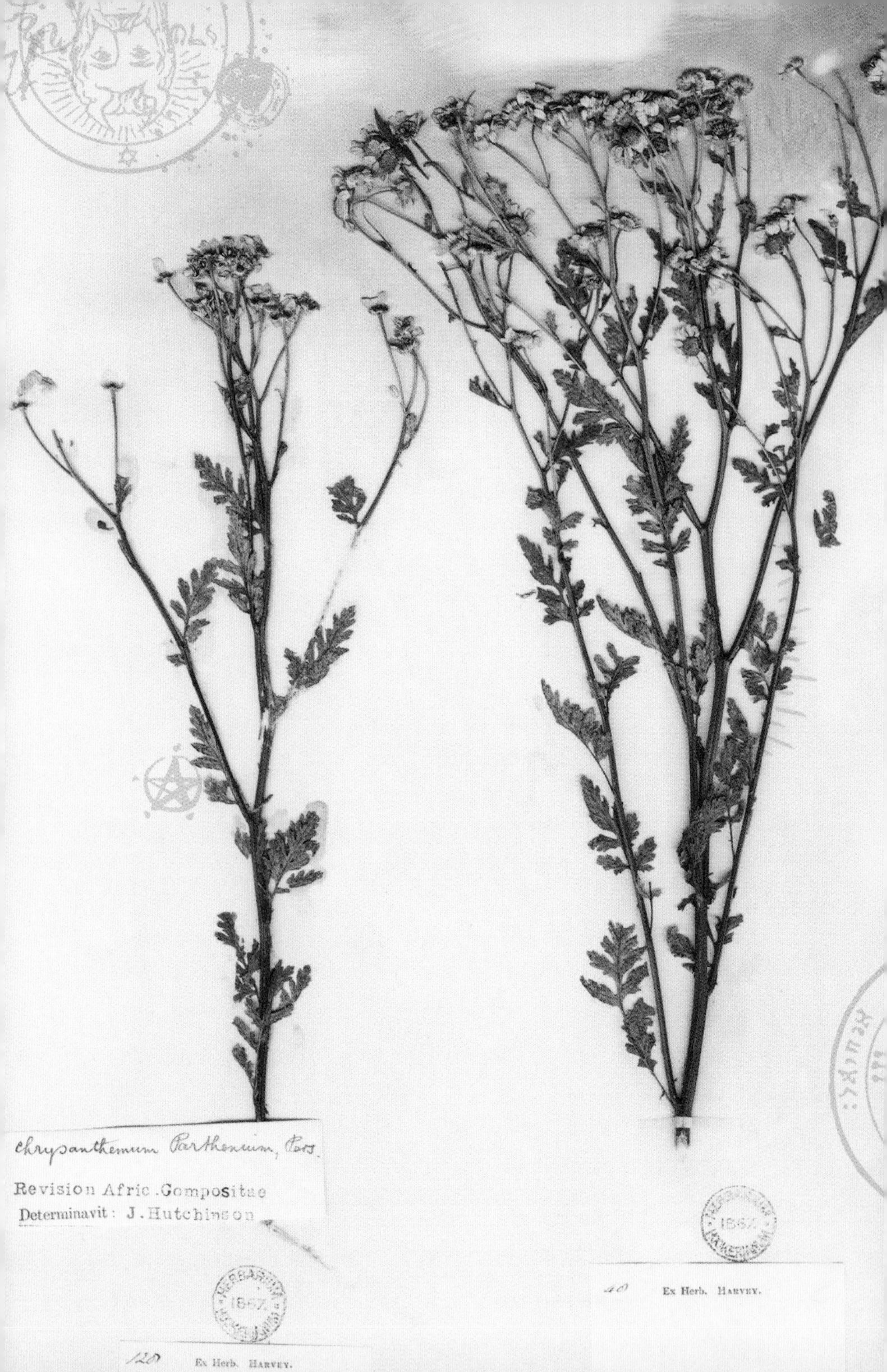
Chrysanthemum Parthenium, Pers.
Revision Afric. Compositae
Determinavit: J. Hutchinson
1867
40
Ex Herb. Harvey.
120
Ex Herb. Harvey.

い草だったので、生理痛や熱から憂鬱症まで、何にでも用いられました。また、いわゆる「エルフショット」にも効くとされました。エルフは目に見えない妖精で、自分に嫌なことをした人間や動物を矢で射て、突然激しい痛みを起こさせると考えられていたのです。時には、この原因となった「エルフの矢」を本当に見つけることもありました（それは新石器時代の石の鏃（やじり）でした）。しかし、今では、この症状は筋肉の差し込みや痙攣だろうと考えられています。ナツシロギクは頭痛への効果が知られていましたが、おかしなことに、この点に真剣に注目されたのは比較的最近になってからです。今日では、おそらく昔以上に偏頭痛に使われているでしょう。

古代ギリシャ人は阿片ケシ（*Papaver somniferum*）の鎮静効果を知り尽くしていましたが、その生の汁から、モルヒネやコデイン、テバインなど、最も効果的な（そして最も危険な）化学物質を抽出する方法は知りませんでした。アヘンは単純なケシの汁、つまり、他にあまり例がありませんが、花が散ると種になる頭頂部から出る乳液として採取していたようです。偏頭痛の時は、気を紛らわせるためにミント（Mentha）も広く使われましたが、これもあまり劇的な効果はなかったと思われます。古代文明では、早くも紀元前3000年頃、一般的治療薬としてヤナギの仲間（*Salix*）が試されていましたが、19世紀になって、ヤナギの樹皮からある化学物質が分離されました。これがアスピリン開発のヒントになったのです。

古代人たちは、血液を全身に送るために心臓が何らかの働きをしていることは知っていましたが、イギリスの解剖学者、ウィリアム・ハーヴィー（1578-1657年）が本を出すまで、血液循環について正しく理解していませんでした。血は、恐れ、尊ぶべき不思議な生命力だったのです。ローマの百人隊（古代ローマ軍の編成単位）は敵の血を飲みました。エジプト人は病気から回復するために血を浴び、ギリシャ人は血液過剰が特定の病気を引き起こすと考えました。瀉血（しゃけつ）の方法は古代ギリシャの壺にも描かれているのです。

血液が足りないと貧血になります。これは、ビートの根など、赤い液体を出す植物で治療できるとされました。興味深いことに、この古典的な特徴説の治療法は実際に役に立ちました。ビートの根には、かなりの鉄分が含まれているからです。中国伝統医学では、心臓そのものが「気」と結びつけられ、敬意を持って治療すべきだが、全身とのバランスの範囲内でなければならないとされました。トラウマになるような経験や喜びの欠如は、運動不足や誤った食生活と同じくらい、心臓の動脈に負担をかける恐れがあります。

マザーワートの心臓への薬効は、そのラテン語学名、*Leonurus cardiaca*に表れています（cardiacaは「心臓の」の意）。ディオスコリデスやテオプラストスの著作では触れられていませんが、17世紀には極めて人気の高い薬草になっていました。おそらく、何世紀にもわたってこの草を使ってきた東方からの影響でしょう。マザーワートは天然の鎮静効果があり、患者を落ち着かせて「心臓の震え」を緩和します。やや不快な臭いがありますが、1600年頃には、動悸・高血圧・心疾患、その他山ほどの不調に用いられていました。ジェラードは、この薬草で緩和できる症状として、痙攣・ひきつけ・寄生虫、それに「出産の苦痛」などを挙げています。カルペパーは、「心臓から鬱気を出し、心臓を強くして、明るく元気で朗らかな魂にするには、これに勝る薬草はない」と書きました。民俗学者のマーガレット・ベイカーは当時の作者不明の（しかしそれほど大げさでない）ことわざを伝えています。「マザーワートで元気ぴんぴん、ずっと誰かを驚かせ、早く死んでくれないかと思っている後継ぎを泣かせよう」。

冷蔵や殺菌といった技術がなかった時代には、単純な食中毒から消化器系の病気になることもありました。そしてもちろん、食中毒が食品への混

p.100 ナツシロギク（*Tanacetum parthenium*）の植物標本シート。南アフリカで採集、1867年。

ぜ物による意図的、あるいは「故意の事故」である場合もあったのです。悪質な小麦粉売りが商品にチョークや石膏を混ぜたり、肉屋が肉を新鮮に見せるためにコチニール染料で色づけしたりする例がありました。吐かせるための吐剤になる薬草の知識は、有害な食品を身体から出すのに役立ったのです（その食品が既に吐き気を起こさせていない場合には）。

トコン（*Carapichea ipecacuanha*）は南米産の、文字通りの「吐根（イペカ吐剤）*」で、1649年、ブラジルからヨーロッパに赤痢の薬として花の咲いた草が持ち込まれました。これに注目したのが、フランスの医師、エルヴェシウスです。彼は目につく限りありったけの量を買い込み、秘伝の処方を編み出しました。彼が調合に使った他の薬草には特に価値はなく、単にその処方を「特別に」しただけだったようです。エルヴェシウスの秘密の調薬が、赤痢を患ったルイ14世の王子と、空っぽになっていた彼自身の財布を癒やしました。カルペパーはこの薬草を知っていましたが、自分の読者の大半には経済的に手が届かないと気にかけて、代わりにハマアカザ属の草（*Atriplex patula*）を薦め、トコンほどは効かないが、後から便秘を起こすこともないと述べています。

カルペパーの本を最初から最後まで熟読した人なら、相当数の薬草が、尿意を起こさせる・尿を止める・血尿を治すとして言及されているのに気づくでしょう。膀胱の問題は深刻で辛いものであり、人々は懸命にそれを治す方法を探したのです。古代ギリシャ人はおしっこが腎臓で作られ、膀胱を通って出て行くことを知っていました。彼らは「切って石を出した」、つまり、膀胱を切開してミネラルの硬い結石を取り除いた最初の人々でした。カルペパーは、できることならそんな外科手術を避けたいと、膀胱結石を砕くのに役立つかもしれないハーブを、60種類以上も挙げています。

さて、現代のガーデニング愛好家の大半にとって、トクサ属（*Equisetum*）は焚き草にするしかない毒草です。しかし、私たちの先祖は、羽毛状なのに触ると硬い葉を持ったこの化石のような植物に、多くの用途を見出しました。人畜に有害ではありますが、流血を止め、生傷を塞ぎ、ワインに入れて飲むと尿意を催させて結石を砕くと言われました。少なくとも、ざらざらした表面はよいタワシにはなりました。

今日の園芸家は、コンフリー（*Symphytum officinale*）を、すばらしいが臭いの悪い総合肥料だと思っています。しかし、昔の農夫は、内服すると下痢に効き、外用としては、革にのばして湿布にすると、潰瘍・痛風・関節炎・オムツかぶれ・切り傷・打ち身によい、強力な薬草だと考えていました。骨折を治すとも言われたので、「骨接ぎ草」「骨つけ草」など様々な地方名があります。しかし残念ながら、最近の研究で、コンフリー使用の安全性に疑問が投げかけられました。コンフリーの使用で植物毒の害があった事例は報告されていませんが、賢明な庭師なら、あの臭いを避けるために鼻栓を用意しています。

ガンは人類と同じだけの歴史を持つ病気で、古代エジプトのミイラにも見られます。世界最古の乳ガンの症例は、紀元前1500年頃のミイラのものです。

ヒポクラテスはがん化した細胞の塊を「カニ」を意味するkarkinosという用語で呼び、ガンは黒胆汁のアンバランスで起こると考えました。治療法はなく、緩和ケアだけが、ホスピスの初期の形態である「癒しの寺院」で行われたのです。こういった場所では薬草風呂やマッサージ、音楽で、不治の病から外科治療できない戦傷まで、患者の様々な苦痛を和らげました。それでも、最も強い鎮痛剤でも、アルコールやヤナギ、最も弱くした形のア

*トコン（イペカ吐剤）：17世紀フランスで赤痢の特効薬として重宝された。現在でも消化器や呼吸器系の治療に用いられる。

p.103 15世紀の人体解剖図版画。中世の学者が身体の部位とそこを治す薬草をラテン語で記入しているが、一般庶民はそれらを一般名で呼んでいた。

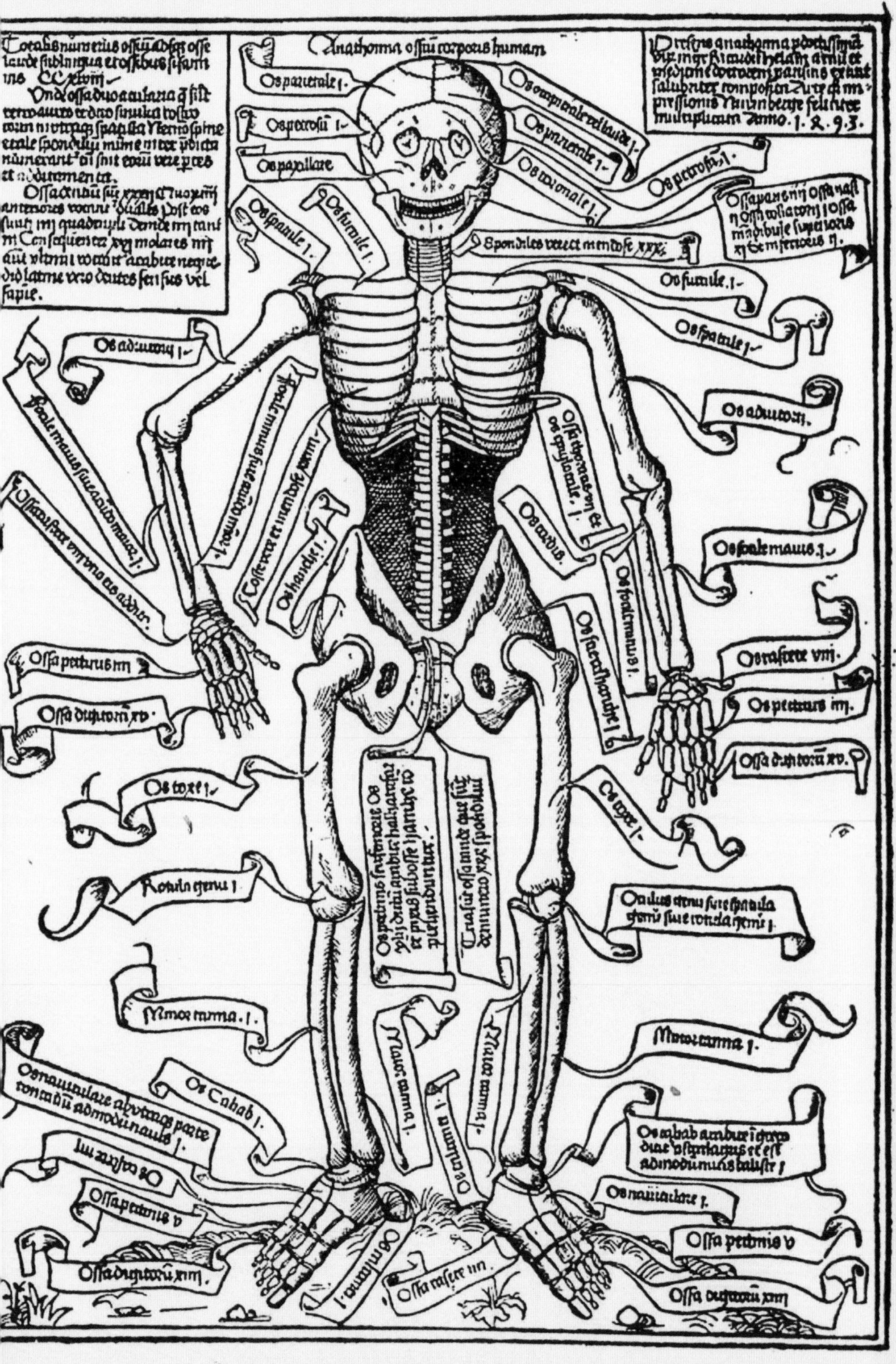

Anathomia ossiu corporis humani
Os parietale .i.
Os petrosu .i.
Os adiutorij .i.
Os adiutorij.
Os spatule .i.
Os furcule .i.
Os toxe .i.
Rotula genu .i
Minor canna .i.
Ossa pectinis v
Os nauiculare .i.
Ossa digitorum xv.
Ossa rasete iiii.

Liber de arte Distil landi de Compositis.

Das bůch der waren kunst zů distillieren die

Composita vñ simplicia/vnd dz Bůch thesaurus pauperū/Ein schatz d armē ge/ nãt Micariū/die brösamlin gefallen vō dē bůchern d Artzny/vnd durch Experimēt vō mir Jheronimo brūschwick vff geclůbt vñ geoffenbart zů trost denē die es begerē.

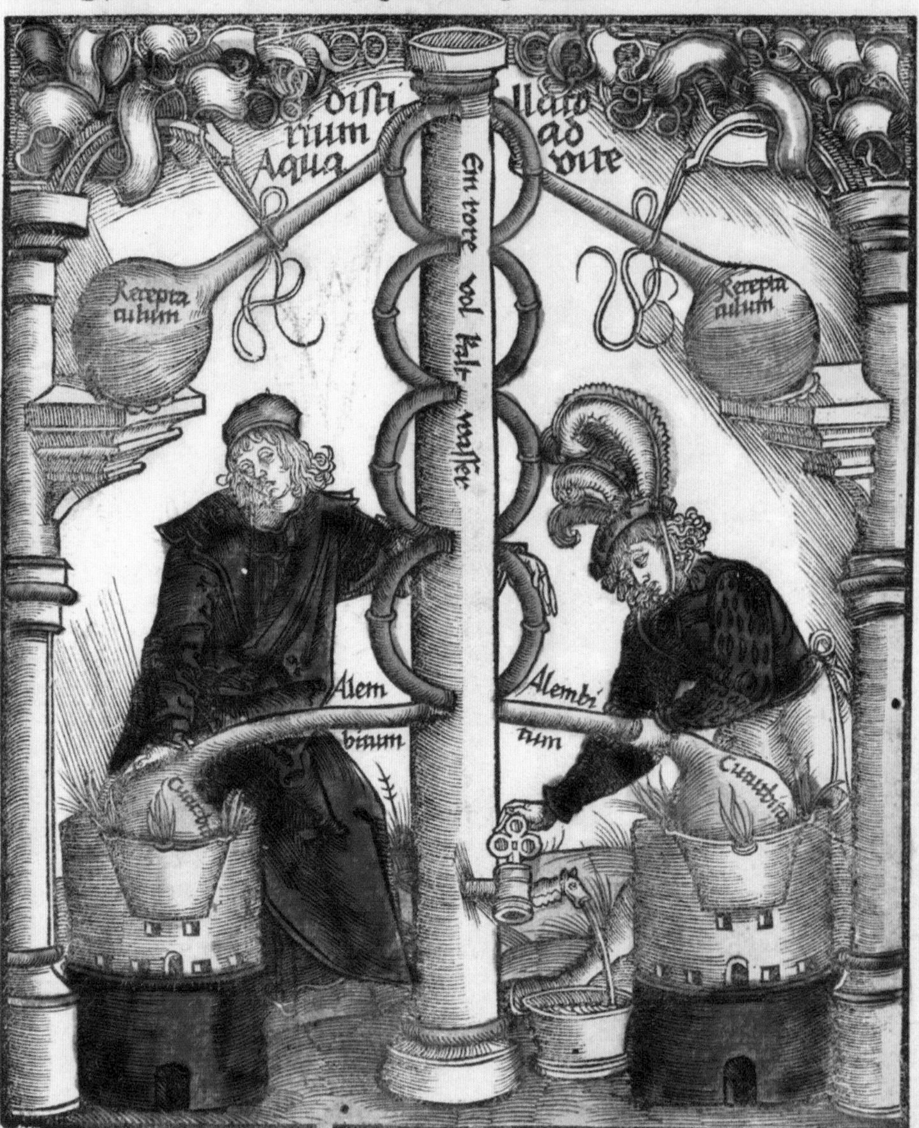

ヘンしかなかったのです。

しかし、あらゆる薬の中で最も芳しくないのが、ありふれた風邪の薬かも知れません。膨大な時間、莫大な費用が風邪薬を探すために使われてきましたが、私たちの多くは今なお毎年鼻をすすっています。エジプトの治療師は風邪を呪文で治しましたが、他の文明では、風邪の症状は鬱陶しいが一時的なものだという現実を踏まえ、苦労して緩和しようとはほとんどしませんでした。古代ギリシャ人のアルコールとシナモン(セイロンニッケイ、*Cinnamomum verum*)と蜂蜜の風邪薬は、今日まで大勢が信じてきたウィスキーと蜂蜜とレモンを混ぜた飲みものと、それほど違いません。

そのギリシャ人たちは、ヒソップ(*Hyssopus officinalis*)を「聖なるハーブ」と呼びました。寺院やハンセン病患者を文字通り浄めたからです。これが、私たちがヒソップと呼ぶ草と同じかどうか、若干疑いはありますが、最近の研究で、この植物の葉に時々ペニシリンを作り出すカビが生えることがわかりました。一方、ローマ人はこれを咳を抑えるために使いました。このハーブは1655年の時点ではまだ、王妃ヘンリエッタ・マリア・オブ・フランスのシェフだったとされる詳細不明のW. M.という人物によって処方されています。王妃の夫、イングランド王チャールズ1世が処刑され、王妃も亡命を余儀なくされる前のことです。W. M.は暴露本『王妃の開かれたクローゼット(*The Queen's Closet Opened*)』を書いて、共和国時代に出版し、王室のキッチンの秘密を明かすと主張しました。彼の風邪用ヒソップシロップのレシピは次のようなものでした。まずヒソップを一握り、それにイチジクとレーズンとデーツとフランス産大麦を1オンス(28.35g)ずつ用意し、これを3パイント(1.7ℓ)の水で煮て、1クォート(1.136ℓ)まで煮詰めます。これに玉子の白身2個分を入れて澄ませたものに、精製した砂糖2ポンド(0.9kg)を加えて煮て、シロップにするのです。確かに、この材料を手に入れるには、王家への忠誠が必要だったでしょう。もっと貧しい人たちは、ヒソップのお茶で我慢しました。

ギリシャの医学者ガレノスは「反対のもの」を使うのを好んだので、風邪は強烈なコショウなど辛く熱いもの(四体液説でいう熱の素材)で治療しましたが、他のローマの医師たちは冷たいレタス(トゲチシャ、*Lactuca serriola*)(冷の素材)の方がお気に入りでした。カルペパーもこちらに賛同し、別種のチシャ(*Lactuca dregeana*)の濃い煎じ汁を勧めています。

オーストラリアのアボリジニにとって、一般的なユーカリの一種、ユーカリグロブルス(*Eucalyptus globulus*)は全体が役に立つ木でした。彼らはその樹皮でボートを作り、成熟した木にできるごつごつしたこぶをボウルにして、縄の手提げをつけました。怪我をすると、その樹脂を塗りました。ユーカリの葉は油胞で覆われていて、ここから名高い芳香を放つのですが、これは木自体と人間の虫除けになりました。また、ユーカリは樹皮から油分が出るため非常に燃えやすく、すぐに燃え広がりますが、火事のあと比較的ダメージの少なかった木がまた群落になります。ユーカリオイルは抗菌・鎮痛作用があり、乾燥肌や傷の化膿から筋肉痛、歯痛まで何にでも効くと有名です。しかし、最も一般的な用途は普通の風邪でしょう。有毒な場合があるので、口に入らないよう注意が必要ですが、ユーカリを煎じたスチームは、うっ血を緩和する(鼻づまり、気管の炎症の鎮静効果)と考えられています。

私たちは普通の風邪を治せるようにはならなかったかも知れませんが、1,000年以上もいろいろ試してきて、少なくとも我慢しやすい病気にはできたようです。

p.104 錬金術師と弟子が二叉蒸留器を使っている。ヒエロニムス・ブランシュヴィッヒ『合成物蒸留技術の書(*Liber de arte distillandi de compositis*)』、1512年頃。このマニュアルは薬や調合物製造の実用技法を解説した。

The Wild Flora of Kew Gardens
Name: Papaver somniferum L.
Vern. name: Opium Poppy

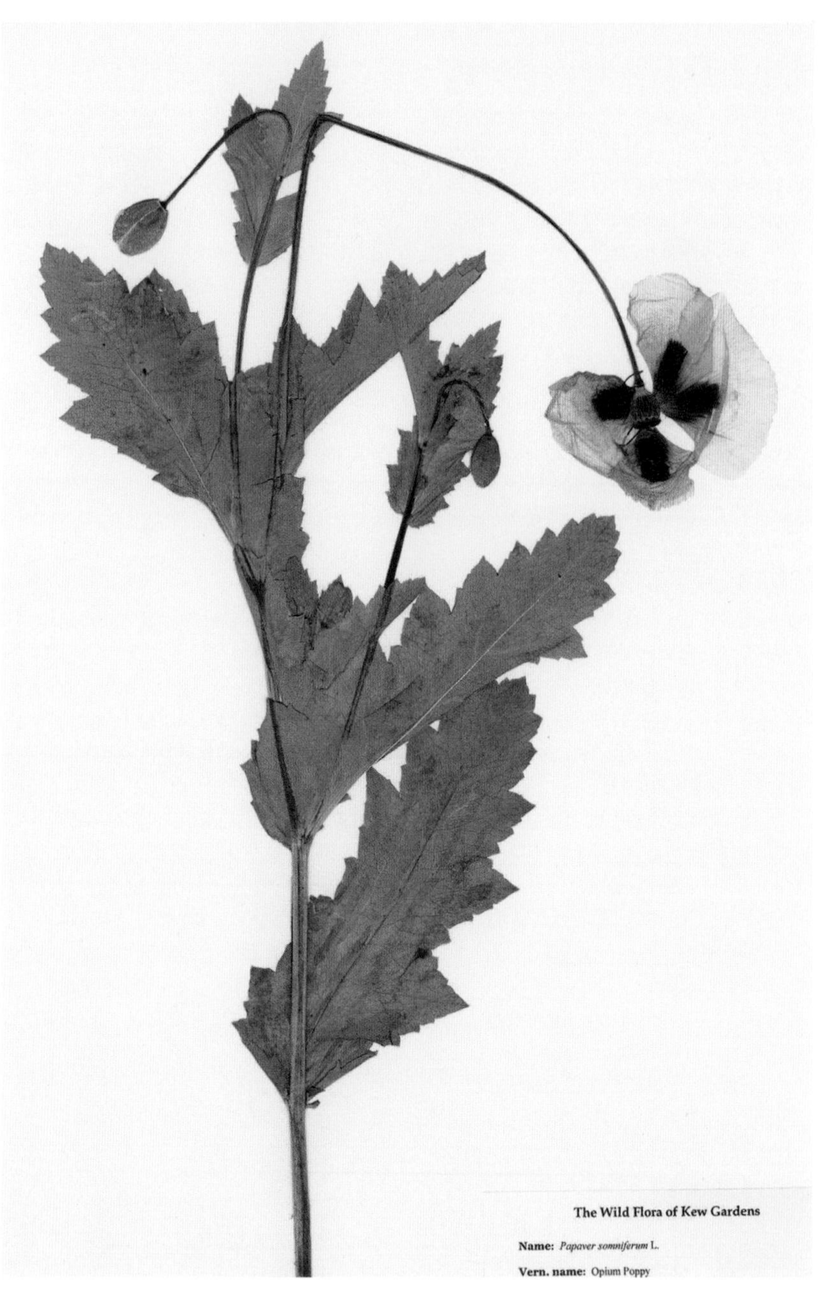

上 阿片ケシ（*Papaver somniferum*）の植物標本シート。
キューガーデンで採集、2009年。古代に利用できた数少ない鎮痛剤の1つ。

FLORA OF British Isles No.7853
Name: Leonurus cardiaca
Native Name:
Locality & Altitude: VC Perth
Notes: Foot of steep bank by roadside. Logierait
Collector: M. McCallum Webster Date: 15-7-1962

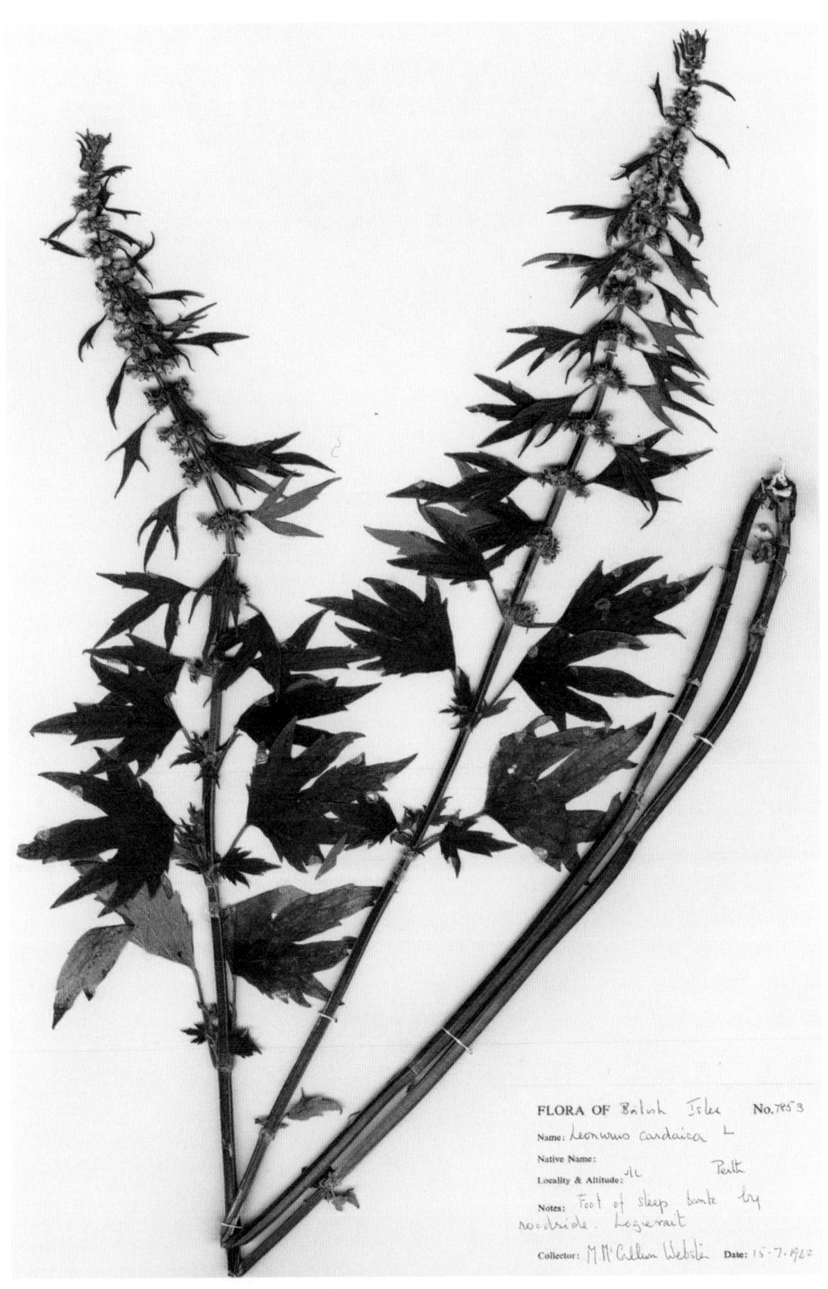

上 マザーワート（*Leonurus cardiaca*）の植物標本シート。
スコットランドで採集、1962年。心臓の状態や不安感、月経痙攣の改善に使われた。

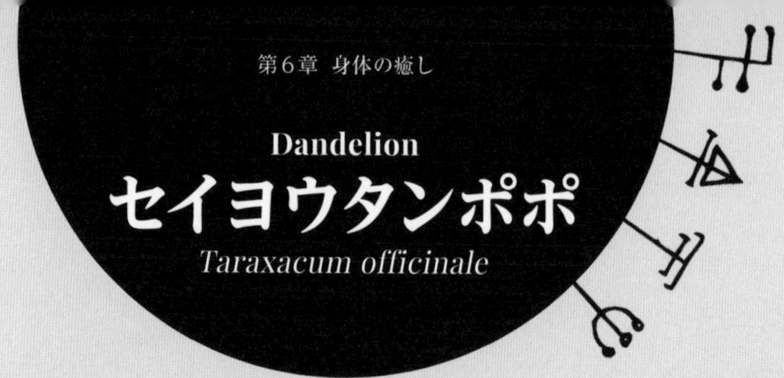

Dandelion
セイヨウタンポポ
Taraxacum officinale

私たちの最もよく知る野の花の1つ、タンポポは、
草花の名前を知らないと言う人にでも見分けがつきます。

イギリスの子どもで、ふわふわした綿毛を吹いて、「今何時だ！」と言ったことのない子がいるでしょうか*。一部の地方では、種は妖精になるとされ、タンポポの綿毛を吹き飛ばすと囚われの妖精を逃がしてあげることになるので、その見返りとして吹く前に願い事をするとよいと言われます。別の地方では、飛んでいる綿毛の妖精を捕まえたら、解放してあげる代わりに願い事をしなさいと教えます。ありがたいことに、種を全部吹き飛ばしてしまう子どもを、お母さんに捨てられてしまうよと脅す意地悪な言い伝えはもうなくなったようです。

セイヨウタンポポには多くの別名がありますが、その1つ、「おねしょの元（フランス語でpiss-en-lit）」は、タンポポを摂取するとどうなるか、子どもにも、絵に描いたようによくわかります。この俗信は、多少本当なのです。セイヨウタンポポは何世紀にもわたって、腎臓をきれいにし、尿路を通す利尿剤として使われてきました。カルペパーは、この草がリウマチから心臓の衰弱まで、数多くの病気に効くことを見出し、「メガネなしでも遠くが見えるようになる」とも主張しています。さらに、このことは海外では広く知られていることだと言い、彼と敵対する王立内科医協会がありふれた植物の情報を秘密にして、人々が高価な処方薬を買わなければならないようにしているとの含みを持たせたのでした。

その他に、民間医療では、セイヨウタンポポの茎から出る乳液状の汁を、いぼ取りや抗炎症剤に使い、聖ヨハネ祭の前夜（6月23日の夜）に摘んだタンポポ全体は、強力な魔女除けになるとされました。草原では、タンポポを食べさせると牛の乳量が増えると言われましたが、牛は大体、この花の苦みを好きになってはくれませんでした。

古典的な「食草」であるセイヨウタンポポは、クレタ島からカイロまで、広範囲の料理で今なおよく使われます。通常、根は香りの強まる秋から冬にかけて採集しますが、7月に採る人もいます。英語名dandelionはフランス語のdent-de-lion（「ライオンの歯」の意）に発音が似ており、言葉通り、その若葉はサラダに野性味を加えるとして、チューダー朝の宮廷でもお馴染みでした。コーヒーが品薄になった第2次世界大戦中には、人々はタンポポの根を炒って粉に挽いたものを代用にしました。これは、19世紀の北米移住者たちがよく行っていた代用法です。1970年代、イギリスで自家製タンポポ酒が流行した時にも古いレシピが再発見され、イギリス全土のガレージで、何百万という黄金色の花が何万という大型瓶に、大騒ぎをしながら詰められていきました。タンポポ酒作りは昔から、4月23日の聖ジョージの日に始まるものでした。

*イギリスの子どもの遊びで、タンポポの綿毛を何回吹いたかで今の時間がわかるという言い伝えから。

p.109　セイヨウタンポポ（*Taraxacum officinale*）。オットー・ヴィルヘルム・トーメ『ドイツ・オーストリア・スイスの植物誌（*Flora von Deutschland Österreich und der Schweiz*）』、1885年。

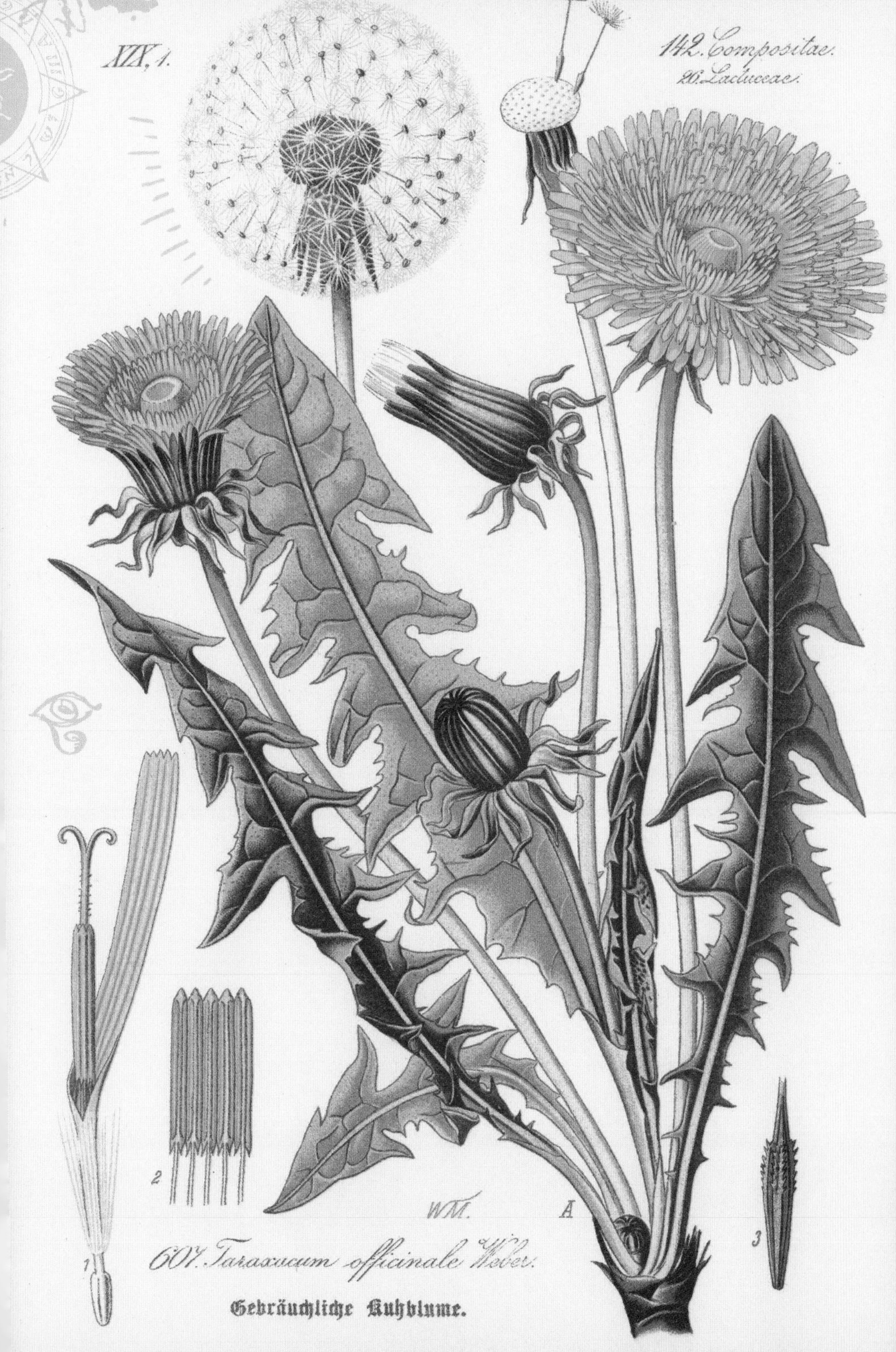
XIX, 1.
142. Compositae.
26. Lactuceae.
1
2
3
A
W.M.
607. Taraxacum officinale Weber.
Gebräuchliche Kuhblume.

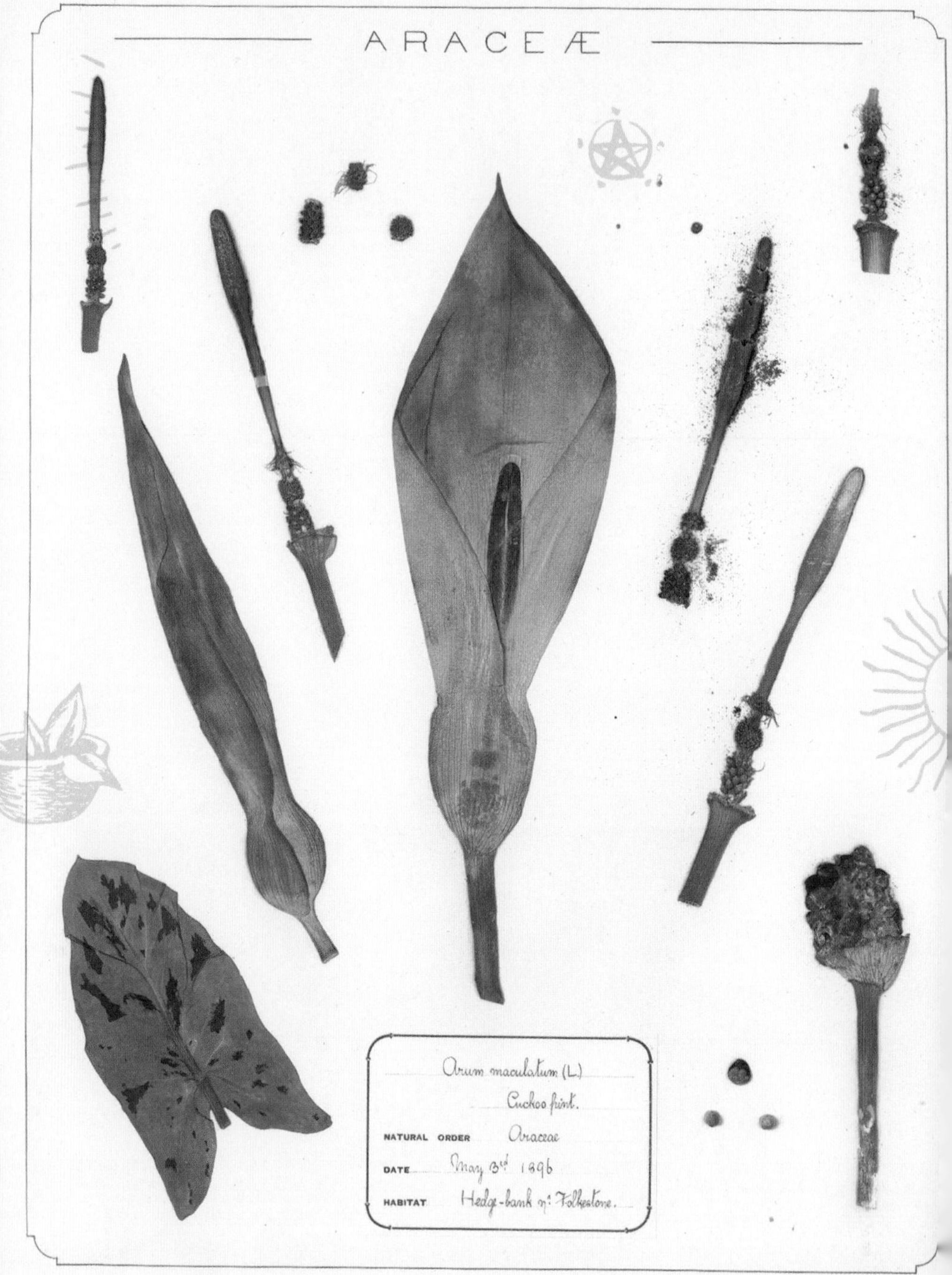
ARACEÆ
Arum maculatum (L.)
Cuckoo pint.
NATURAL ORDER Araceae
DATE May 3rd 1896
HABITAT Hedge-bank nr Folkestone.

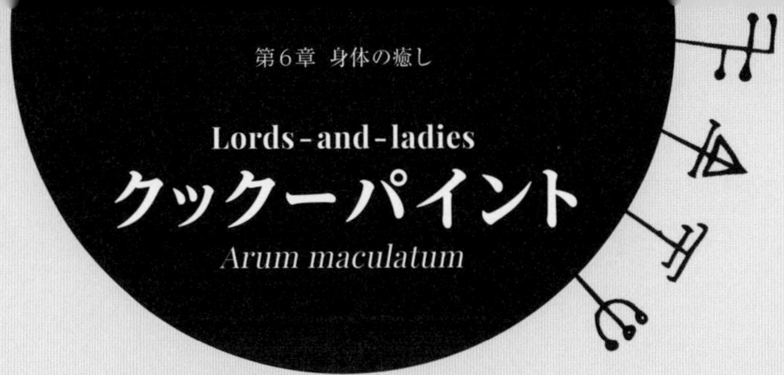

Lords-and-ladies クックーパイント *Arum maculatum*

植物の中には、捕食者から身を守るために有毒に見せかけるものがあります。しかし、やや異世界めいた不気味なクックーパイント(*Arum maculatum*)は、見た目通りに有毒です。

この印象的な背の低い植物は、キリストが張りつけにされた十字架の下に生えたため、振りかかったキリストの血で、その深緑の矢型の葉に永遠に紫の染みがついたと言われます。薄い黄緑のフードを被ったような花(実際には包葉。仏炎苞とも)には、内側に太い雄しべ(肉穂花序)があり、その形から「説教者」や、悪魔の地方名をつけて「説教檀のジャック(単に「老人」とも)」という困った名前でも呼ばれました。毎年秋には、妖精の信号でもあるかのように、真っ直ぐな葉のない茎の上に緑と濃い赤の実がつくのですが、毒ヘビが毒を作るためにこの実を食べると言われたため、この草には「蛇の餌」という別名もあります。

クックーパイントは森や生け垣に見られ、細胞内に小さな針のような結晶があって、これが皮膚に触れるとひりひり痛みます。味もひどいものです。しかし、万一この草を食べると、喉が腫れ、嘔吐し、呼吸困難も引き起こすので、この味はよい警告になります。

「男性的な」見た目から、この植物に性的な意味合いがあるのも驚くには当たりません。地域によっては、催淫性があることから「起こし屋」と呼ばれます。男性が食べると朝まで覚醒し、女性は触れただけで妊娠しやすくなる(あるいは妊娠の危険がある)とされました。

昔は毒として使われたのも不思議ではありませんが、悪評ばかりではありません。クックーパイントという名の他に、この植物には悪名と同じくらい、いい名前も多いのです(150以上の地方名があります。中には、下品だけれども納得できる「犬の陰茎」というのもありますが)。一部の地方では、夜に光ると言われて「妖精のランプ」と呼ばれますが、実際、この花の花粉は夕闇の中で微かな燐光を発します。

根は、正しく処理すれば食べることができ、ヴィクトリア時代には粉に挽いたものが、「ポートランド・サゴ」という名で、アロールート(クズウコン)でんぷんの代用として販売されていました。エリザベス時代のひだ襟製造業者は、これでレースを糊付けしました。贅沢な襟が時代遅れになった後も、この根の粉は、18世紀の男性用かつらをスタイリングする「キプロス粉」の材料へと転進していったのです。

ニコラス・カルペパーはクックーパイントに大きな関心を寄せ、熱した牛糞によく混ぜて、痛風で腫れた手脚に塗りました。葉は乳鉢で潰して、腫れ物やペストのただれに塗り、中の毒を出しました。また、根と葉をワインと油で似たものは痔に効くと言われました。カルペパーは、果汁をローズオイルで煮たものを耳の痛みの治療に薦めましたが、現代の薬草医はほとんど賛成しないでしょう。

p.110 クックーパイント(*Arum maculatum*)の植物標本シート。イギリス人博物学者、ジェイムズ・ジョン・ガイルズによりイギリスで採集、1896年。

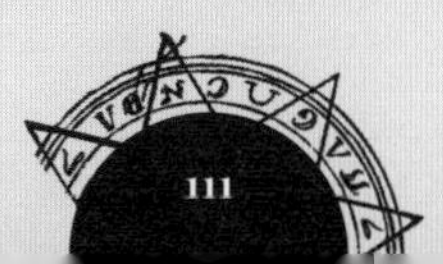

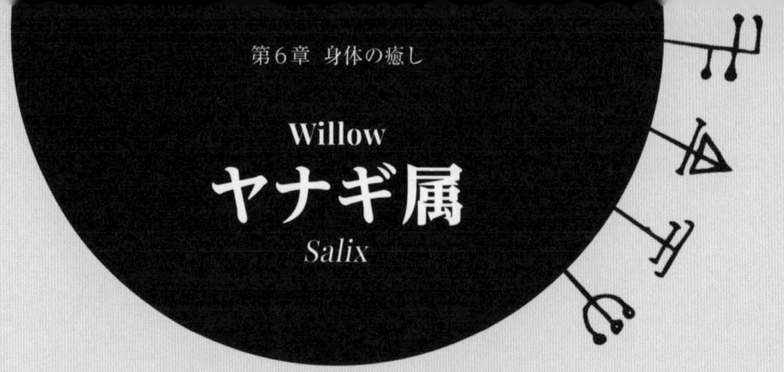

Willow
ヤナギ属
Salix

オルフェウス(ギリシャ神話の吟遊詩人)が
柳の枝を持って黄泉の世界を訪れて以来、
ヤナギは悲嘆や喪失と結びつけられてきました。

旧約聖書の詩篇第137編は、故郷を追われたイスラエル人たちが、バビロン川のほとりの柳の木に竪琴をかけて泣いたと伝えています。ここから、シダレヤナギに学名*Salix babylonica*がつきました。近代初期のイギリスでは、シュロの日曜日(イースター1週前の日曜日)にはしばしば柳の枝で教会を飾りました。本物のシュロはなかなか手に入らなかったためです。伝統的に柳の木は、世界中で墓地にも植えられました。中国人は毎年、清明節の「墓掃除の日」に死者を讃え、再生と不滅のシンボルとして柳の枝を墓に挿しました。日本では柳の木には幽霊がつきものですが、そのほかにも、美しさははかないという嘆きからくるのか、芸者の生きる「花柳界」とも結びついています。アイルランドでは柳は「森の平民」と呼ばれ、ひとりでに根が抜けて、夜に1人で旅する人のあとをついて行くと言われました。

16〜17世紀には、柳の葉は捨てられた恋人や恋の裏切りと結びつけられました。柳の木に心の底を打ち明けても構いませんが、木が秘密を守ってくれると思ってはいけません。あなたの秘密はきっと、四方から吹く風に囁かれてしまうでしょう。

柳は昔から絞首台を作る木だったので、柳を燃やすのは縁起の悪いことですが、柳で作った杖は悪を払い、また優秀な水脈探しの杖にもなります。イングランドの柳(*Salix alba*)は、最高級のクリケットのバットになると言われました。学校の生徒にとっては痛い鞭にもなるため、アイルランドでは「柳杖」と呼ばれます。

柳は1,000年もの間、惨めさの象徴でしたが、ヤナギ属はもっと評価されるべきです。特質はほとんど魔法の薬のようなのに、はるか昔の古代エジプトやギリシャまで遡っても、その有用性について知られていなかったかのような扱いではないでしょうか。しかし、ヒポクラテスは柳の樹皮が産婦の助けになると書きましたし、ディオスコリデスは痛風に薦めました。北米先住民は、皮膚のかぶれや虫刺されに柳で湿布を作りました。頭痛も歯痛も耳の痛みも全部、柳の枝を噛むと和らぐと言われ、1763年には、オックスフォードシャーの聖職者、エドワード・ストーンが、王立内科医協会に、柳の樹皮でうまく熱を下げたと書き送っているのです。

19世紀初め、柳の樹皮とメドウスイート(セイヨウナツユキソウ、*Filipendula ulmaria*)の両方からサリシンが分離され、サリチル酸に転化されました。これが、痛みを緩和し、血液凝固を防ぐ薬のヒントになったのです。これは、後にヤナギの樹液と樹皮からもっと大量に発見され、痛みを緩和して血液を薄める薬が作られました。今日では合成されたものですが、私たち誰もがこの薬をアスピリンと呼んでいます。

p.113 ヤナギ(*Salix alba*)。オットー・ヴィルヘルム・トーメ『ドイツ・オーストリア・スイスの植物誌(*Flora von Deutschland Österreich und der Schweiz*)』、1885年。

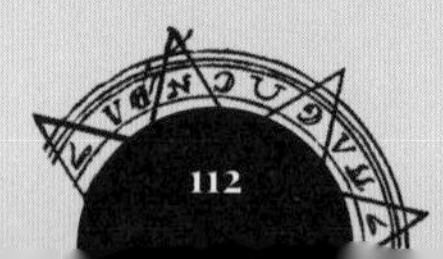

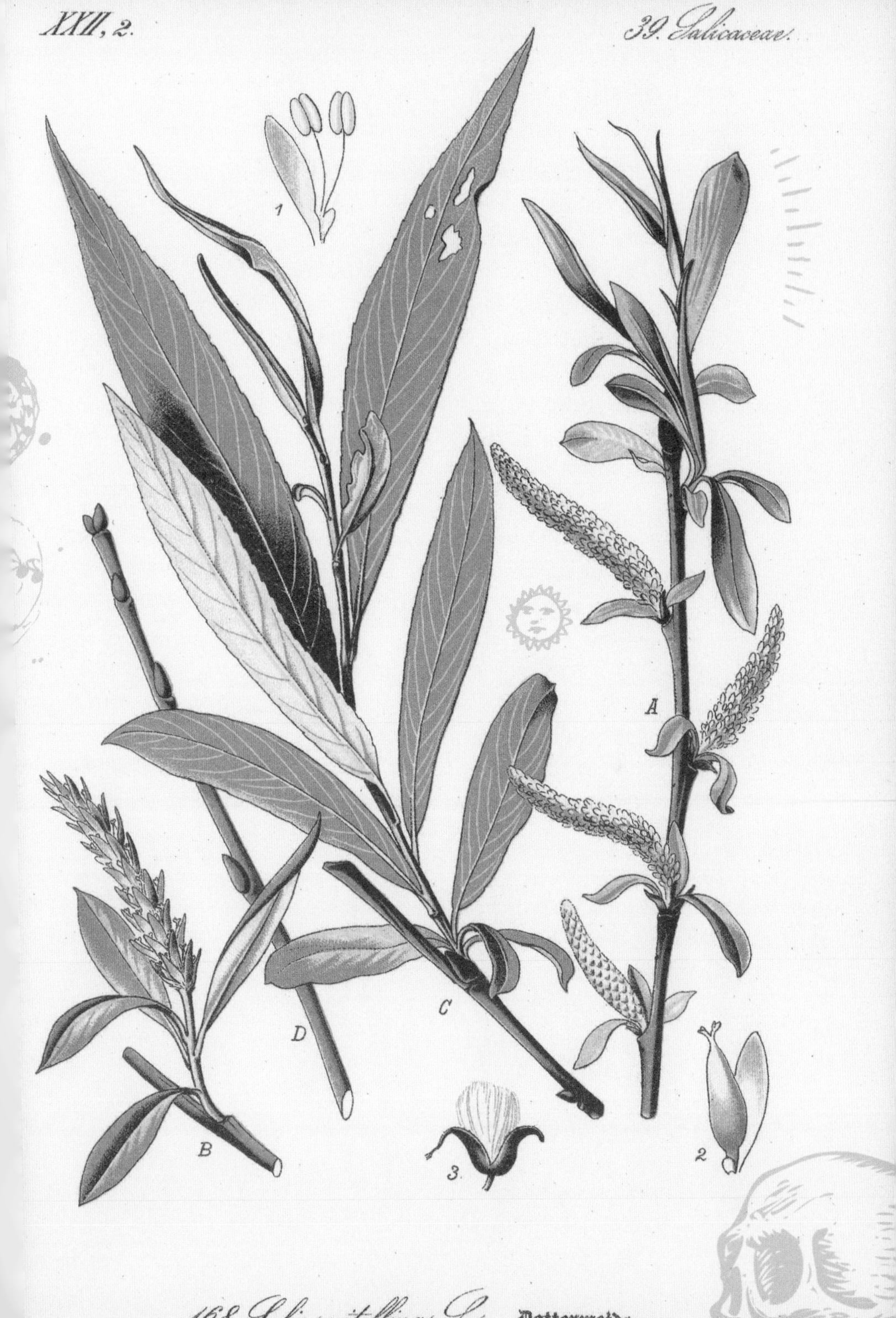

168. Salix vitellina L. Dotterweide.

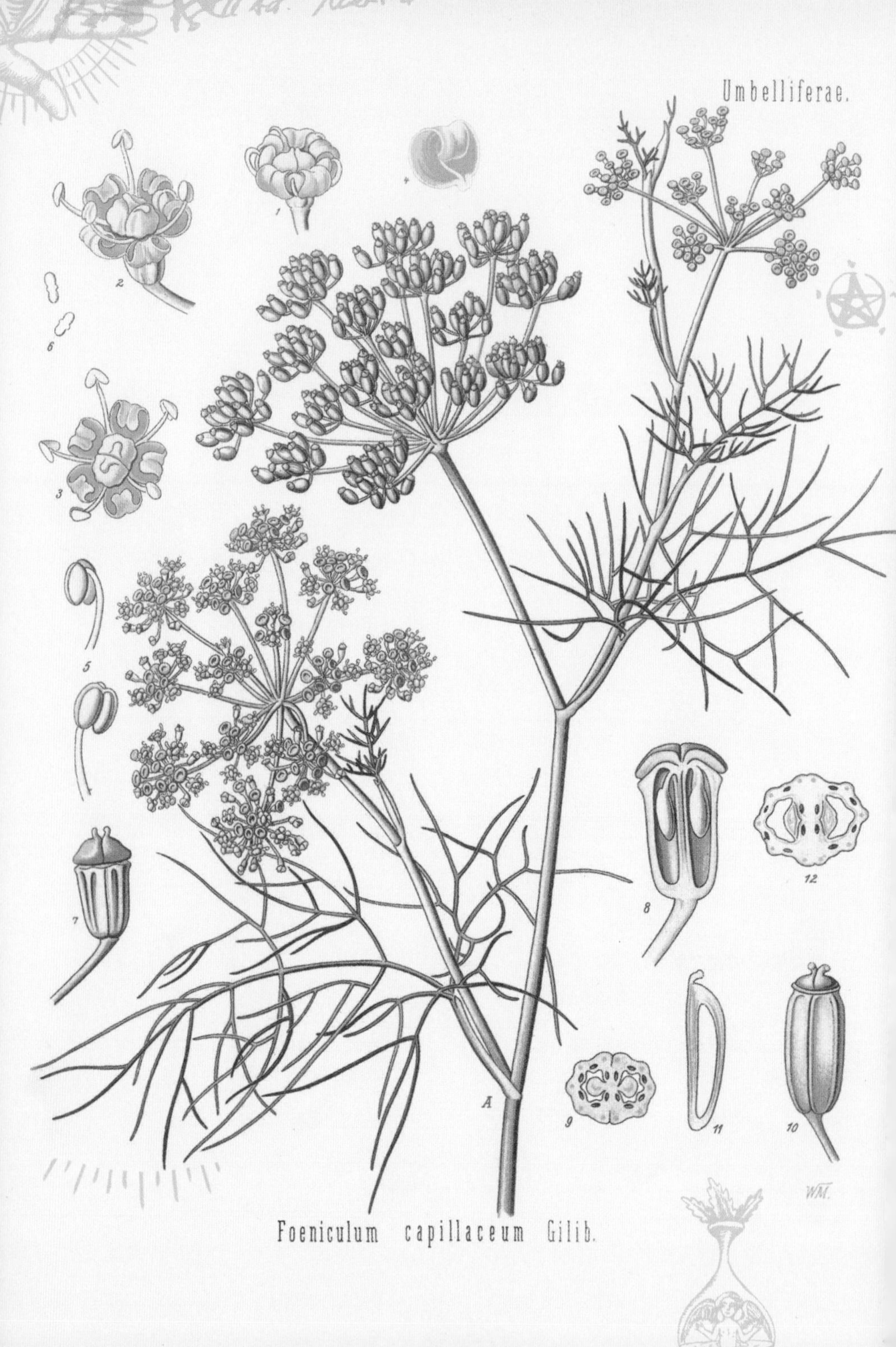

Foeniculum capillaceum Gilib.

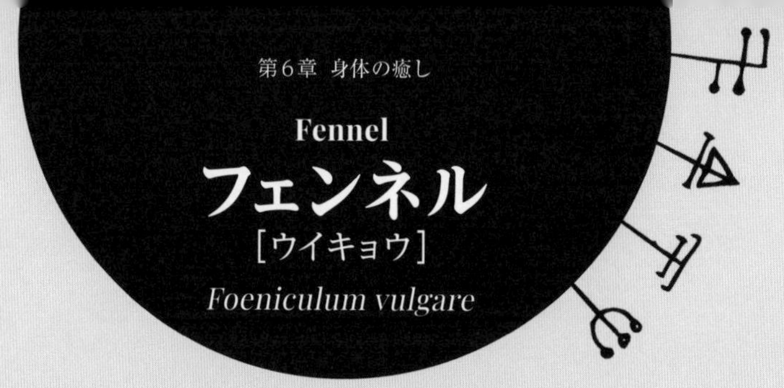

Fennel
フェンネル
［ウイキョウ］
Foeniculum vulgare

10世紀のグウィネズ王国の王、
イアーゴー・アプ・イドウォルの言葉とされるウェールズのことわざに、
「フェンネルを見つけておきながら採らない者は、人ではなく悪魔だ」と言います。

私たちが最もよく知っているハーブの1つ、フェンネルは、その羽根のように分かれた葉と特徴的なアニス風の香りで、地中海からアジアまでの料理に好んで使われます。ニンジンやセロリと同じセリ科の仲間で、元は岩場や崖に生えていましたが、多くの土地に帰化し、今では時に庭の雑草とすら思われています。古代ギリシャでは「マラトス」と呼ばれ、聖なる植物でした。プロメーテウスが神々から火を盗み出した時、フェンネルの中空の茎に隠してきたとされるからです。このハーブは、アドーニス（ギリシャ神話に出てくる美青年）の祭である毎年8日間のアドーニアの間、壺の中で芽を出させるなど、儀式にも用いられました。マラトーンの町は、地元の斜面にこの植物が密生していたためその名がついたのです。

フェンネルはサクソン人の9種の聖なるハーブの1つで、後にはヘビが脱皮前に食べると考えられ、再生のシンボルになりました。大プリニウスは、フェンネルで治療できる症状を20以上も述べ、シャルルマーニュ大帝はすべての帝立庭園と修道院の庭園でフェンネルを栽培するよう命じました。イングランドのエドワード1世は、たった1ヶ月でフェンネルを8.5ポンド（3.85kg）も購入しています。チューダー朝の宮廷で好まれた糖菓のレシピには、食後に囓るためのフェンネル（およびその他）種の砂糖がけという手間のかかる一品も含まれていました。1585年の『良妻の宝典（*The Good Huswifes Jewell*）』は、「ほっそりする」ためにフェンネルの飲み物を推奨しています。

フェンネルの種を噛むと消化不良やお腹の張りに効き、腸のガス溜まりを緩和し、しゃっくりを止めるとされました。カルペパーは、授乳中の母親の母乳の出をよくしたり、尿意を起こさせたり、結石を砕いたりするのにフェンネルを薦め、ワインで煮たフェンネル種は毒草や毒キノコを食べてしまった人の胃を助けると書きました。このハーブ全体をエキスにしたものは目に効くと考えられていましたが、他にも多くの点で有用でした。真夏に玄関にかけておくと魔女除けになります。馬勒（ばろく）につけるとハエ避けに、床に撒くとノミ避けに、鍵穴に挿すと幽霊除けになったのです。

これら多くの特質があっても、一部の人はフェンネルを育てるという縁起の悪いことをするより、野生のものを探す方がいいと考えています。古いことわざに「フェンネルの種は厄介の種」というからです。当時の人は皆、薬草を育てる庭に毎春大量の草が生えてくることを、知りすぎるほど知っていたからかも知れません。

p.114 フェンネル（*Foeniculum vulgare*）。
ヘルマン・アドルフ・ケーラー「ケーラーの薬用植物」、1887年。

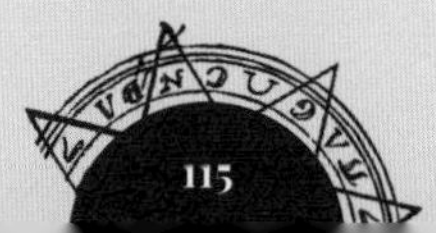

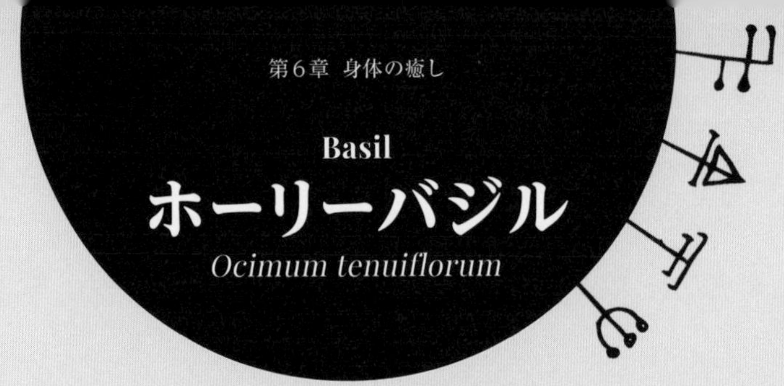

Basil
ホーリーバジル
Ocimum tenuiflorum

今ではとても好まれるハーブですが、スイートバジルも初めは惨めなものでした。古代ギリシャ人はその多くの特質を評価したようですが、薬草としては重要視しませんでした。

ディオスコリデスは、バジルを大量に摂取するとかすみ目になり、お腹が緩み、おならが出ると述べました。利尿剤であり、母乳の出をよくしますが、一般に消化しにくい草です。クレタ島では死と結びつけられ、哀れなバジルは悪魔の草とされました。ヨーロッパの他の地域では、魔女の草と見なされました。鉢の下にバジルの葉があったら、その葉はサソリになると言われます。

大プリニウスとアラブの医師たちはバジルを擁護しましたが、カルペパーが「あらゆる著作家が揃って敵対し、口々に悪態をつく（弁護士のように）」と書いた頃には、まだバジルの価値の結論は出ていませんでした。ギリシャ人によると、バジルをうまく育てるためには、種蒔きの間、声に出して罵る必要がありました。それ以来、バジルは不和と結びつけられています。フランス語でsemer le basilic（「バジルの種を蒔く」の意）は、今でも「わめき散らす」という意味です。

それでも、バジルは非常に役に立つハーブです。その香りは床撒きによく、強力な虫避けにもなってハエや蚊、ゴキブリなどの虫を寄せ付けません。地中海沿いの多くの人々は、今でもこのために開け放った窓際で鉢植えのバジルを育てています。

ところが、聖ヘレナの聖十字架発見の物語とともに風向きが変わり始めます。聖ヘレナは4世紀の人ですが、彼女の奇跡的なエルサレム巡礼物語は、何世紀もかけて膨らんでいきました。物語では、神がキリストの架けられた十字架のある場所まで導くしるしを与えると約束したとされ、何昼夜も捜索した結果、彼女は他に何も生えていない丘で甘い香りの草を見つけました。その草の下に、埋まっていた聖十字架を発見したのです。今日でもギリシャ正教の教会は、聖水にバジルを入れることがよくあります。

こうしてゆっくりと、スイートバジルは、もっと快い俗信と結びついていきました。モルドヴァでは、娘からバジルを受け取った若者は、その娘を永遠に愛すると言われます。メキシコの人々はポケットに何枚かバジルの葉を入れて幸運とお金を招こうとし、イタリアではついにバジルは愛の草となりました。ヒンドゥー教の寺院にもトゥルシー（ホーリーバジル、*Ocimum tenuiflorum*）が生え、帰化して聖なる香り高い多年草となりました。ただし、女神ラクシュミーの草ですから、決して摘んではいけません。

一部の地域では、女性がバジルの鉢を部屋の外に置くのは、男性を受け入れる用意ができた合図だと言われます。でももちろん、部屋に虫を入れたくないだけかも知れません。

p.117 ホーリーバジル（*Ocimum tenuiflorum*）。『誰でもわかる植物学（*La botanique mise à la portée de tout le monde*）』、1774年。

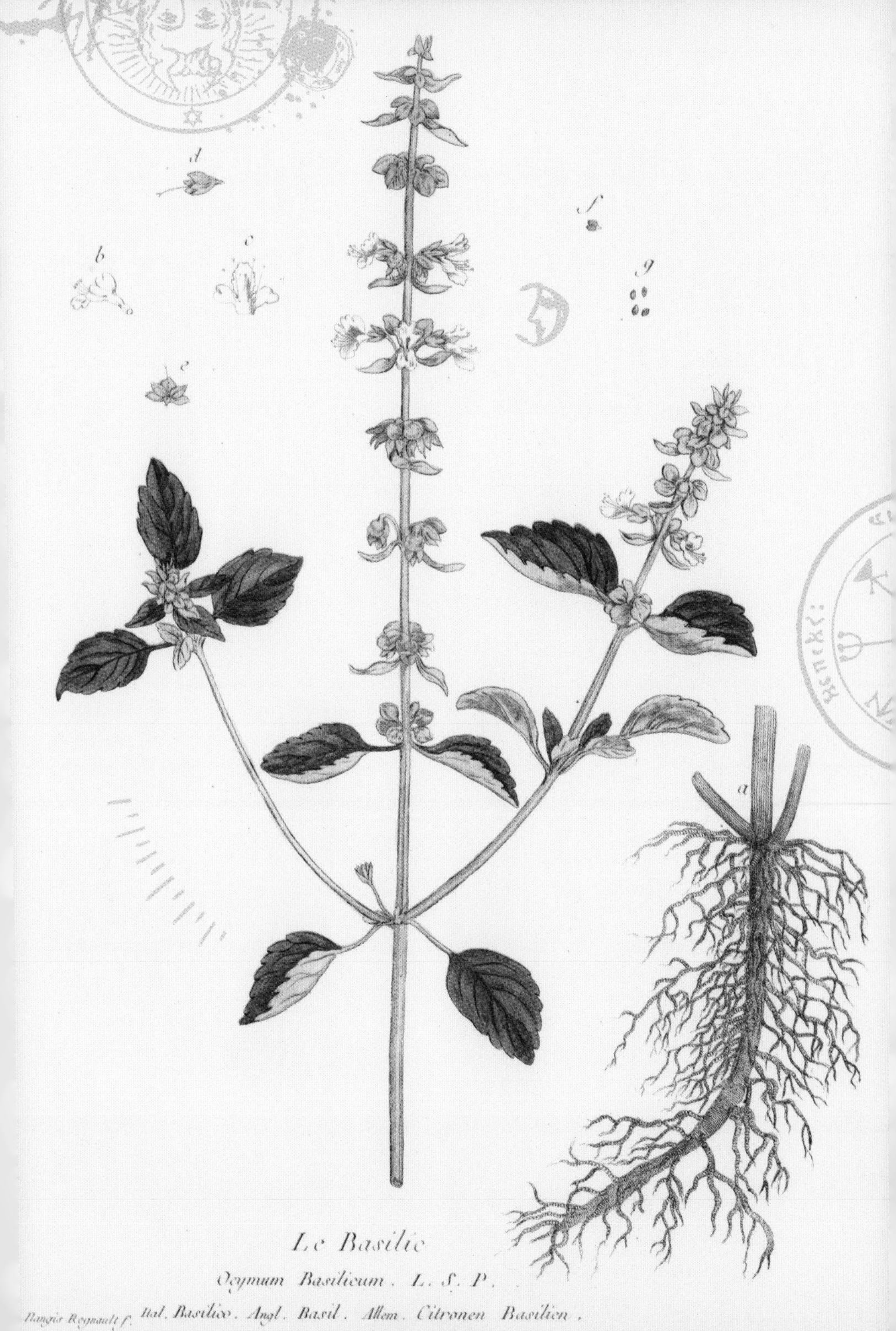

Le Basilic

Ocymum Basilicum. L. S. P.

Ital. Basilico. Angl. Basil. Allem. Citronen Basilien.

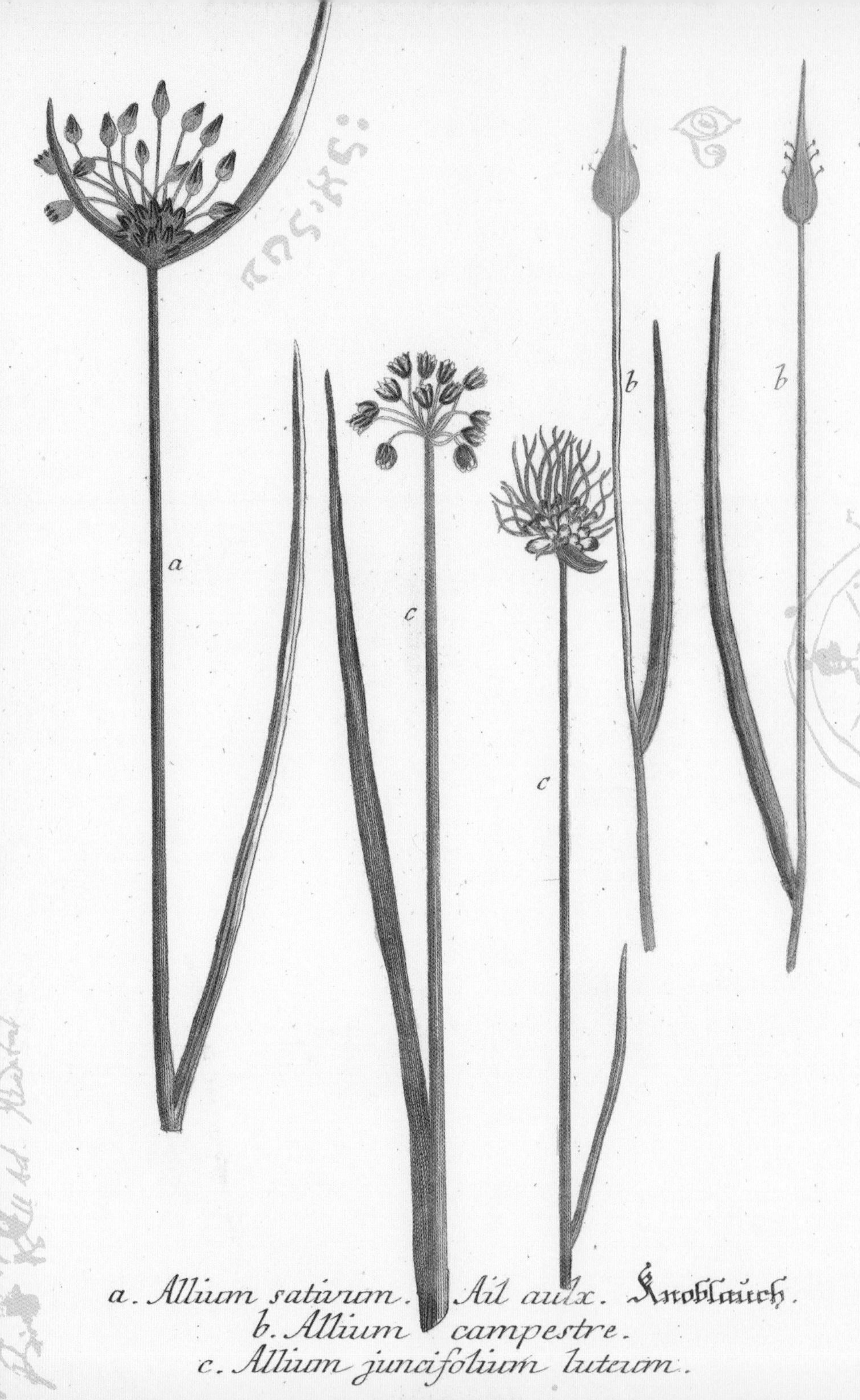

a. Allium sativum. Ail aulx. Knoblauch.
b. Allium campestre.
c. Allium juncifolium luteum.

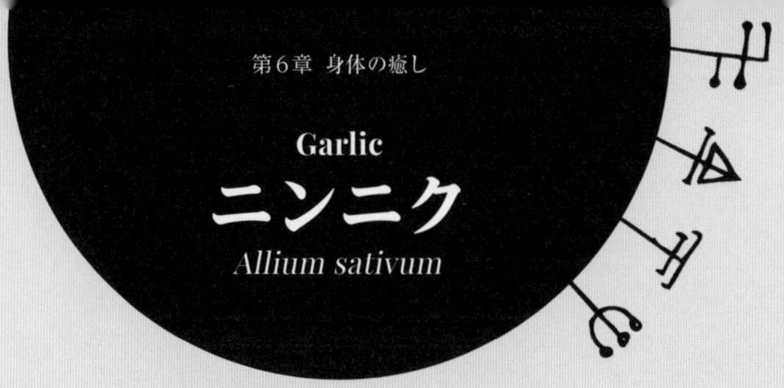

Garlic
ニンニク
Allium sativum

ニンニクは世界で最も広く利用される
食用・スパイス・薬用の植物であり、
そのためアジアから西洋に進出しました。

古代エジプト人はニンニクを大事にし、ギザの大ピラミッド建設の人夫たちに、滋養強壮と病気予防のために与えていました。また、古代朝鮮の人々は山に入る前にニンニクを食べました。虎がその臭いを嫌がると考えられていたためです。

同様に、悪霊もこの植物を嫌うとされました。多くの文化で、人々は夜に旅をする前にニンニクを食べ、古代ギリシャ人の産婆は、悪霊を寄せ付けないために産室にニンニクの房を吊しました。ニンニクを吸血鬼に結びつける伝統は、ルーマニアで始まったものです。元々ニンニクの房は悪魔や魔女、妖術など全般に万能の効果があると考えられていましたが、徐々に吸血鬼に特化していきます。吸血鬼になるかも知れない死体の鼻や口などの穴にニンニク片を詰め、中国やマレーシアではニンニクの汁を子どもの顔に塗りつけて、眠っている間も守られるようにしました。

ニンニクはヒガンバナ科で、ビタミンとミネラルが豊富ですが、主な医学的効果は有効成分のアリシンにあると考えられています。ニンニクを潰すと、アリインなど硫黄を含む成分が酵素のアリナーゼに触れ、アリシンなどの別の化合物に変換されます。アリシンはタマネギやネギなど他のネギ属の植物にもありますが、ニンニクに比べるとはるかに少量です。抗炎症作用と抗菌作用のあるニンニクは長い間、人間に不可欠なものであり続けました。

古代人はアリシンのことは知りませんでしたが、この植物の中の何かが作用していることはよくわかっていました。ヒポクラテスは、感染症・外傷・がん・ハンセン病にニンニクを薦めました。ディオスコリデスは今日の多くの人と同じように、心臓疾患に効くとしてニンニクを好みました。大プリニウスも、ニンニクを含む61もの薬を挙げています。

民間医療では、必ずしも定期的に食べるという形でニンニクを使ったわけではありません。靴の中にニンニクを入れておくと、百日咳を防ぐとされ、庭にニンニクを埋めるのは、はしかの確実な治療法でした。また、ニンニクは「黒死病」時代の悪名高い「４人の泥棒の酢」の材料でもあったのです（p.170）。

寄生虫、切り傷、痰、潰瘍、発疹、狂犬病の犬の噛み傷など、カルペパーの言うところでは、ニンニクは「貧者の糖蜜、あらゆる病気や怪我の薬」でした。しかし、彼はややトーンダウンし、ニンニクの熱作用は「激烈」なので、「憂鬱に襲われた人には助けになるが、かんしゃく持ちには火に油を注ぐことになる」とも注意しています。ニンニクは、第２次世界大戦中にはすべての参戦国で防腐剤として利用されました。現在も健康的な生活へのやや臭う道しるべとして使われています。

p.118　ニンニク（*Allium sativum*）。
ヨハン・ヴィルヘルム・ヴァインマン『薬用植物図譜（*Phytanthoza iconographia*）』、1737年。

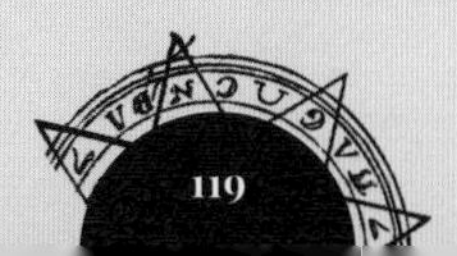

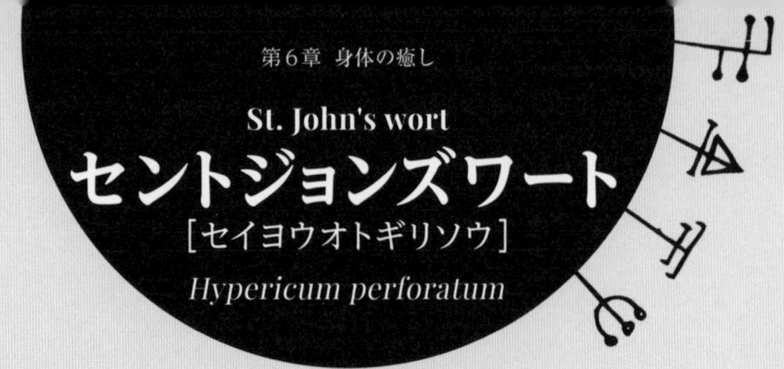

St. John's wort セントジョンズワート [セイヨウオトギリソウ] *Hypericum perforatum*

セントジョンズワートのまぶしいほどの黄色の花は、多くの庭で、あるいは駐車場の片隅ででもよく見られます。そのせいか、私たちはつい、祖先がこの花に払ってきた敬意を忘れてしまいがちです。

何世紀にもわたって、オトギリソウ属の植物は洗礼者聖ヨハネと結びつけられてきました。彼の血は赤く着色された油になって、この植物を流れていると考えられたのです。毎年、聖ヨハネが首を刎ねられた8月29日には、その油が血のような染みになって葉に現れると言われました。別の伝説では、エルサレムの聖ヨハネ騎士団の騎士たちが、十字軍での戦傷を治すためにこのハーブを使ったと言います。

セントジョンズワート(「聖ヨハネの草」の意)は、痛み止めや悪霊除けに使われました。また、「正気でない」人々を落ち着かせるために、このオイルを入れた飲み物を与えました。スコットランドでは、特にこのハーブを大切にします。一部の地域では、煙で浄めてから、家や牛小屋、搾乳小屋に吊しました。スコットランド東部アバディーンシャーでは、枕の下にセントジョンズワートを1本敷いて眠ると、聖ヨハネの祝福を受けられ、いい夢が見られるとされます。スコットランド西岸ヘブリディーズ諸島の人々はもう1歩進んで、すべてを見透かす透視力や、魔法や死を防ぎ平和と富を招き寄せるために、この草を中に入れて下着を着ます。ただし、偶然見つけた草でなければなりません。探して採った草では効力が弱いからです。

この「妖精のハーブ」は、6月24日の聖ヨハネ祭の朝、まだ露が降りている間に採ったものが最高とされました。若い娘が1本折り取って、翌朝までいきいきしていたら夫になる人が見つかり、女性が裸でこの草を摘みに行くと、その年のうちに受胎できるとも言われました。別の地方では、聖ヨハネ祭の前夜に家の周りにこの草を吊すと、幽霊や悪魔、雷除けになりました。ウェールズでは、家族1人に1本ずつセントジョンズワートを採り、それぞれの名前を呼んでから吊します。最初にしおれた草が、家族で最初に亡くなる人を告げるとされました。イングランド南方のワイト島では、この草の茂みを踏まないよう注意しなければなりません。うっかり踏むと妖精の馬にさらわれ、疲れ果てるまで遠乗りさせられて、家から遠く離れた所で放り出されてしまうのです。

セントジョンズワートは利尿剤や寄生虫の治療、癇性、咳、打ち身の薬、さらに傷を塞ぐ軟膏にも用いられましたが、最も有名な用途は気分障害の治療です。カルペパーは憂鬱症や狂気に効くと推奨しました。抗うつ性があり、季節性感情障害に今日でも用いられています。

p.121 セントジョンズワート(*Hypericum perforatum*)。カール・アクセル・マグヌス・リンドマン『北欧植物図譜(*Bilder ur Nordens Flora*)』、1901~05年。

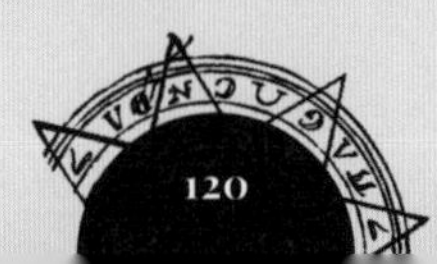

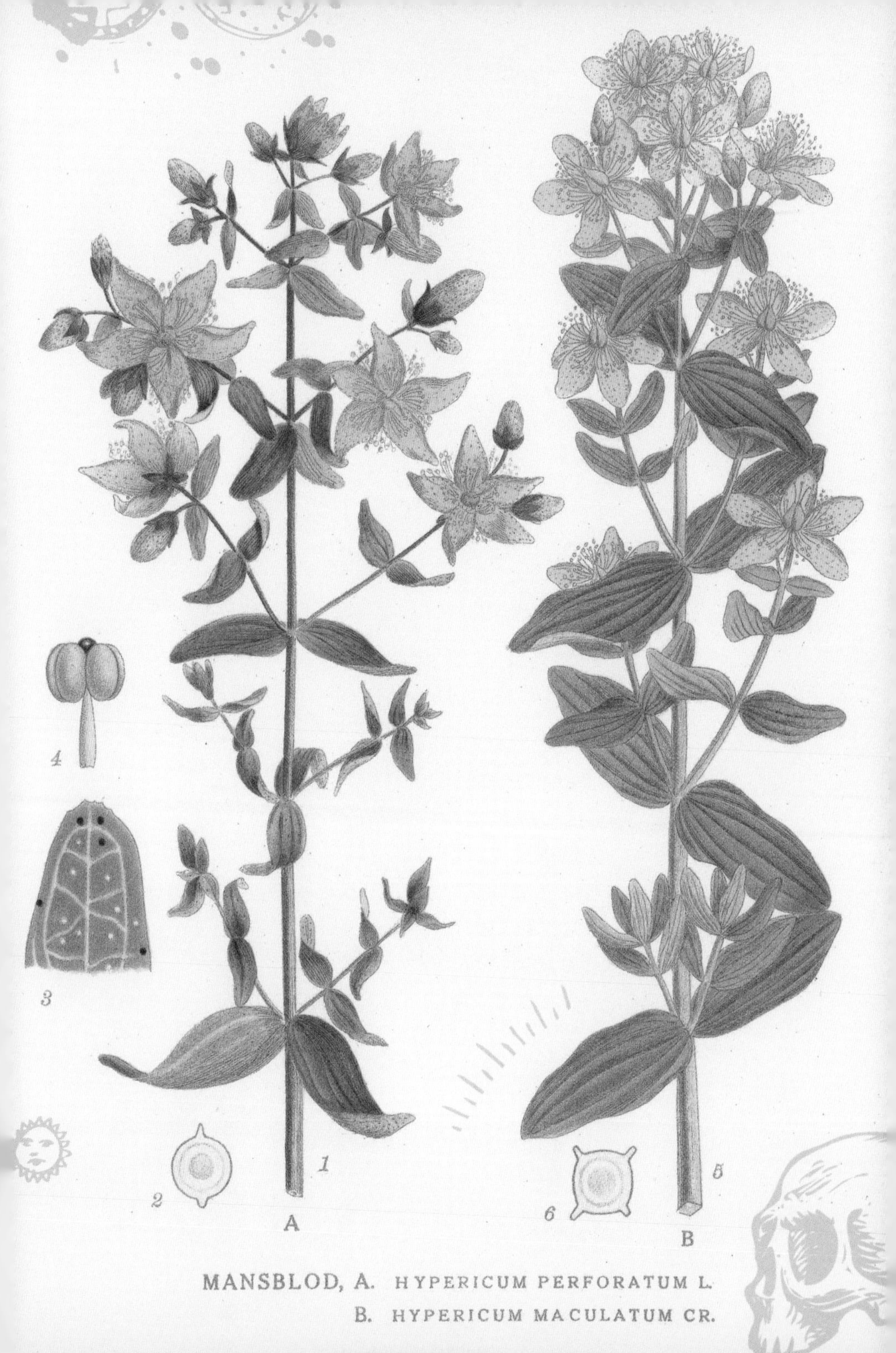

MANSBLOD, A. HYPERICUM PERFORATUM L.
B. HYPERICUM MACULATUM CR.

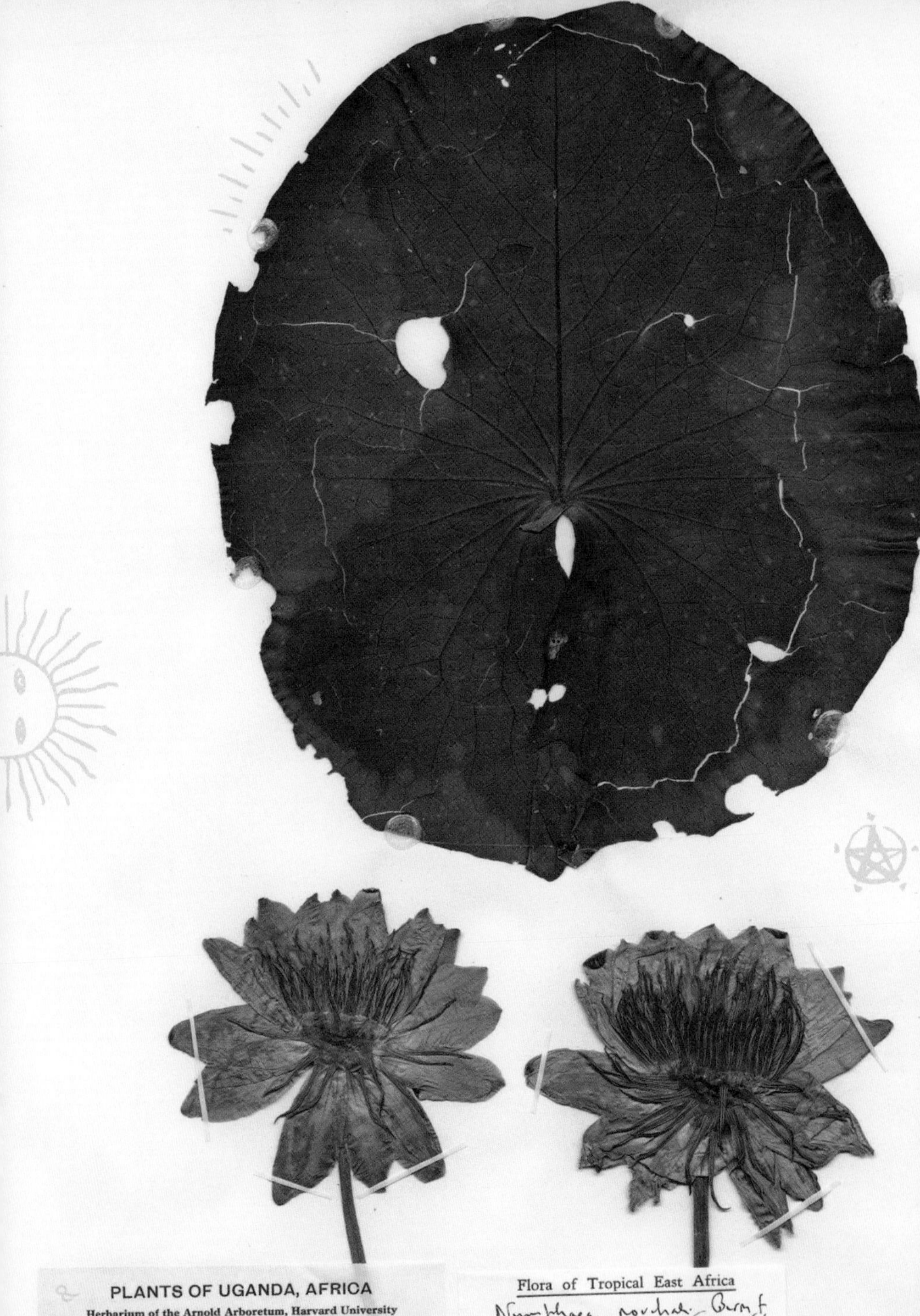
PLANTS OF UGANDA, AFRICA
Herbarium of the Arnold Arboretum, Harvard University
No. 446 Mrs. M. V. Loveridge Jan. 31, 1939
Nymphaea caerulea Savigny s.l.
Lake Mutanda, above Mushongero; alt. 5925 ft.
In lake. Flower purple with yellow centre.
Flora of Tropical East Africa
Nymphaea nouchali Burm. f.
var. mutandaensis Verdc.
Det.
Date 28.1.88

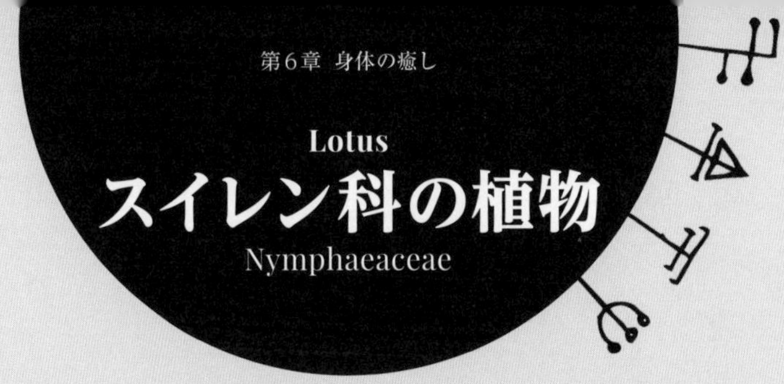

Lotus
スイレン科の植物
Nymphaeaceae

ハスほど広く聖なる植物とされている植物はあまりありません。
創造神話や死と再生と結びついた、神話の植物です。

ハスの仲間は、ヨーロッパ原産のセイヨウコウホネ（*Nuphar lutea*）にしても、東方の伝統的なルリスイレン（*Nymphaea nouchali var. caerulea*）やヨザキスイレン（*Nymphaea lotus*）にしても、世界中で尊ばれています。古代エジプト人は青いハスを「太陽の花」と呼びました。中心に黄色い「目」があり、夜明けに水面から首をもたげるからです。ホルス神（エジプト神話の天空の神）は、夜は閉じたハスの花の中で過ごし、毎朝ハスから甦ってくるとされました。世の始まりにカオスの中から首をもたげた最初のハスは、 再生を象徴する昆虫のスカラベの姿を取った創造神をあらわにして見せたのです。

ハスは無数の墓に描かれています。エジプトの古代文字ヒエログリフのハスは、1,000という数字を意味します。また、白いハスは女神イシスの復活を表し、上(かみ)エジプトのシンボルでした。やや麻酔性があり、青いハスも白いハスも医療用に使われましたが、いつも良心的な目的のためだったわけではありません。ハスの葉で作ったある軟膏は、「大嫌いな女の頭」に塗って、髪を全部抜け落ちさせる呪いの薬でした。

ヒンドゥー教の教えでは、ヴィシュヌ神はハスに1,000枚の黄金の花びらを与え、それぞれの上に創造神ブラフマーが座しています。また、ハスは創造の母胎を表し、ここから女神パドマーが生まれました。日本ではハスは極楽の象徴です。仏教において、ハスは悟りを強く示すイメージで、物質的な欲に対する精神のコントロールを象徴します。普通、半ば花開いた姿に描かれるのは、完全な悟りにはまだ至っていないことを示唆するのです。

ギリシャ人にとって美のシンボルであるセイヨウコウホネは、阿片のような効果を出すのに利用されました。もっと実用的には、おりものを治療し、古代エジプト人の呪いとは逆に、白い花をつけるスイレンはふけの治療に使われました。

ディオスコリデスは、蓮根を使うとインポテンツを引き起こし、淫夢を治すと言っています。ジョン・ジェラードも同意見で、「肉欲を抑え、夢精を治療する」のに蓮根を薦めました。血便（赤痢）にもよいとしています。

ギリシャ神話では、「ハスを食う者」は贅沢と怠惰に耽る島の住民のことでした。奇妙な植物を食べるせいで永遠の眠気に囚われていた彼らは、オデュッセウスの部下たちにも同じ惰眠を薦め、部下たちは貴重な時間を浪費しました。ホメーロスがどの植物のことを言ったのかわかりませんが、クロウメモドキの一種、ジュジュベ（*Ziziphus lotus*）をハスと呼んだのかも知れません。

p.122 ムラサキスイレンの変種（*Nymphaea nouchali var. mutandaensis*）の植物標本シート。ウガンダ、ムタンダ湖で採集、1939年。

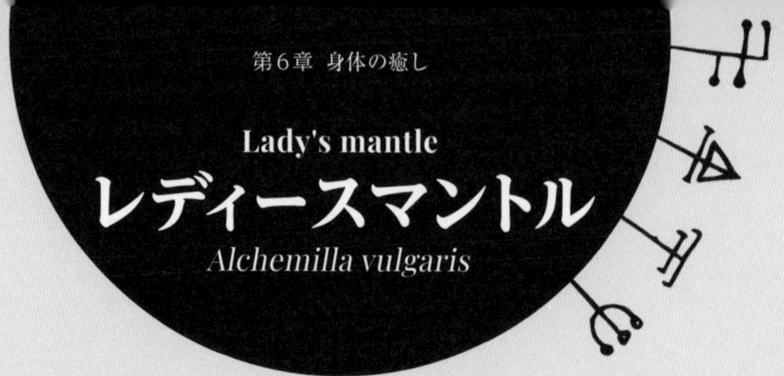

Lady's mantle
レディースマントル
Alchemilla vulgaris

最近の園芸家は、ハゴロモグサ属の植物を軽視する傾向があります。そこそこ可愛いけれども、ハゴロモグサ属の栽培種（*Alchemilla mollis*）は主にグラウンドカバーによいという程度に思っているのです。

しかし、昔は、「私たちのレディースマントル」はもっと尊いものでした。聖母マリアの植物とされたのは、葉が扇の地紙のように細かく折り畳まれ、縁取りされたフリル付きマントのようで、神の子の母にふさわしいと考えられたためです。朝にはダイヤモンドのような露のしずくが散りばめられるので、「露のカップ」という別名もつきました。この澄み切った輝きを放つしずくは、この草の葉が疎水性（極めて水を弾く性質）だからですが、あらゆる病気を治せる聖水と見なされたのです。特に錬金術師たちがこの水を尊重し、魔法の露が伝説の賢者の石を作り出すのを助けてくれると考えて、魔法の水薬に使いました。このため、アラビア語のalkemelych（「錬金術」の意）から、この植物のラテン語学名（Alchemia）がつきました。

レディースマントルは、ヨーロッパ・北西アジア・アメリカ東部・グリーンランドをも原産とする多年草です。泡のような鮮やかな緑の花をつける背の低い植物で、クローバー型に広がる根の形が少し似ていることから、「ライオンの足」や「クマの足」とも呼ばれます。牧草地や森の周辺部、生け垣に生え、ほのかな黄緑の色合いで、染め物屋に人気の草です。いつの時代も「女性のハーブ」と見なされ、北欧神話の主神オーディンの妻フレイヤ（フリッグ）からキリスト教の聖母マリアまで、多くの女神が司ってきました。カルペパーはこの草をローマの愛と美の女神ウェヌス（ヴィーナス）と結びつけています。しばしば化粧品の処方にも用いられ、中心部から集めた露は強力な効果のある化粧水、また、この草を詰めた枕は美容によい睡眠を促すとされました。

強い収斂作用のある葉から抽出した水には抗炎症作用があり、毛穴を減らしてニキビを乾燥させ、そばかすを薄くし、目の腫れを抑え、出血を止め、嘔吐や水様便を緩和し、打ち身を和らげると言われました。また、20日間経口摂取すると、受胎を助け、月経周期を整え、様々な月経関連症を緩和するとされました。今でも薬草医によって過多月経に処方される場合があります。「バストの垂れ」に悩む女性には、カルペパーは水を飲むよう薦めましたが、同時にこのハーブをバストに貼って、重みを減らして硬くするようにとも言っています。陰の会話では、この薬草の収斂効果は「子宮の滑りやすさ」を低減し、不妊症を覆すと囁かれました。もっと陰にこもった話では、レディースマントルの飲み薬は、新婚初夜に処女と思われたい女性の性器を収縮させるとも言われたのです。

p.125　レディースマントル（*Alchemilla vulgaris*）。オットー・ヴィルヘルム・トーメ『ドイツ・オーストリア・スイスの植物誌（*Flora von Deutschland Österreich und der Schweiz*）』、1885年。

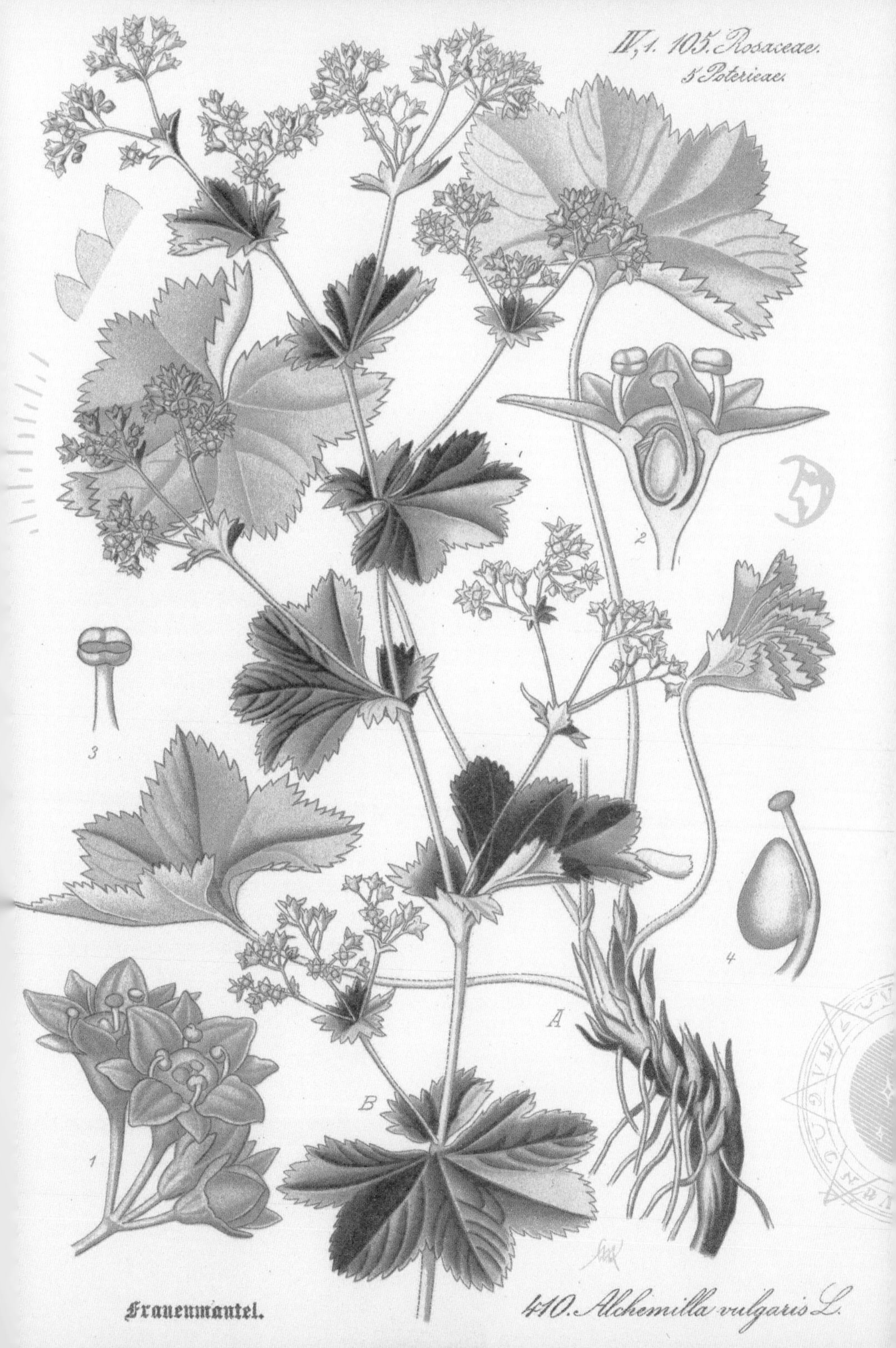
IV,1. 105. Rosaceae.
5 Poterieae.
1
2
3
4
A
B
Frauenmantel.
410. Alchemilla vulgaris L.

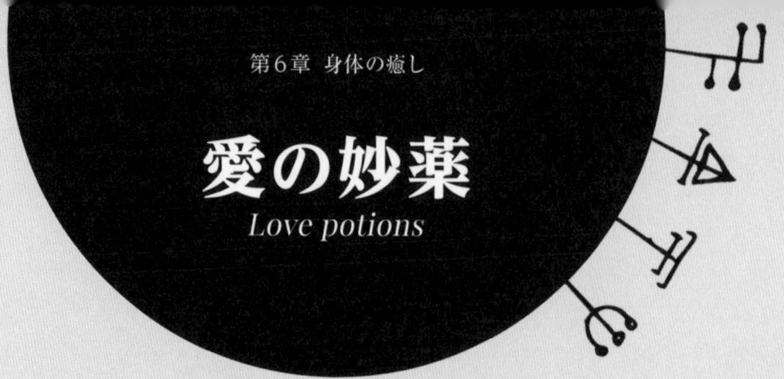

愛の妙薬
Love potions

本当の愛を見つけて手に入れるためでなければ、
ハーブなど何の役に立つというのでしょう。本書全体でご紹介する通り、
ハーブは(主に若い女性が)将来の夫の夢を見るために用いるものなのです。

恋のおまじないと恋薬は、現代の魔女の薬草術の多くを占めますが、恋薬の歴史的なレシピは複雑で、調合が難しいことが多く、率直に言って気持ちの悪いものでした。13世紀の司教、アルベルトゥス・マグヌスは、論理学から錬金術まで多数の本をものしましたが、16世紀の『アルベルトゥス・マグヌスの秘密の書(*The Book of Secretes of Albertus Magnus*)』は彼の作ではないでしょう。ともあれ、この本では、ニチニチソウ属の植物(*Vinca*)とバンダイソウ属の植物(*Sempervivum*)、それに「地を這う虫」を粉に挽き、食事に入れると夫婦和合になると薦めています。あるペルシャの恋薬は、ハトのブイヨンにクローブ(チョウジ、*Syzygium aromaticum*)、月桂樹(*Laurus nobilis*)の種、アザミ属(*Cirsium*)、スパロウワート(*Thymelaea hirsuta*)を混ぜたものでした。

聖書の『雅歌(がか)』は、マンドラゴラが恋愛を助けると何ヶ所かで述べています。これを元に、中世の地方の市は地元の独り者にマンドラゴラを売りましたが、その売れ行きにもう笑いが止まりませんでした。ひどい話で、多くはカブをその形に彫っただけだったのです。

ウィリアム・シェイクスピアは、故郷のウォリックシャーの言い伝えを劇場のチケットに変えられると気づいていました。『真夏の夜の夢』の中で、妖精王のオベロンは、女王のティターニアが最初に目にした生き物に恋してしまう薬草を採ってくるよう、妖精パックに命じます。ラブインアイドルネス(「暇つぶしの恋」の意)は、サンシキスミレ(ヴィオラ、*Viola tricolor*)のウェスト・ミッドランド地方での名前で、最初は白いのに、「恋に傷ついて紫に」なります。シェイクスピアはヴィオラが大好きで、ヒロインにこの名前をつけたほどでした。他方、実際家のカルペパーはスミレ属の魅力に心動かされることなく、この植物は冷たくねばねばして不快だと書きましたが、性感染症の治療には念頭に置く価値があると言っています。

サザンウッド(オキナヨモギ、*Artemisia abrotanum*)は別名の多いハーブです。数ある別名の中で「若者の恋(lad's love)」、「早くキスして(kiss me quick)」、「金持ち親父(nobby old man)」などが有名ですが、これらからするとやや警告的な「乙女の残骸(maiden's ruin)」というのもあります。恋に悩む若者はボタンホールにこのハーブを1本挿し、若い娘の一団が通り過ぎる時に、目につくように「その匂いを嗅ぎ」ました。もし娘の誰かがこの奇妙な振る舞いに気づき、それでもそそくさと遠ざかろうとしなかったら、若者は彼女にこのハーブを贈ることができます。そして、他の娘たちから笑われながらも、2人は最初のデートに出かけるのです。

ヴィクトリア朝の人々は、ややこしい花言葉で有名でした。様々な花を束にして、秘密のメッセージを伝えたのです。実際にどれくらい多くの人が、花言葉辞典を持って花屋に立ち尽くしたかは何とも言えませんが、今でも、花を贈るのはたいていの人の心を掴むとてもよい方法です。

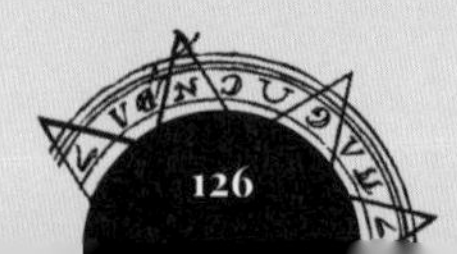

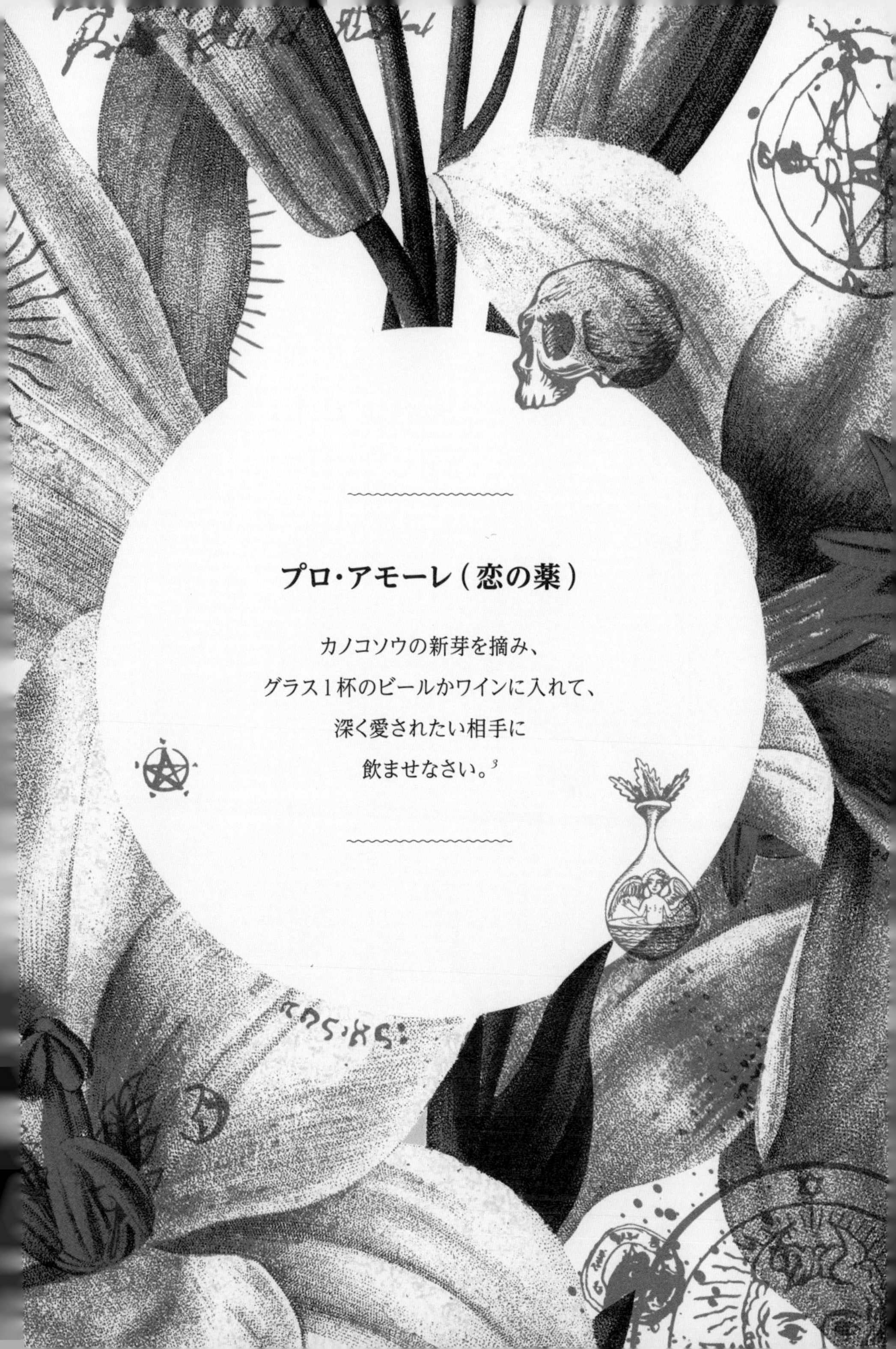

プロ・アモーレ（恋の薬）

カノコソウの新芽を摘み、
グラス１杯のビールかワインに入れて、
深く愛されたい相手に
飲ませなさい。[3]

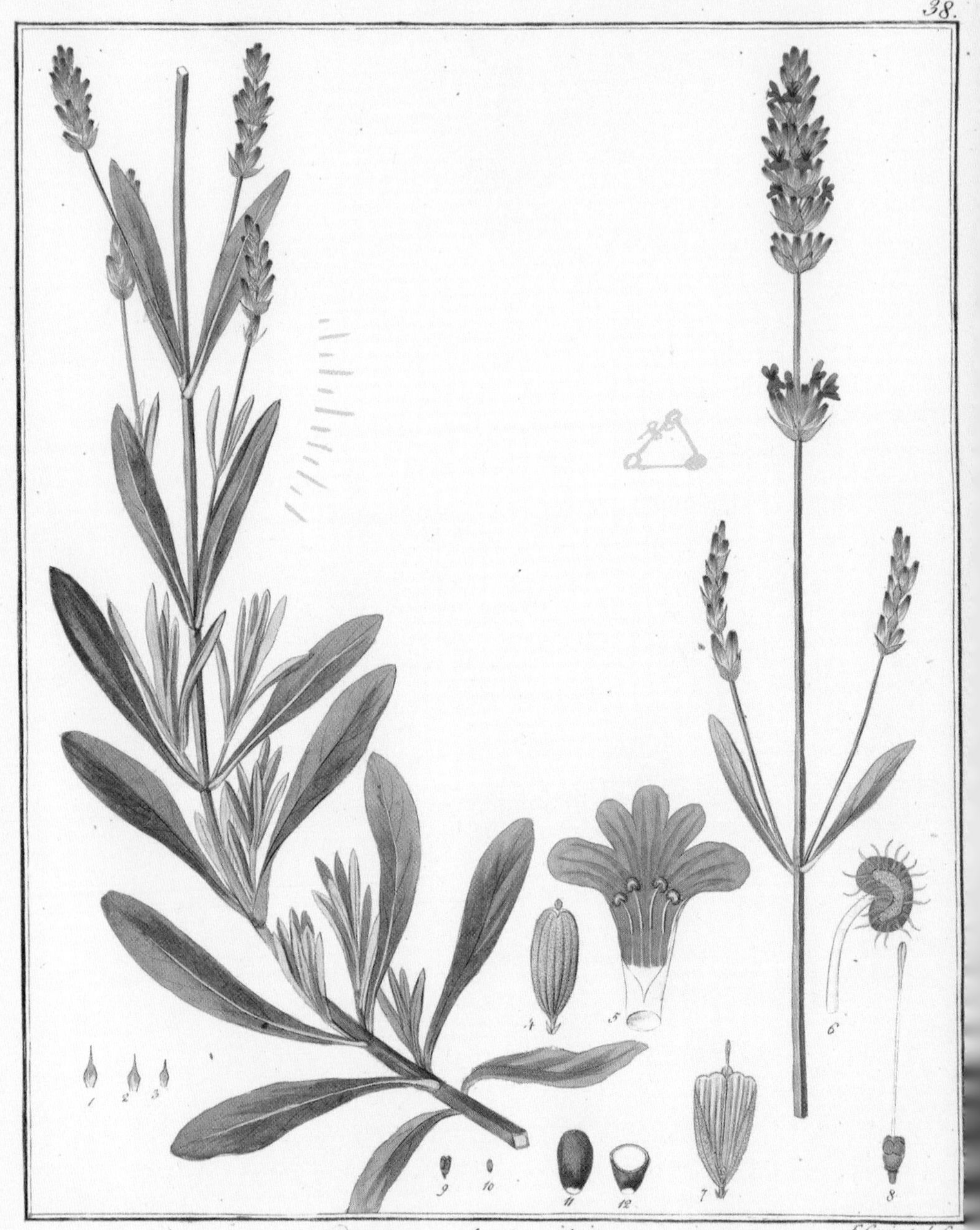

F. Guimpel. fec.

Lavandula latifolia.

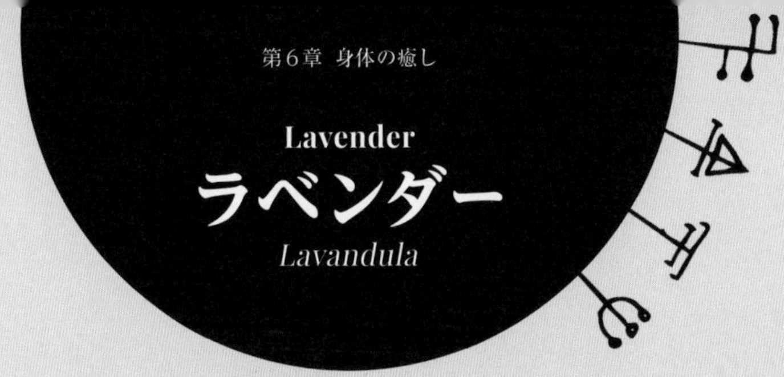

Lavender ラベンダー *Lavandula*

ラベンダーは私たちが最も愛するハーブの1つで、古代から主にその芳香と清浄作用が賞賛されてきました。名前はローマ人の言葉lavare（「洗う」の意）から来ています。

エジプト人は頭に載せるワックスコーン*にラベンダーを使いました。ワックスコーンは徐々に溶け、芳香を放ちますし、ミイラを包む布も香らせました。キリスト教の伝説では、聖母マリアが聖家族の衣服を洗い、それをラベンダーの茂みに広げて乾かしたと言われます（ローズマリーにも同じ伝説あり）。そのため、ラベンダーの花は青く染まり、天国のような香りを与えられたと言うのです。私たちも、消臭剤から床のワックスまで、あらゆるものにラベンダーを使います。

木本性の小低木で、細い銀色の葉と穂状の青紫の花をつけ、虎やライオンを強力に追い払うと考えられていました。まさか猛獣避けまでは期待しないものの、私たちも蛾避けに用いたりします。ラベンダーの香りを吸い込むと幽霊が見えるそうですが、悪霊の目に対するお守りとして子どもが匂い袋などにして身につけることの方が多かったでしょう。

中世には、ロマンスのハーブとなりました。若い娘が好きな男性の枕の下に忍ばせ、相手の心を動かしたりしました。フランスのシャルル6世は明らかにこのアイディアが気に入ったらしく、1387年、枕にラベンダーを詰めさせています。

ラベンダーはキッチンでも使われますが、風味が強く、香りが高すぎるため、比較的稀です。しかし、砂糖にラベンダーの風味をつけることはあります。残念ながら今では失われてしまいましたが、ラベンダーの軸に果物やボンボンを挿したデザートもありました。

しかし、ラベンダーの本領は薬草で、刺激にも入眠にも使えるという、一見反対の性質があります。ラベンダーはスティカダヴ（Sticadove）とも呼ばれ、優れた本草学すべてに登場します。少量を疫病除けにしたり、束にして産婦に握らせ、力が入るようにしたりしました。ウィリアム・ターナーの『新本草書（*A New Herball*）』（1551年）では、乾燥させたラベンダーの花をキルトに縫い込んでキャップとして被ることを推奨しています。日常的に被れば、鼻風邪によく、頭をすっきりさせるとしたのです。

ラベンダーは、抽出油にして塗布・吸入することもできました。カルペパーは「強くて刺激性があるので、慎重に用いるべき」と警告していますが、わずか数滴で、胃の不調や癇癪、気絶、肝臓や脾臓の閉塞といった症状を緩和するとされました。

1910年、フランスの科学者、ルネ=モーリス・ガットフォセは手に火傷を負い、何か塗るものを探していて、ラベンダーオイルに目を留めました。彼の火傷はひきつれを起こすことなく癒えたと言われ、彼は第1次世界大戦で兵士の傷の治療にラベンダーオイルを使うようにしたのです。ガットフォセは後にアロマオイルによる治療という考え方をより深く研究し、アロマセラピーが生まれたのでした。

*古代エジプト人の装飾品の1つとされる円錐形の帽子（Head cone）。

p.128　スパイクラベンダー（*Lavandula latifolia*）。ドイツの植物学者、フリートリッヒ・ゴットロープ・ハイネ画、1822年。

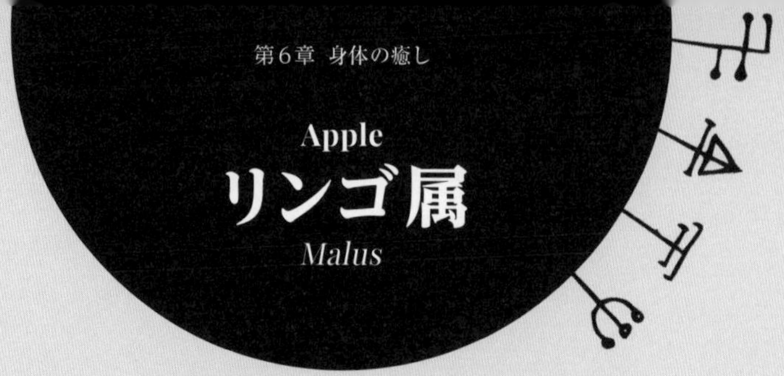

Apple リンゴ属 *Malus*

リンゴにまつわる民間伝承については、ありとあらゆることが書物に書かれています。野生のリンゴ、生食用リンゴ、調理用リンゴ、それにリンゴ酒用のリンゴについても本があるのです。

テオプラストスが「最も栽培化された樹木」と呼んだリンゴは、人類の手によってあまりにもうまく広められたので、世界中で一般的な果物になりました。

もちろん、物語も数々あります。ギリシャ神話では、トロイアの王子パリスが、美女ヘレネーと引き換えに、黄金のリンゴを美と豊穣の女神アプロディーテーに与えます。北欧神話では、いたずら者のロキが、若さの女神イズンが神々に与えていた不老のリンゴを盗み出します。リンゴは今でも不老不死と結びついているのです。

リンゴは、特にサイダー・カウンティと呼ばれる地方では、地元の生活必需品で、リンゴの木の健康は家族の健康と直接関係すると考えられています。クリスマスにリンゴの木の枝間から陽が差せば、次の年の収穫は多いとされます。収穫は、「ワッセイリング*」、すなわち木々の健康を祈る酒宴で一層増やせると言われ、普通は十二夜に行われます。他の地方では「アップル・ハウリング」と呼ばれますが、趣旨はできるだけ騒々しくしてリンゴの木を眠りから目覚めさせることです。ですから、人々は枝の間から銃を撃ち、叫び声を上げ、角笛を吹き、リンゴ酒を呑み、ケーキを食べて騒ぐのです。

リンゴは7月15日の聖スウィジンの日に「洗礼」を受けます。この日より前にリンゴを食べようとすれば、重い病気になるでしょう。季節外れのリンゴの花は死の前触れで、最初の霜が降りてから木に1個だけ実が残るのも同じです。一方、恋人たちは若い実に互いのイニシャルを彫り、実と一緒に愛情も育つと信じました。りんご園は最も古い木に住む精霊、「怠け者のローレンス」や「オード・ゴギー」が守ってくれるとされました。イングランドのサマセット州では、アップル・ツリー・マンと呼ばれます。

ハロウィーンはリンゴ占いの時です。ひとつながりに皮を剥き、肩越しに後ろに投げると、剥いた皮が将来の夫のイニシャルの形になると言われます。アルファベットを順に口にしながら、リンゴの軸を捻ることもあります。軸がちぎれた時に口にしていた文字が、その人のイニシャルなのです。リンゴの種を火に放り込むと、恋が本物かどうかわかります。もし種が音を立てて弾けてしまったら、2人の関係もそうなるでしょう。

リンゴは昔から健康の実です。いぼを治し、歯をきれいにし、お通じをよくし、顔を美しくします。しもやけには腐ったリンゴを塗り、天然痘の患者の部屋にリンゴを置くと、病気の身代わりになってくれると言いました。リンゴがしなびると、患者の症状も弱まると考えられたのです。今でも、風邪の時にはリンゴ酢にハチミツとレモンを加えた飲み物を与えます。

*ワッセイリング:クリスマス頃に近隣の人々と健康を祈る、あるいは果樹園でリンゴの豊作を祝って飲み交わす風習。

p.131 ホーソーンデン種のリンゴ。ヨーハン・ヘルマン・クノープ『果樹園芸学:リンゴおよびナシの優良種解説(*Pomologie, ou description des meilleurs sortes de pommes et de poires*)』、1758年。

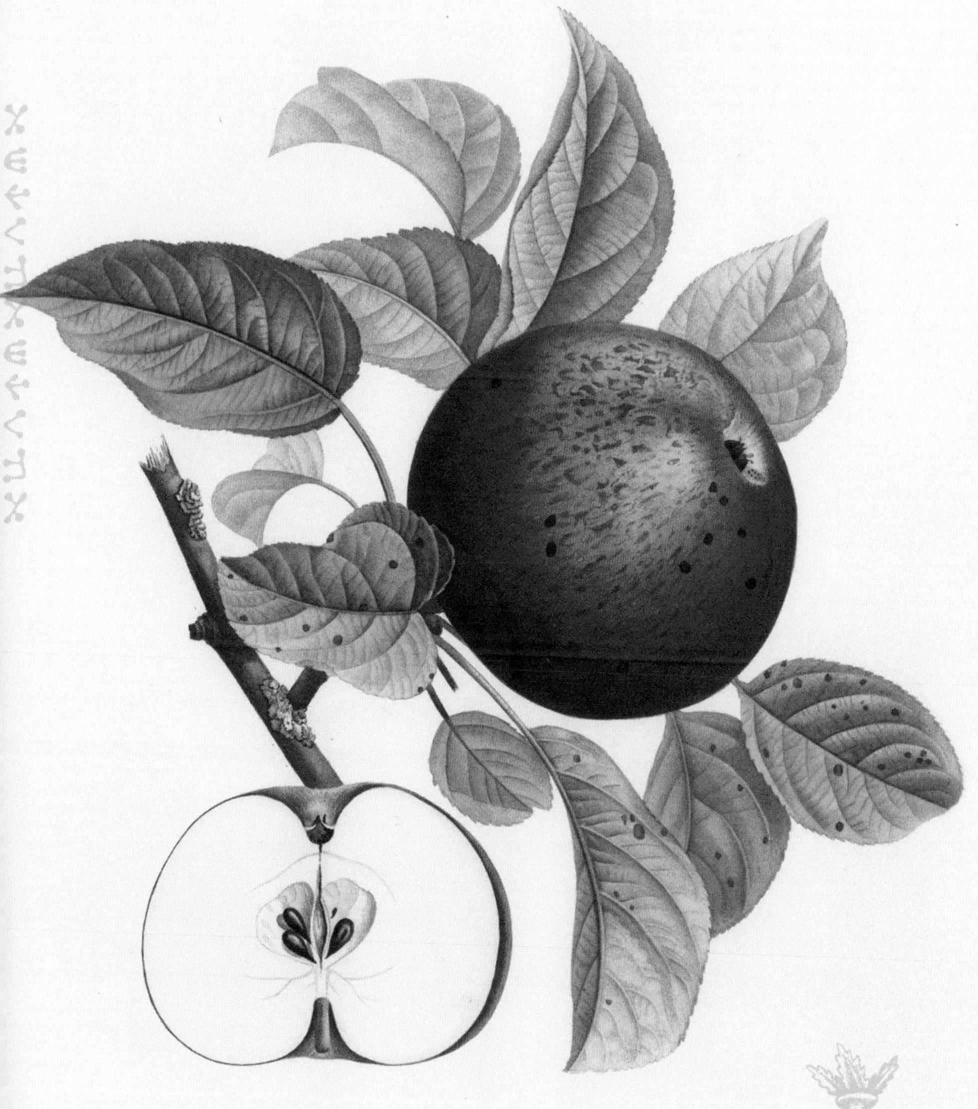

Galo-Bayeux.

De l'Imprimerie de Langlois.

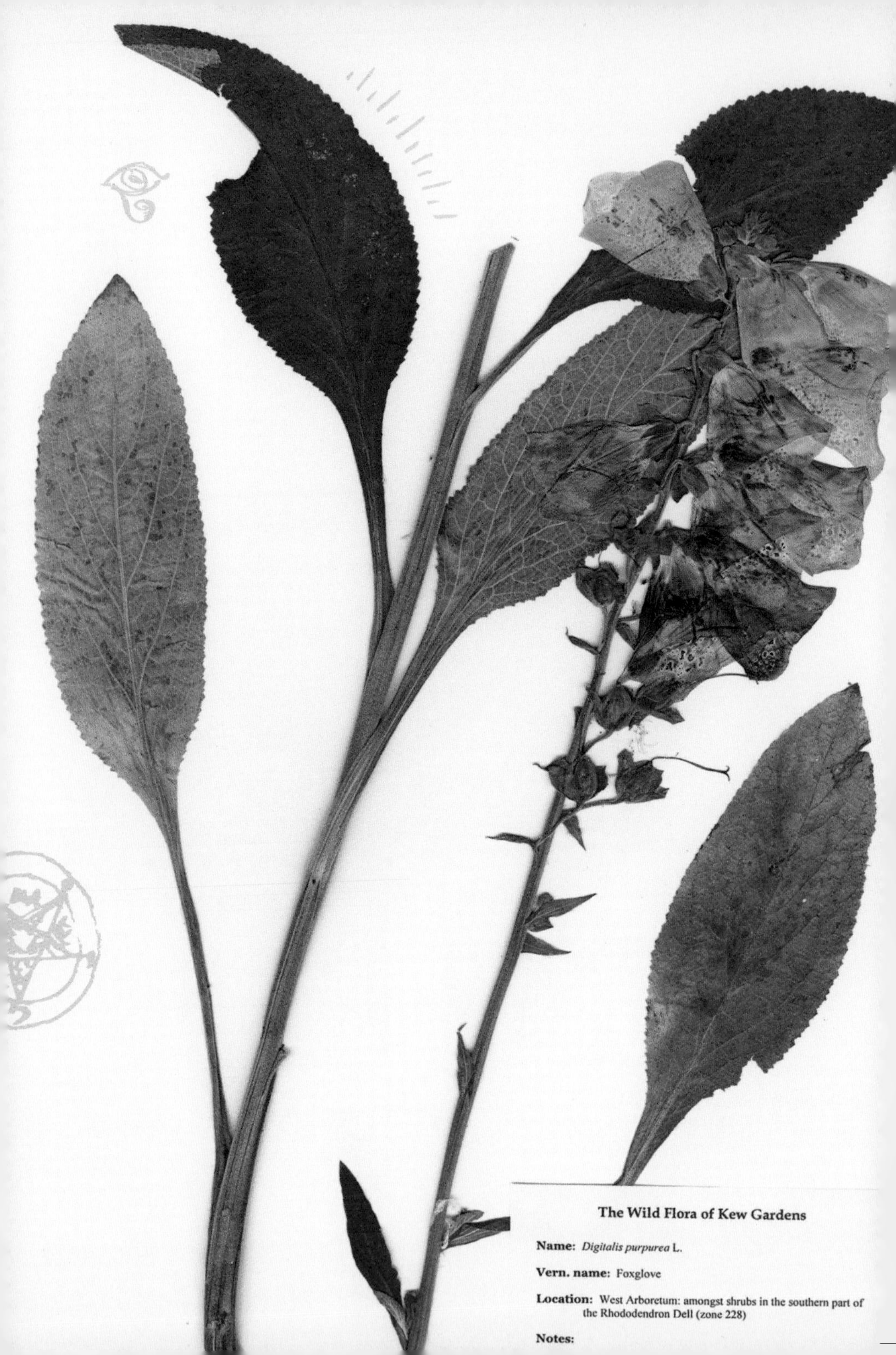

The Wild Flora of Kew Gardens
Name: Digitalis purpurea L.
Vern. name: Foxglove
Location: West Arboretum: amongst shrubs in the southern part of the Rhododendron Dell (zone 228)
Notes:

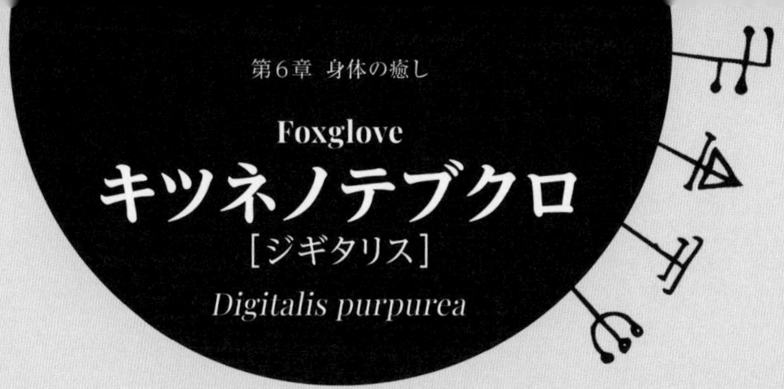

Foxglove
キツネノテブクロ
［ジギタリス］
Digitalis purpurea

「ゴブリンの指ぬき」、「妖精の草」、「スノックサム」、「スノンパー」、「妖精のペチコート」などなど、キツネノテブクロの地方名の数々は、あらゆる植物の中でも最もイメージ豊富です。

葉を透かした日光が、森の空き地に伸びるキツネノテブクロの紫の筋を照らし出すと、世界はほっと安堵の息をつきます。夏がもうすぐというしるしだからです。頭のいい植物で、茎の付け根の雌花に大半の蜜があってハチを誘います。ハチはそこから穂状花序を通って雄花に受粉します。昔、この草は、膨らんだつぼみをぽんと叩き潰す子どもの遊びの犠牲になることがありましたが（このため「ぽんと叩くギシギシ（pop dock）」という名も）、今はそんな遊びも減りました。口にすると即死の恐れがあることから、「弔いの鐘を聞く」と警告され、スコットランドでは「死者の鐘」と呼ばれました。死亡事故はなくなりましたが、キツネたちは今なお鐘の音に耳をそばだてているかも知れません。この花は、狩人が来たと注意する鐘を鳴らすと言われるからです。中世動物譚『狐物語』は、ルナールというキツネの話を伝えています。このキツネに妖精たちがキツネノテブクロを与え、ニワトリを襲う時に前脚の音がしないようにしたのです。絵本作家のビアトリクス・ポターは、キツネノテブクロがこんな嘘偽りと結びついていることを知った上で、キツネの紳士にアヒルのジマイマを訪問させたのでしょう（『ピーターラビット「アヒルのジマイマのおはなし」』）。

キツネノテブクロ、特に白花のものを家に持ち込むと、魔女の力を増すため不吉とされます。しかし、少し危険な方法ですが、子どもが取り替え子*かどうか判断するには役に立つでしょう。子どもにキツネノテブクロの汁を3滴舐めさせ、大きなショベルに乗せて、玄関から3度ぶらんこのように振り出します。この時、親は大きな声で「妖精なら連れて行け！」と叫びます。子どもが取り替え子なら死んでしまうそうです。しかし、人間の子どもでも、生涯心に傷を負うかも知れません。少なくとも病気になりそうです。キツネノテブクロには強心配糖体を含む毒があり、心拍を速めます。吐き気・頭痛・下痢・視覚障害・心臓障害・腎障害は、この草を摂取した場合の症状の一部に過ぎません。とは言え、この植物の葉は生傷をふさぐのに役立ち、また、子どもの靴に入れると、猩紅熱の予防になるとも言われました。

強心配糖体は命に関わりますが、他の成分は化学薬品になりました。古代エジプト人は、キツネノテブクロが心臓を刺激すると知っていたかも知れません。しかし、ウィリアム・ウィザリング博士が水腫治療の研究で、体系的にキツネノテブクロを試し始めたのは1775年です。研究成果である論文『キツネノテブクロとその医療使用について（*An Account of the Foxglove and some of its Medical Uses*）』（1785年）は、一部の心臓病治療を一新しました。エジバストンの聖バーソロミュー教会墓地にある彼の記念碑には、キツネノテブクロが彫刻されています。

*取り替え子：妖精などが人間の子をさらう代わりに置いていくとされる子ども。

p.132 キツネノテブクロ（*Digitalis purpurea*）の植物標本シート。キューガーデンで採集、2009年。

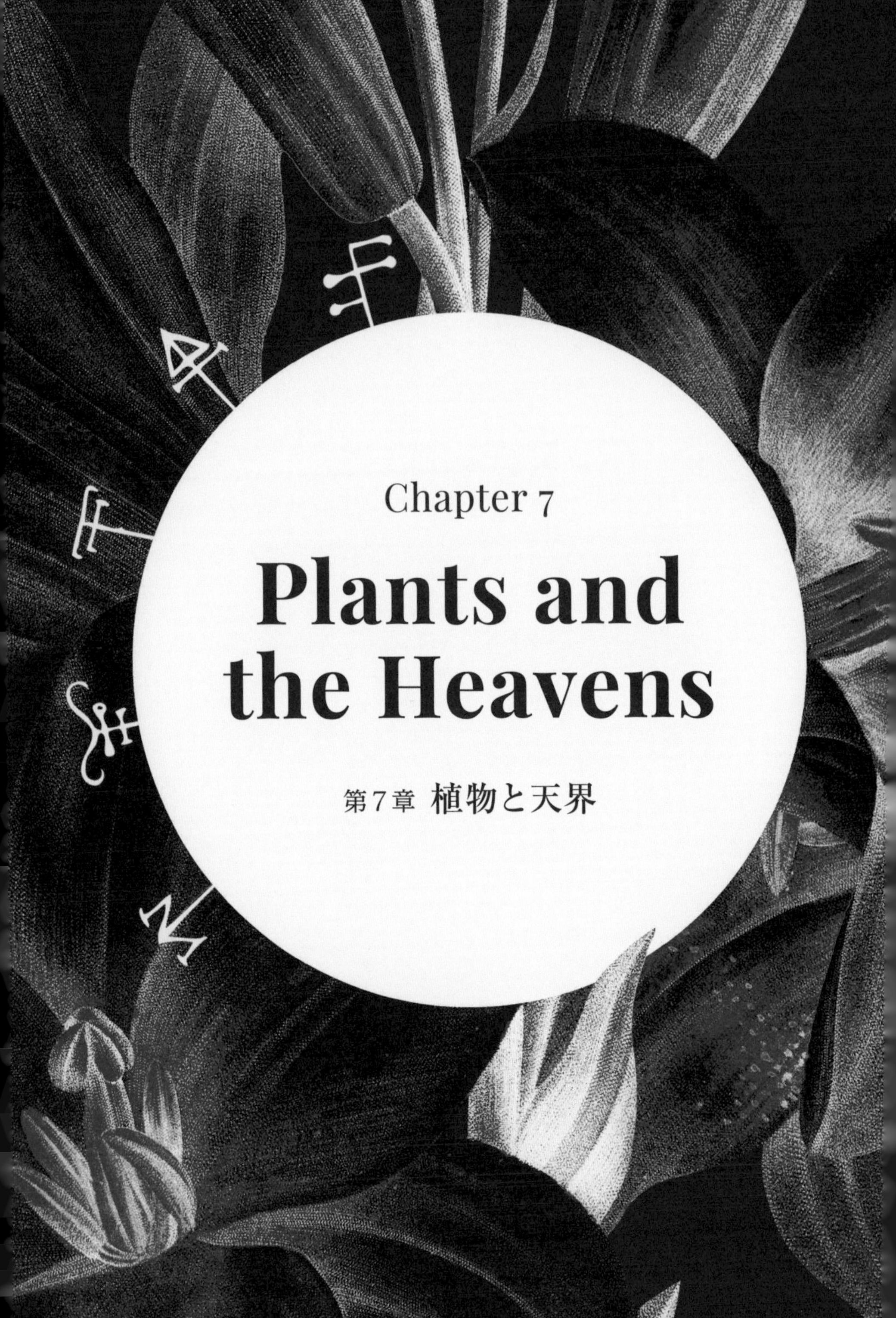

Chapter 7

Plants and the Heavens

第7章 植物と天界

古代占星術は、恒星や惑星を神々と見なし、

超自然的な天界の影響を強調しました。

古代エジプト人やバビロニア人は、

天を12に区分しました。

北の星座６座と南の星座６座で、

今日私たちが知る黄道十二宮にとてもよく似ています。

星は王権から草花まで、

すべてを支配したのです。

ローマ人が、太陽のソール、月のルーナと併せて7つの惑星と考えた
木星(ユピテル)、金星(ウェヌス)、土星(サートゥルヌス)、火星(マルス)、
水星(メルクリウス)は、それぞれの名前の由来となった神が司ると言われました。
これらの星を通して、神々は天と地を支配したのです。

国家や戦争は天の星で決められたので、人々が個人の運命も星に支配されていると考え始めるまで、長くはかかりませんでした。しかし、もし人間が黄道十二宮に影響されているとしたら、動物、植物、鉱物など、すべてが同じルールに当てはまるのでしょうか？ 結局のところ、大プリニウスが書くように、他の文明も天に支配されています。彼は、ブリテン島に住むドルイドが、月齢六日の月夜にヤドリギを集めるという儀式を例に引きました*。天文学と占星術(当時は別々の学問ではありませんでした)は、アラブの国々ではもっと広く深く行われており、彼らの研究結果の多くがラテン語に翻訳されて、西洋で利用されることになったのです。

16世紀末頃、一部のヨーロッパ諸国の法律では、医師が患者の外科手術を行うまでに、月の位置を計算するよう求めていました。

17世紀には、占星術はより「科学的な」性質になり、なぜ天が人体に影響を及ぼすか「論理的な」理由が述べられるようになりました。天文学者たちは望遠鏡で気象の異常を観測し、それによって必ずもたらされる地上の動植物への影響を判断しました。異常は、日食・月蝕など、惑星による他の惑星面の通過といった大きなものから、小さくて誰の目にも見えないものまでありましたが、すべては影響があるとされました。医師のリチャード・ミード(1673～1754年)は、月の重力は川や海の潮流に影響するように、人体の体液にも影響すると考えました。彼は、これが発熱からヒステリーの発症まで、悲劇的な影響を起こす可能性があると指摘したのです。狂気を英語でlunacyと言うのも、月のルーナが影響するという古代の考えで説明されました。

植物占星学というのは、植物はそれぞれ特定の天体の影響を受けて育つという考え方です。15世紀のスイスの著作家パラケルスス(1493～1541年頃)はさらに踏み込み、それぞれの植物は天の星と対応する地上の星だと考えました。多くの中世の民俗医学は、ある薬草を司る星が空に見える時に合わせて採集すると、薬効が最大になると述べています。

個々の人体の部位も、星に影響されると考えられました。たとえば、金星は腎臓と消化系を司り、土星は骨と骨格と血管を支配する、という具合です。卵巣はもちろん月の支配下でした。

ニコラス・カルペパーは、古代ギリシャまで遡る、「病気は星の動きによって起こる」という考え方の信奉者でした。治療法には2種類ありました。病気と同じ星に支配される「共鳴する」薬草を使うか、星座表で病気と正反対にある星に支配される薬草を使うかです。もちろん、治療法は「正しい」薬草を選ぶだけではない、もっと複雑なものでした。発症の正確な日時も重要でした。医師はどの薬草が効くか判断する前に、病気の星座早見表を作る必要がありました。この早見表は「デカンビチャー(decumbiture)」と呼ばれるもので、ラテン語で「横たわる」を意味するdecumboから来てお

*ドルイド:古代ケルト文化における祭司のこと。森や木々とのつながりを崇拝し、特にヤドリギを神聖視したとされる。

p.137 ヒマワリ属(Helianthus)、1867年。ラテン語学名はティタン族の太陽神ヘリオスにちなむ。

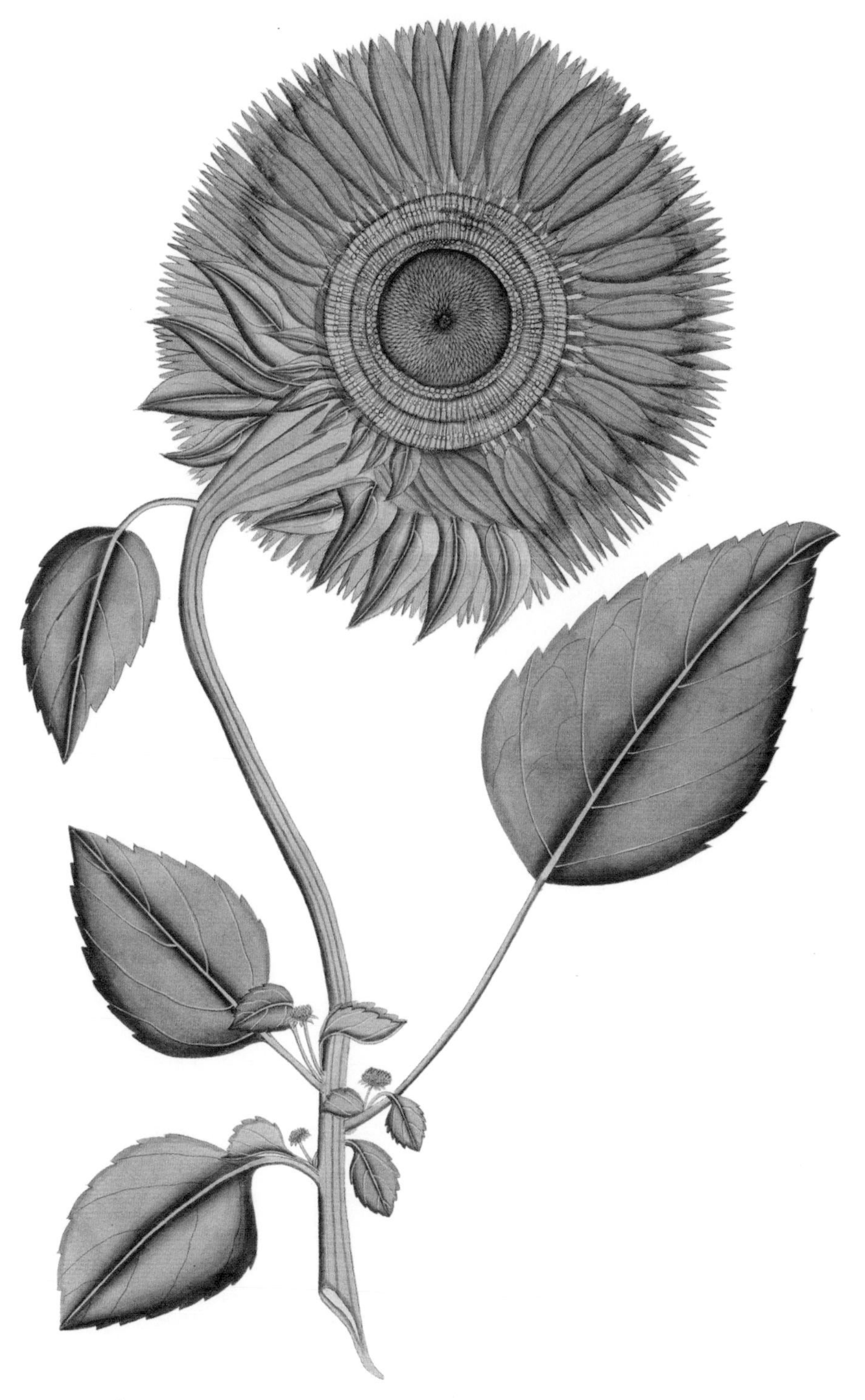

り、患者の具合が悪くなった正確な瞬間から床に臥すまでの時間を見るものでした。

読者が自分の症状を診断できるようにするため、カルペパーはベストセラーとなった『イングランドの医師』の手引き書『病人のデカンビチャーによる占星術病気診断(*Astrological Judgement of Diseases from the Decumbiture of the Sick*)』を書きました。しかし、悲しいことにこの本が出版されたのは、彼が37才の若さで世を去ってからでした。また、彼の考えは誰にでも受け入れられたわけではありません。古くから敵対していた王立内科医協会は特に批判的で、彼らは長い間、大衆の患者の多くを支配し続けました。

ギリシャ人とローマ人は、昼間の神であるソールと夜の女神ルーナの両方に生け贄を捧げ、植物の樹液は月とともに増減すると考えていました。これが正しいかどうかまだわかりませんが、国際宇宙ステーションでの実験では、月の重力が植物に影響するかも知れないという結果が出ています。月齢に合わせて植え付けると効果的という証拠はほとんどありませんが、多くの科学者は先入観なく研究を見守っています。

太陽は熱く男性的とされ、太陽の花とされる、タンポポ属(*Taraxacum*)、キンセンカ(*Calendula officinalis*)、ヒマワリ属(*Helianthus*)なども、華やかで明るく、金色に輝く花です。太陽の草花は強さや心臓、それに活力の体液と結びつけられました。

太陽は夏至まで日毎に高くなり、植物はいきいきと育ちます。夏の盛りが過ぎると日光は弱まり、植物はしおれ始め、月が影響力を増すとされました。これがもっと小さな、毎日のリズムでも起こります。樹液は午前中に上昇し、昼頃にピークになって、午後には落ちていき、夜には再び沈むのです。

庭師たちが何世代も「教会のランプ」と呼んでいたように、月夜は、日中肉体労働をする彼らが自分の畑作業ができる唯一の時間でした。月の周期はおよそ29日ですから、毎回の満ち欠けを様々な作業に当てる必要がありました。4月の満月は昔から種が芽を出す時期でした。その種は、霜が硬い土を割ってくれる1月の満月の間に、土に鋤き込んでおきました。5月の満月は植え付けによく、中秋の満月(秋分の日に最も近い満月)はとても明るいため、庭師たちは穫り入れを夜まで続けることができました。12月の満月(またはクリスマス)は、伝統的に果樹を刈り込む時でした。

月は寒さと結びつけられました。その銀色の光が、同じように輝く霜をもたらす澄んだ夜空に、最も冴え渡るからです。月の花は女性的で、月経周期や出産に影響するとされました。夜に花が咲く植物は特に魔法のようだと見なされました。中でも、白い花の咲くヤコウボク(*Cestrum nocturnum*)や、銀色の葉を持つ不思議なヨモギ属の草(*Artemisia*)は魔術的な草でした。

正確な月の周期は、暦で計算することができました。最も有名な暦の1つは、1697年、独学の医師、フランシス・ムーアが出版したものです。彼はチャールズ2世の宮廷占星術師でもありました。最初、ムーアは天気予報も含めて考えていましたが、3年後、星占いをつけた『星の声(*Vox Stellarum*)』を出版し、こちらの方がはるかに人気となりました。

320年以上経った今も、この本は『ムーアおじさんの暦(*Old Moore's Almanack*)』と呼ばれ、イギリスの新聞販売店の重要商品として、世界の出来事からスポーツの試合、セレブの結婚まで成り行きを予想し、夜に働く庭師や漁師のために、潮見表や月齢を載せています。一方、アメリカ初の暦は『1639年ニューイングランド暦(*An Almanac for New England for the Year 1639*)』で、これはその後

p.139 回転式(可動式)星座表。15世紀の写本『ヨークの床屋外科ギルドブック(*The Guild-book of the barber-surgeons of York*)』、1475~99年頃。

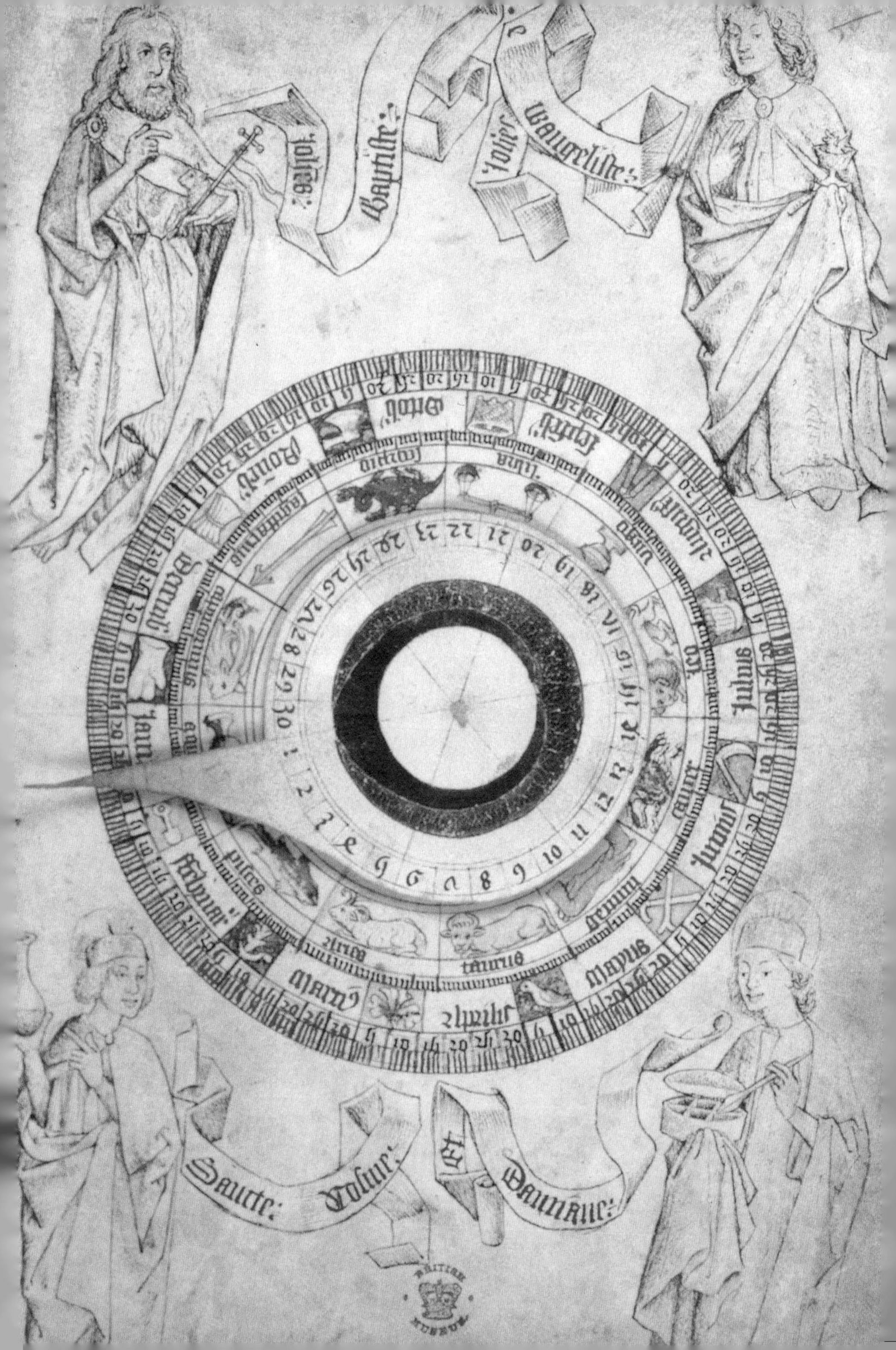
Johes: Baptiste:
Johes: Ewangeliste:
Sancte: Cosme: Et Damiane:
BRITISH MUSEUM

ゆっくりと時間をかけて模倣され、多くの類似した暦が世に出されました。その1つは他ならぬベンジャミン・フランクリンが出したものです。彼は1732年、リチャード・ソーンダーズというペンネームで、『貧しいリチャードの暦（*Poor Richard's Almanac*）』を作り始めました。

星の動きに従った畑仕事は長い間続きました。古代ギリシャ人は、「七姉妹」（プレアデス星団）が見えるようになると、雑草を鋤き起こすのにいい時だと考えました。しかし、何世紀も経て、その技は伝承による農作業に姿を変えていきます。トーマル・ヒルは『畑仕事で儲ける技術（the Profitable Arte of Gardening）』（1563年）で、庭師たちに星を重視するよう熱心に勧め、「星の光」はかよわい植物に命を与えもすれば破滅させもすると説いています。比較的近年になっても、北極星はパセリの種蒔き時を告げると言われました（もしそうなら、パセリの種蒔きはいつでもいいことになります。パセリは**p.56**参照）。現在でさえ、バイオダイナミック農法、すなわち有機栽培とスピリチュアルやエコロジカルの概念を組み合わせ、しばしば占星術カレンダーや月齢を利用する農業はどんどん注目を集めていて、特に何百億円も稼ぎ出すワイン産業では人気です。天の運行に従った農作業は、星と同様本質的にサイクルのあるものだからです。

右 身体のそれぞれの部位をどの星座が司っているかを示す、16世紀の木版画。
p.141 ヤコウボク（*Cestrum nocturnum*）。ニコラウス・ヨーゼフ・フォン・ジャカン『シェーンブルン宮殿庭園の植物図誌、絵図と解説（*Plantarum rariorum horti caesarei Schoenbrunnensis: descriptiones et icones*）』、1797〜1804年。

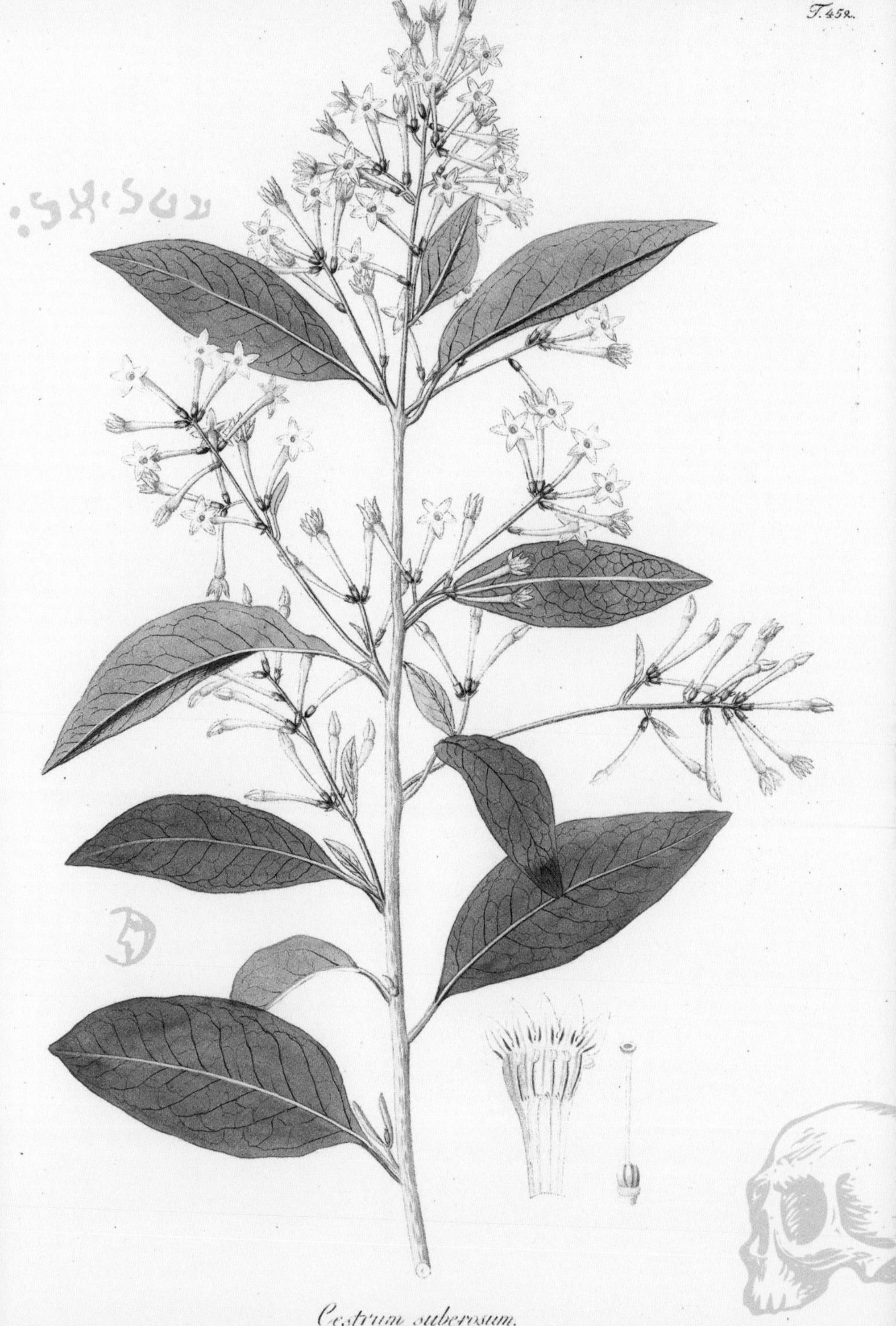

Cestrum suberosum.

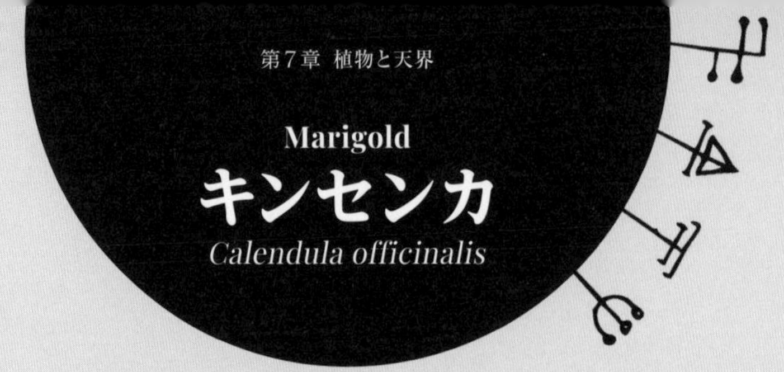

Marigold
キンセンカ
Calendula officinalis

昔ながらの香草であるキンセンカは、
何世紀にもわたって風味付けや染色、薬に使われてきました。

この植物の名前は、「小さなカレンダー」を意味するラテン語のcalendaeから、ローマ人が名づけました。いくつかの月の初日に咲くと言われていたからです。キンセンカはとても規則正しく花開くので、ウェールズでは、朝7時までにキンセンカが開かなければ雷雨になると言われるほどです。

キンセンカは中世に農家の庭で栽培されており、それが外部に進出して、周囲の人里で野生化しました。「太陽の草」、「農夫の日時計」、「夏の花嫁」などと呼ばれるのは、空を動く太陽を追うからです。キンセンカは伝統的に太陽の花とされ、四元素では火に属すると考えられました。

キンセンカは忠実な愛のシンボルです。占いにも用いられ、ニガヨモギ（*Artemisia absinthium*）、マジョラム（*Origanum majorana*）、タイム類（*Thymus*）と一緒にハチミツと酢を混ぜた中でとろ火にかけて、様々な文句を唱えながら肌に塗り込むと、将来の夫の夢が見られるそうです。その相手を手に入れたら、花嫁のブーケにキンセンカを入れると、夫をずっと自分のものにしておけると言われました。

キンセンカの金色は、神話や遠い昔物語にも出てきます。ギリシャ神話では、触れるものすべてを金にしてしまう、父親のミダース王にうっかり触れられてしまった王女だったとされ、フランスでは円い金色の花はゴーシュフェール（gauche-fer）、つまり中世の騎士が左腕につけた小さな鉄の防具だと言われました。また、ウィリアム・ターナーは『新本草書』でやや皮肉に、「神に与えられた自分の髪の自然な色に満足せず、この草の粉で黄色に染める者がいる」と書いています。庭では花や野菜から害虫を遠ざけるために植える忌避植物（コンパニオンプランツ）となり、キッチンでは花びらをサラダの彩りにしたり、煮込み料理の色づけに使ったりしました。

しかし、この花は薬としてもっとずっと大切なものでした。花の部分をスズメバチに刺された個所に擦りつけると、腫れを軽くすることができました。膿んだ傷やただれ、熱、疫病にさえ使われました。歯が痛めばキンセンカを浸けた酢を歯ぐきに塗り、キンセンカ茶ははしかの薬になりました（一部の俗信では、「はしかの花」に触れると病気になると言われましたが）。ハンナ・ウーリーの『淑女必携（*The Gentlewoman's Companion*）』（1675年）では、気鬱の治療用にキンセンカを常備するよう勧めています。今日でも、キンセンカ類を使ったクリームは広く入手でき、皮膚の炎症の緩和や、乾燥して荒れた肌の栄養補給に使われます。

p.143 キンセンカ（*Calendula officinalis*）。
ヘルマン・アドルフ・ケーラー『ケーラーの薬用植物』、1887年。

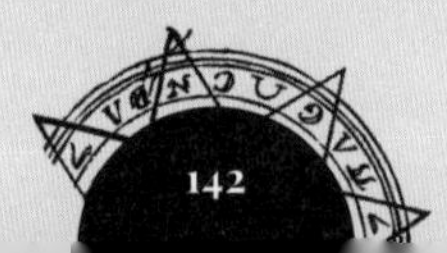

Compositae
(Calenduleae)

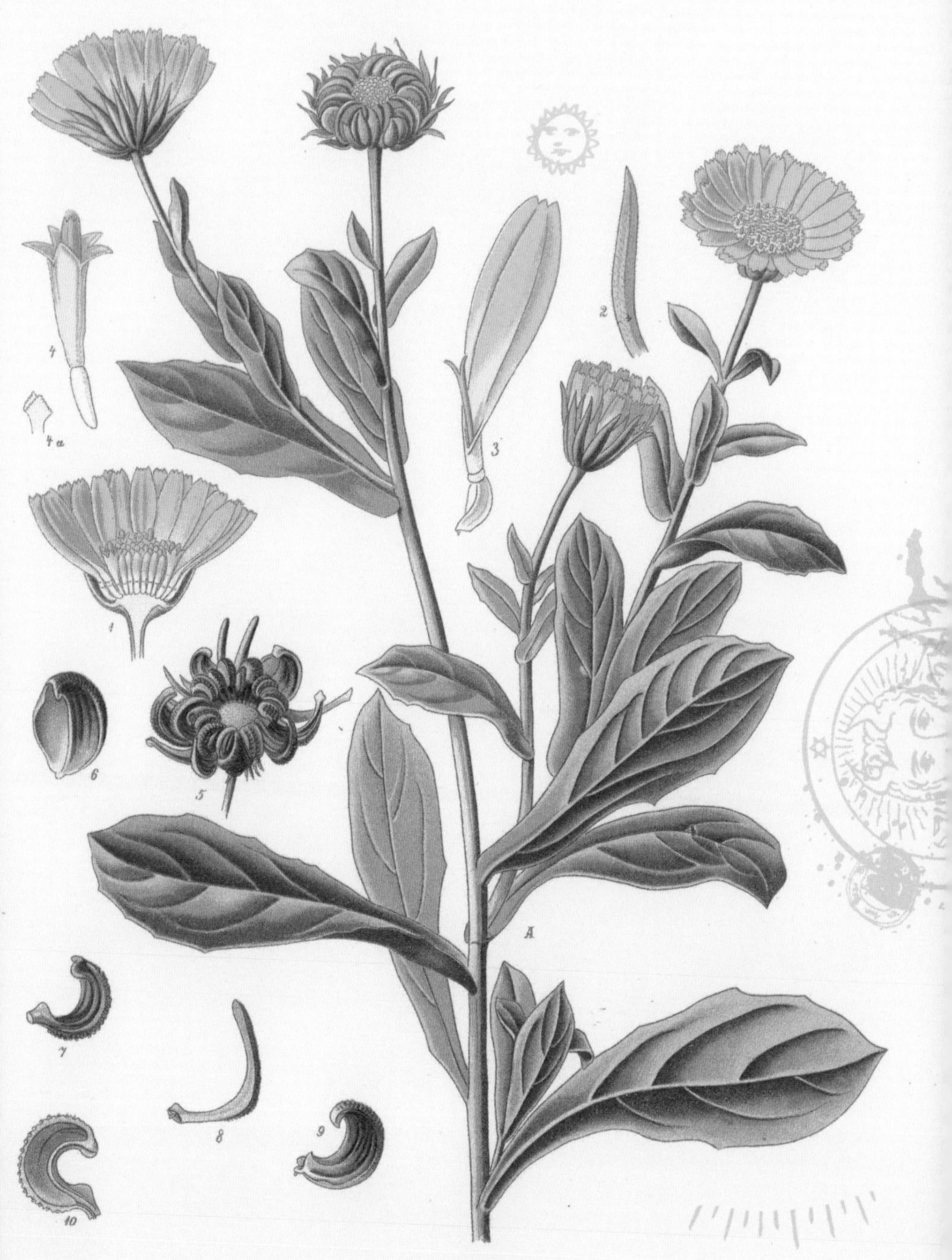

Calendula officinalis L.

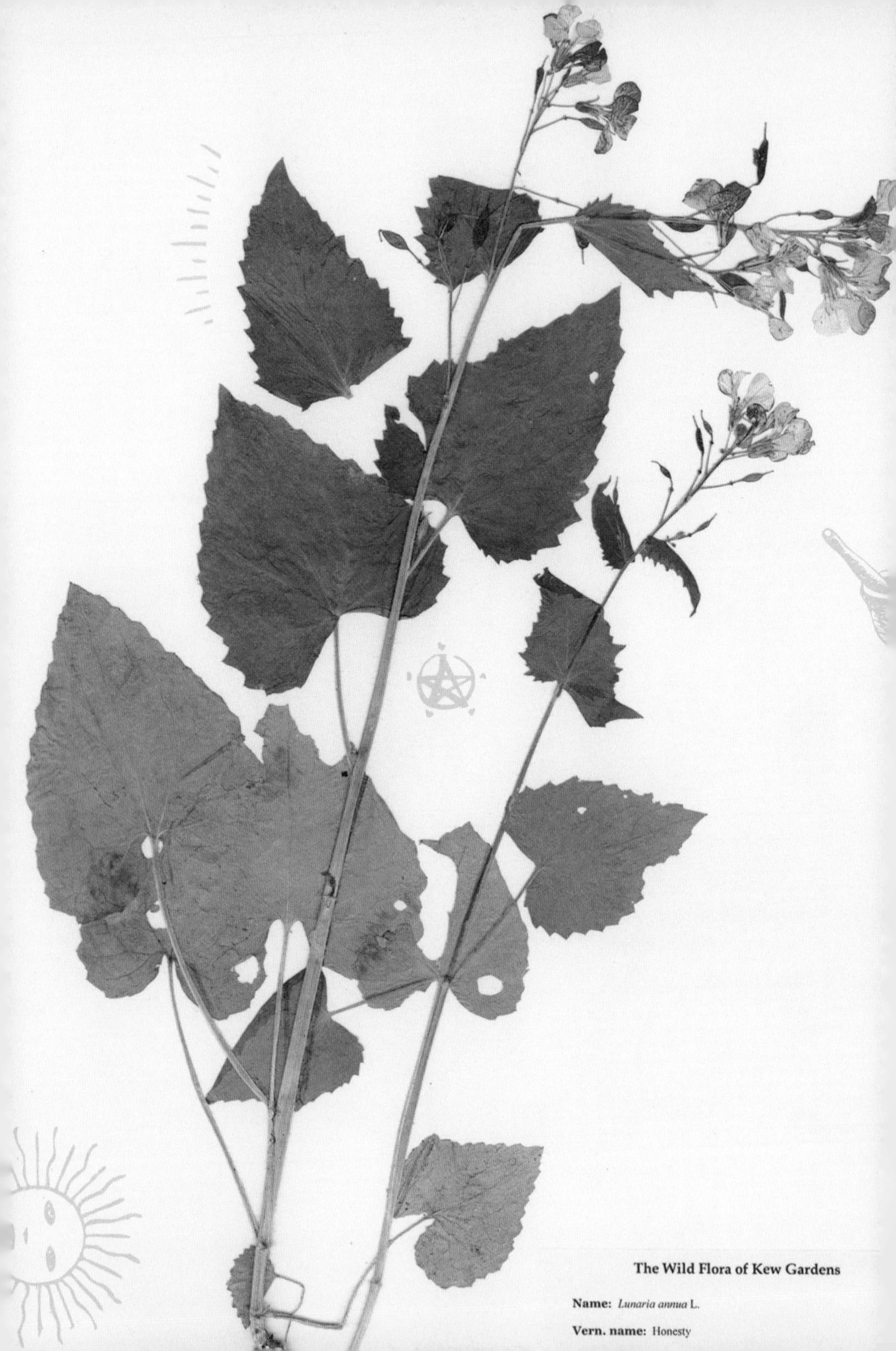
The Wild Flora of Kew Gardens
Name: Lunaria annua L.
Vern. name: Honesty

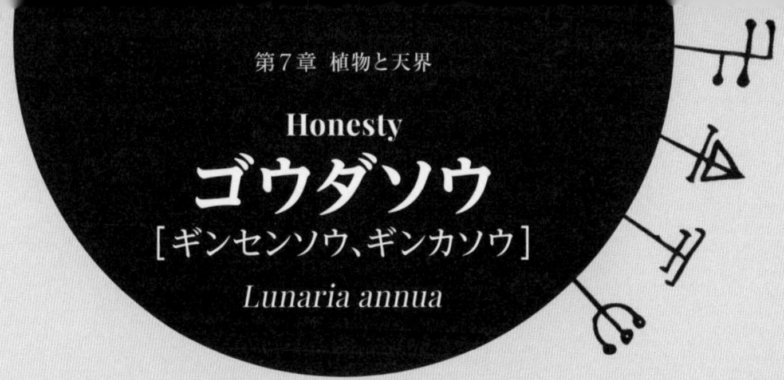

Honesty

ゴウダソウ

［ギンセンソウ、ギンカソウ］

Lunaria annua

ゴウダソウと月との関係は、その学名Lunariaでも明らかです。
夜に咲く花ではありませんが、種の入った銀色の包葉は、
「教会のランプ」と言われた月光の下で輝きます。

バルカン半島から南西アジア原産のゴウダソウは、別名「月の花」、「おばあちゃんの眼鏡」と言い、5月や6月に1メートル近くにも育つ細い茎に、白や紫の花をつけますが、別名はどれも特徴的な実の形から来ています。他には「両ポケットにお金」、「現金」、「シリング銀貨」、「ペニー銀貨」などで、アメリカでは「ドル銀貨」と言います。フランスではmonnaie du pape（「教皇のお金」の意）となります*。ですから、ポケットにこの草を1本入れておくと、幸運と富をもたらしてくれると多くの人が考えたのも、全く驚きではありません（チャンネル諸島では、花嫁は誰もが新居に1本吊るし、結婚生活の幸運と幸せを願います）。しかしもちろん、言い伝えは伝統的に二面性を持つので、1つの植物にも2つの反対の意味があり、家はもちろん庭にもゴウダソウは生やさないという人もいます。

英語でオネスティ（Honesty:「正直」の意）と呼ばれるのは、半透明で3層になった鞘が、中味をすべて見せるためでしょうが、この植物には別のダークな名前もあります。「悪魔の半ペニー銀貨」、またデンマークではjudaspenge（「ユダの銀貨」の意）なのです。「月の花」は持ち主に富をもたらすかも知れませんが、よからぬ方法で得た汚いお金でしょう。また、軽蔑される「泥棒草」で、悪魔や悪霊を寄せ付けませんが、それはこれ自体が悪魔の仲間の植物だからだとされました。この草が悪者の手に渡ると、ドアを開け、チェーンを切り、馬の蹄鉄を外してしまうかも知れません。

しかしこれらの伝承があっても、ゴウダソウは驚くほど人気の植物でした。アブラナ科なので、種はやや辛めのからしの代用品とされることもありました。イギリス植民地時代のアメリカの庭では、根を採るためにゴウダソウを栽培しました。ジョン・ジェラードは、この草を「ボルバナック」や「白いサテン」と呼び、種は「ぴりぴりした辛みがある」と書いていますが、根は「少し刺激があるが大したことはない。他の草の根のように、サラダで食べる」と述べました。彼は、葉は切り傷によい軟膏になると考え、「転倒病（てんかん）」の薬に薦められるのを聞いたと書いています。

二年草で、庭に根付けば気持ちよく自然播種で育ちますが、増えすぎることはあまりありません。夕暮れの薄明かりの中で光る、美しい幽霊に過ぎないのです。

*日本では、銀貨草(ぎんかそう)、銀扇草(ぎんせんそう)、銀傘草(ぎんがさそう)、大判草(おおばんそう)などと言われる。

p.144 ゴウダソウ（*Lunaria annua*）の植物標本シート。キューガーデンで採集、2009年。

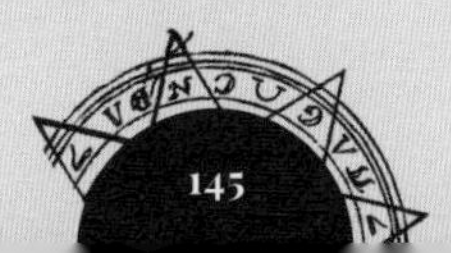

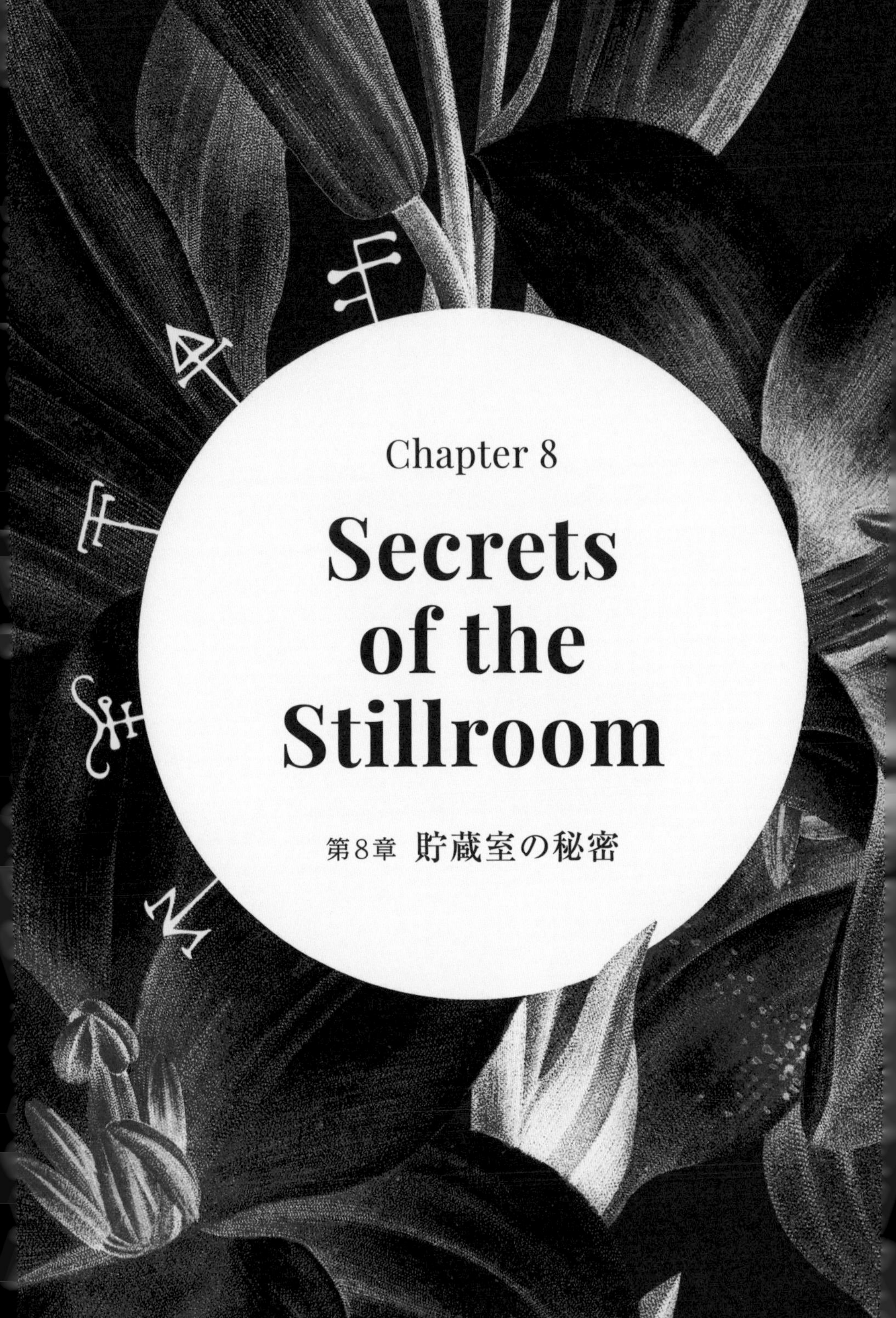

Chapter 8

Secrets of the Stillroom

第8章　貯蔵室の秘密

食料貯蔵室は、他の作業スペースとは異なり、

涼しく乾燥した部屋で、鍵がかかり、

その家の女主人か信頼の厚い使用人しか使えませんでした。

ここは大事なものを保存する場所でした。

お酒や保存食、コーヒーやお茶、

ココアのような貴重な飲み物、

スパイス、それにその家の砂糖の塊などです。

また、自家製の薬を調剤する場所でもありました。

貯蔵庫であり、キッチンであり、
研究室でもある食料貯蔵室はヨーロッパ中に見られ、
初期のアメリカ移民もこのコンセプトを持ち込んで、
石鹸や軟膏、シロップ、チンキをここで作りました。

中世の食料貯蔵室は、錬金術師の実験室と似通ったところがあります。錬金術師は、基本となる物質を純化して貴金属にする方法を研究した、謎の多い自然哲学者と言えるでしょう。虚空から金を作り出すという「増殖」は、イギリスでは1404年にヘンリー4世によって非合法化され、1689年まで解禁されませんでしたが、一部の人々が試みるのを止めることはできませんでした。典型的な錬金術師の実験室には、アタノール(炉)、石臼、それに興味深い物質を蒸留する容器などがありました。通常の(そして全く合法的な)家庭の食料貯蔵室にも、炉、乳鉢と乳棒、鍋ややかんがあったことでしょう。錬金術は賢者の石を追い求め、不老不死の秘薬とあらゆる病気の治療を追求しました。しかし、食料貯蔵室にいた大半の女性は、一家をなるべく健康な状態に保とうとしただけです。

これらの部屋で、薬草を蒸留して精油にし、後からチンキや軟膏、洗剤、防虫剤、香味料、リキュールに加えたりしました。その方法は母から娘へと受け継がれ、時には手書きの「レシピ集」にまとめられましたが、16世紀になると、薬草学や家事のマニュアルが出版されるようになります。トーマス・ドーソンの1585年の『よき主婦の宝典(*The Good Huswifes Jewell*)』には、「様々な病気の定評ある薬」の処方が、パンケーキやサレット(サラダの古名)、プディングのレシピと一緒に載っていました。ただし、すべての材料が市中の店の定番商品だったわけではありません。たとえば「肝っ玉を太くする」あるレシピには、雄のスズメ3、4羽の脳みそが必要でした。とは言え、当時でも、基本的な材料のほとんどは近所の野原で簡単に見つかりましたし、もっと手軽に、よく手入れした菜園で採ることもできました。

薬草はそれぞれ決まったルールに則って集めるもので、時間帯や月齢、もっと当然ながら天気に従うこともしばしばでした。乾燥した日に集めなければならないからです。根なら、土の上の部分が出る前の最も水分豊富な状態で採ります。葉や新芽は花の咲く前が一番で、理想的には新鮮なうちに使うものでした。保存しなければならない場合は、束ねて上下逆さまに風通しのいい暗がりに吊るし、色とエキスを保つようにします。完全に乾いたら、密閉式の瓶に入れ、冷暗所に保管します。専門の薬局には特別な乾燥小屋がありましたが、たいていは食料貯蔵室の暗い隅で十分でした。

庭の植物や、外国産スパイスなど慎重に購入したわずかな貴重品が、ハーブティや軟膏、それにラベンダー類(*Lavandula*)やスイートブライア(*Rosa rubiginosa*)で作るポマンダーの主な材料となり、少しでも身だしなみよくするように香らせる洗濯用芳香剤にもなりました。香りのよい水は様々な用途があり、床に撒いたり、薬や香水にしたり、ものの香り付けに使ったり、ナイフやフォークを持っている人が少なかったため食事中に不可欠な手水にも使いました。金持ちは輸入もののオリーブオイル製カスティール石鹸を買えたでしょうが、他は誰もが自分で石鹸を作ったのです。

灰汁(あく)の石鹸はバビロニア時代から作られていました。炉の灰を数日間水に浸けて、炭酸カリウム(カリ)を抽出します。苛性沈殿物がガチョウの羽根を溶かすほど十分強ければ(ただし、卵が立つほ

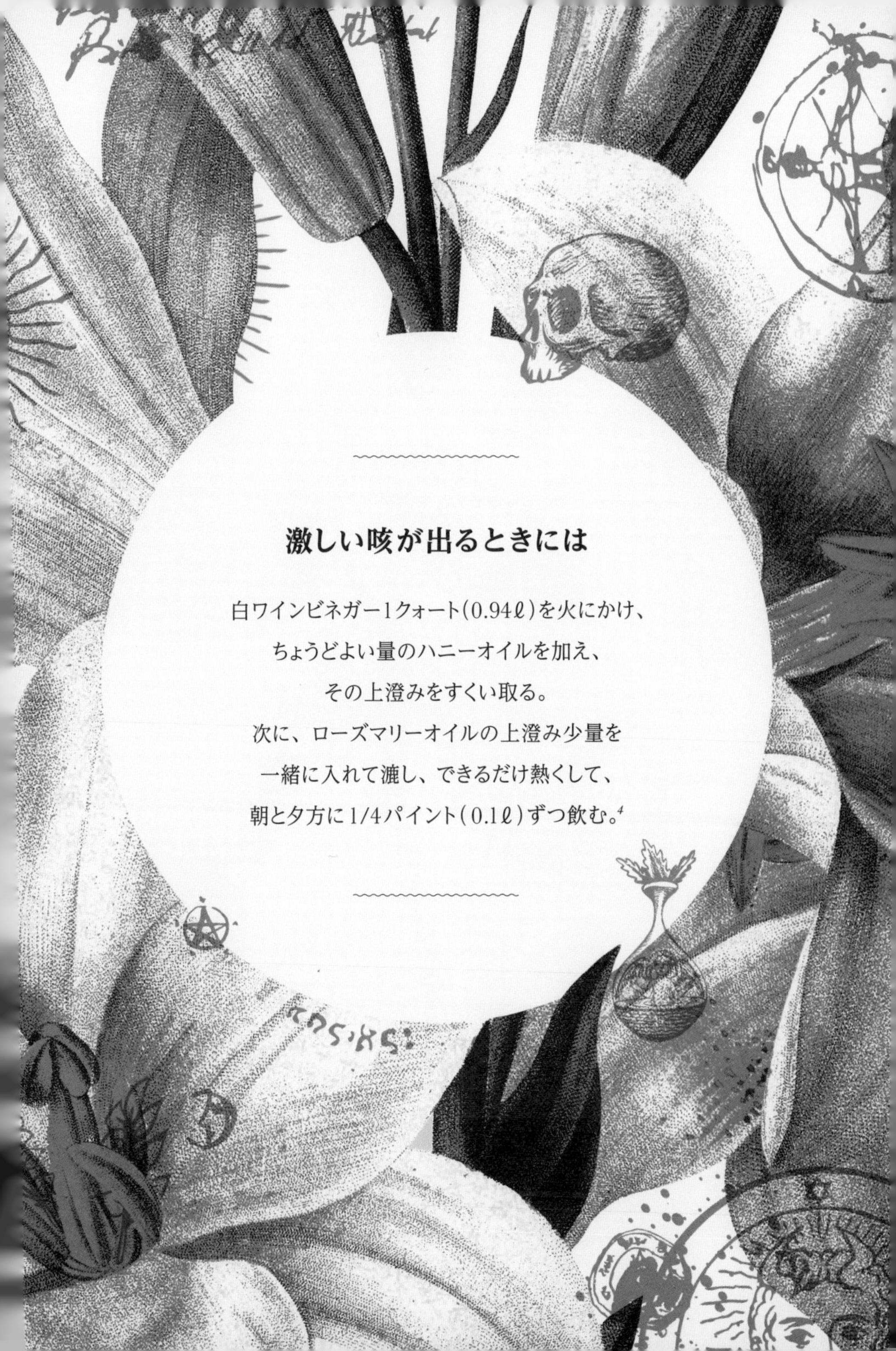

激しい咳が出るときには

白ワインビネガー1クォート（0.94ℓ）を火にかけ、
ちょうどよい量のハニーオイルを加え、
その上澄みをすくい取る。
次に、ローズマリーオイルの上澄み少量を
一緒に入れて漉し、できるだけ熱くして、
朝と夕方に1/4パイント（0.1ℓ）ずつ飲む。[4]

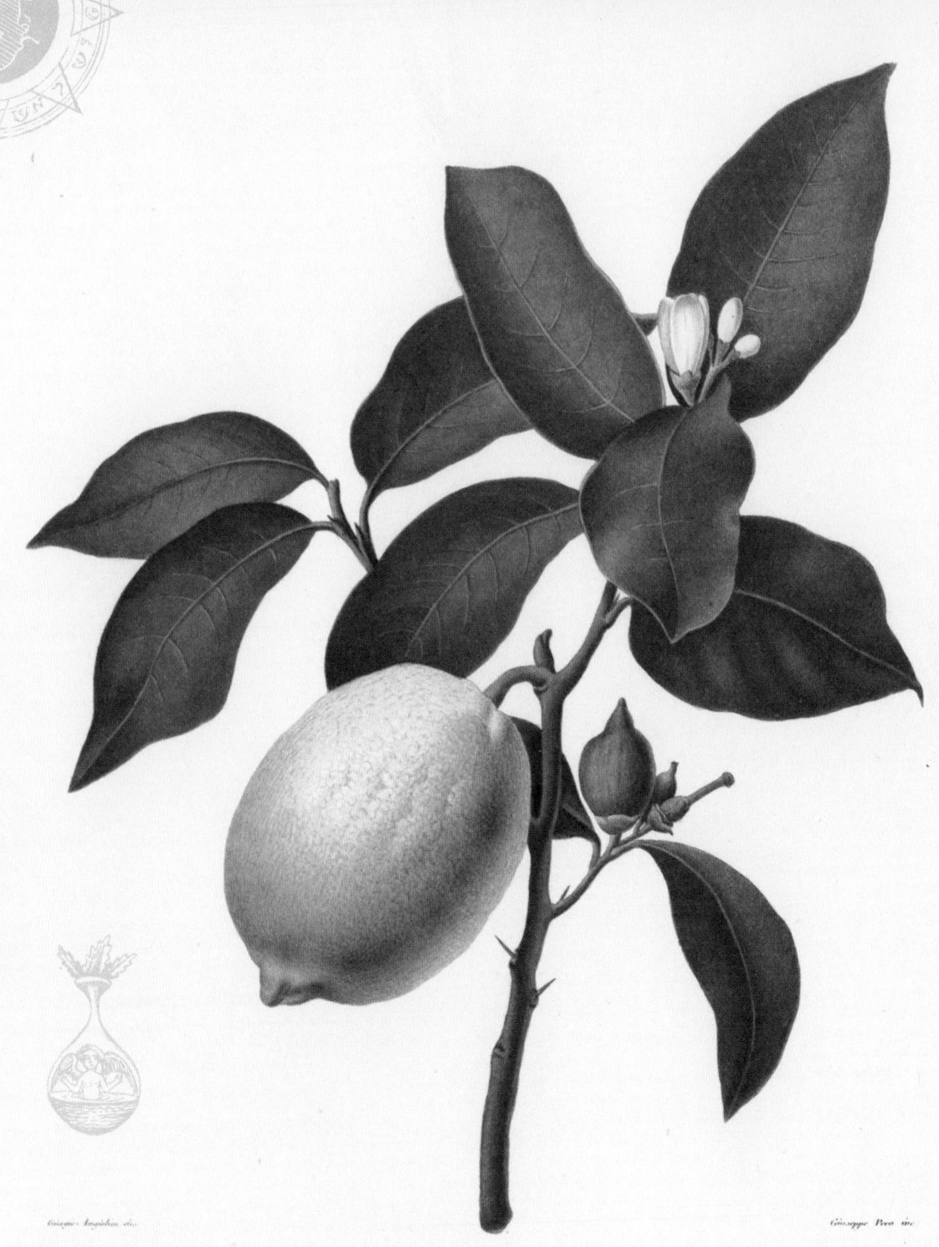

Giorgio Angiolini dis. Giuseppe Pera inc.

CITRUS MEDICA, LIMON — *Limone di giardino*

*Pianta legnosa e quasi arborea perenne e di foglia sempre verde — Ama la terra forte ben con-
cimata mista di terriccio vegetabile e vinacce ben macerate insieme — Si coltiva in vasi che in inverno
si ripongono; a spalliere, o a boschetti che in inverno si cuoprono — Fiorisce quasi tutto l'anno ma spe-
cialmente in Marzo ed in Agosto; e matura i frutti un'anno dopo nel mese di Maggio e Settembre —
I frutti sono odorosi e contengono molto Agro.*

ど濃くなければ）、沈殿物を集めて豚の脂と一緒に煮て、服を洗いました。

灰汁の石鹸を使った後では、匂いをよくするものなら何でも歓迎されました。マジョラム（*Origanum majorana*）、野生のタイム類（*Thymus*）、カーネーション（*Dianthus caryophyllus*）、スイカズラ（*Lonicera periclymenum*）、ジャスミンの仲間（*Jasminum*）などは家の側に植えて、開け放った窓から匂いが流れ込み、清潔で健康的に香るようにしました。乾燥させた花を詰めた小袋は頭を落ち着かせ、気鬱を払い、そしてもちろん優美なカスティール石鹸を一層美しくするために添えられました。

化粧品も食料貯蔵室で生まれたものです。5月1日にスポンジで集めた露はメイ・デューと呼ばれ、漉して陽にさらしたものは良質な汎用美容液になりました。夜半の雨の後にフェンネル（*Foeniculum vulgare*）またはウッドアネモネ（*Anemonoides nemorosa*）の葉から集めたメイ・デューは、特にただれ目を落ち着かせるとされました。ワイルドストロベリー（*Fragaria vesca*）の葉を、ツルヘビイチゴ（*Potentilla reptans*）、タンジー（*Tanacetum vulgare*）、オオバコ属（*Plantago*）と一緒に牛乳に入れると、クリームのような濃さになって、1年間保存でき、顔用のローションとして使えました。そばかすはニワトコの仲間（*Sambucus*）の葉のエキスで消すものでした。

食料貯蔵室で作った薬は、主人、使用人、家畜まで、その家の全員の健康を保ちました。ワインに砂糖とスパイスを加えた香料酒など汎用の強壮剤は、数ある病気から富と健康を守るとされました。ワイン・玉子・砂糖・スパイスで作ったポセットという玉子酒は、病人や老人、身体の弱い人に与えられました。このカスタードのような一品はよほど気をつけて作らねばなりません。表面を泡立てるために、かなり高い位置から注ぐのが伝統だからです。患者は「グレイス」と呼ばれるクリーミーな泡の部分をスプーンで食べ、それから「スプーン・ミート」と呼ばれる滑らかな半固形のカスタード状の部分をスプーンで掘っていくことになります。専用のポセット・カップで食べていれば、最後に底に残ったアルコール分の濃い液体を、飲み口から飲むことができるはずです。飲めなければ、カップを逆さまにしてスプーンを落とし、目に当たって「弱り目に祟り目」になるだけでしょう。

薬を固形や半固形にして処方を固定すると、1回の服用量がより正確になり、薬がより安定して管理しやすくなります。軟膏は、たとえばミツロウに精油を加えて作られました。シンプル（単一の植物で作る薬）は、可能な場合はその場で作りましたが、前もって作っておいて、アルコールや砂糖のシロップを加えて劣化を防ぐこともありました。しかし、これには費用がかかりました。特に砂糖は、アメリカ大陸でのプランテーション化で価格が下がるまで、とても高かったのです。

古代エジプト以来、喉の痛みを抑えるには薬用のトローチやドロップが使われました。エジプト人はレモン（*Citrus limon*）とハーブとスパイスをハチミツと混ぜていましたが、材料は今もその頃とほとんど変わりません。砂糖の方がハチミツより固めやすいのですが、恐ろしく高価で、時間もかかりました。砂糖は大きく成形した円錐形の塊から、鉄製の専用トングで割り取り、砕いて粉砂糖にし、細かいふるいで異物を取り除いてから、やっとレシピに取りかかれたのです。型に入れて作るやり方が考案されるまで、キャンディは煮溶かした砂糖を長い紐状に引き延ばし、バターを塗ったハサミで一口大に切って作るものでした。

湿布やパップ剤は水分のある固形の貼り薬で、あらゆる症状を治すのに使われました。ひりひりする痛み・膿んだ傷・打ち身・できもの・巻き爪・

p.150 シトロン（*Citrus medica*）。
アントーニオ・タルジオーニ・トッツェッティ『花・果実・柑橘集（*Raccolta di fiori frutti e agrumi*）』、1825年。酸味があって油分をすっきりさせ、唾液を出させる風味のおかげで、様々な柑橘がのど飴から洗剤にまで多用されることになった。

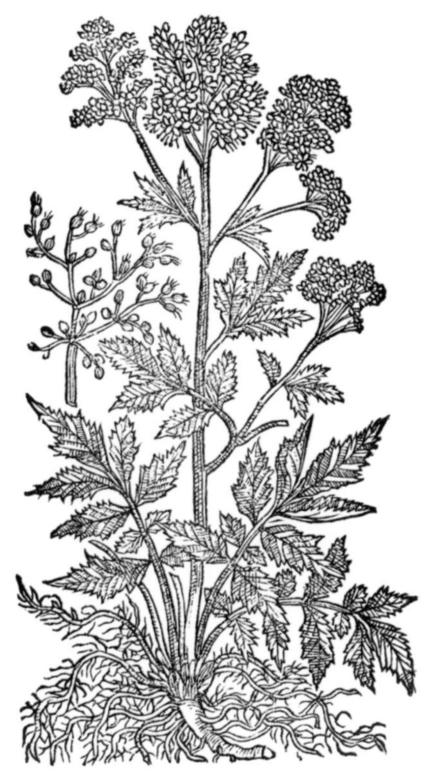

歯痛・炎症・胃けいれん・骨折などはすべて、人間でも家畜でも、湿布で治した症状の例です。湿布には何らかのつなぎが必要で、パンや麻布、漆喰などを、病気によって様々な薬液をしみこませて使いました。湿布は普通、患部に熱を与えるもので、使用前に十分温めましたが、ホースラディッシュ（*Armoracia rusticana*）のように天然で「熱い」薬草を用いることもありました。アマ（*Linum usitatissimum*）の種から採るアマニ油が特によく利用されたのは、通常は固体ですが、液体に接すると油に含まれる繊維が広がり、患部を乾かして、傷の中のトゲや破片といった異物を排出させたからです。アマは治療に使われる種も、布地にするリネン繊維も、極めて貴重でしたが、常にたくさん収穫できる保証のある作物ではありませんでした。イースターから40日後の昇天日には、実りの前触れとして鐘を鳴らさねばならず、もっと古い伝統に立ち戻ってか、迷信深い農夫は念のため夏至の日にたき火を飛び越えることもありました。高く跳ぶほどアマがよく育つとされたのです。

床撒きハーブは家中で使いました。床を清潔に保ち、虫を避け、部屋によい香りを漂わせます。踏むと葉から芳香成分を出す草は、特によいとされました。カモミール（*Matricaria chamomilla*）、レモンバーム（*Melissa officinalis*）、クルマバソウ（*Galium odoratum*）、ミント類（Mentha）などです。ジョン・ジェラードは、エリザベス1世は自室用に特にメドウスイート（*Filipendula ulmaria*）を好んだと述べていますが、黄色味のある白い花なので、場所によっては家に持ち込むのは縁起が悪いとされました。実際、メドウスイートのある部屋で眠った人は、2度と目を覚まさないとも言われたのです。しかし、結婚式で教会にこの軽快な香りの草を撒くため、妥協が成立しました。ブライドワート（「花嫁の草」の意）という別の通称をつけることにしたのです。

近代初期の食料貯蔵室では、植物薬は非常に重要でしたが、必ずしも頼りにはなりませんでした。多くの家で治療を担う人、特に薬専用の部屋を持てない貧しい人は、病気や、家族を狙っているかも知れない悪霊から身を守る上で、お守りや幸運の呪文以上のものではなかったのです。

聖ベネディクトゥスの草とされたつましいハーブベネット（*Geum urbanum*）は、一般に祝福されたものと考えられ（西洋の一部の国ではヘビを活気づけると考えられましたが）、玄関のドアに吊すと悪魔の侵入を防ぐ優れたお守りになりました。特に、

上　メドウスイート（Filipendula ulmaria）の木版画。ジョン・ジェラード『本草書』改訂版、1633年。
p.153　『教皇ホノリウスの奥義書（Le Grimoire du Pape Honorius）』（1760年）の口絵。家畜を守る術を描いている。

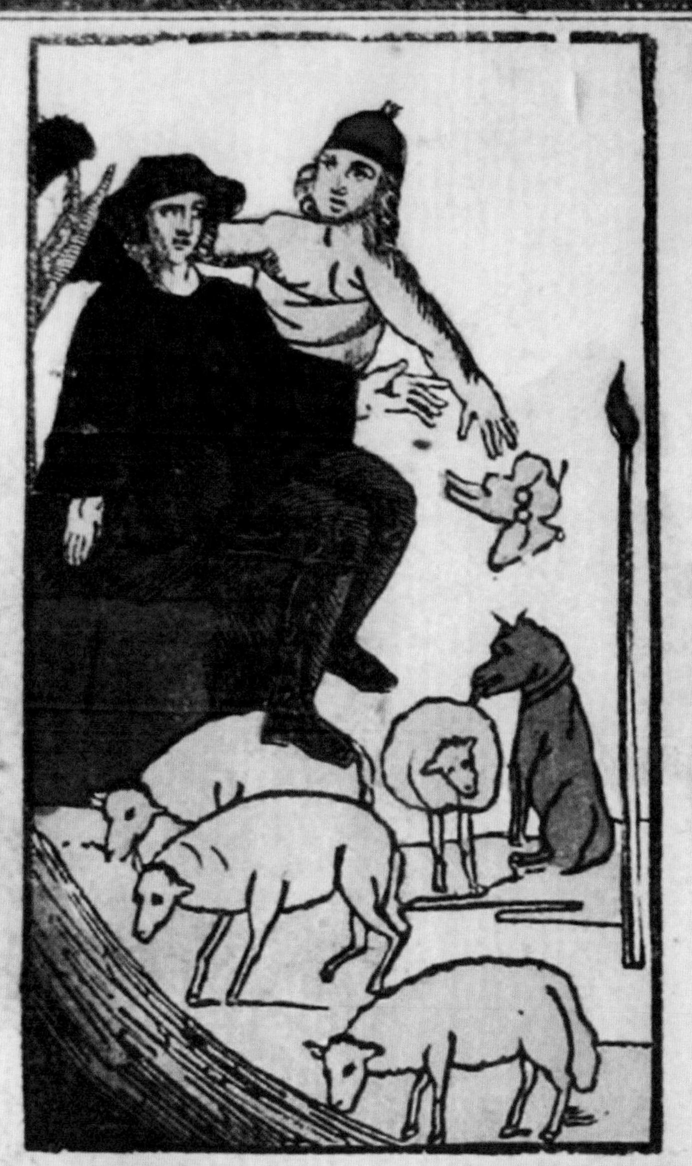

GARDE POUR LES MOUTONS,

Expliquée à la page 106.

N°. 2

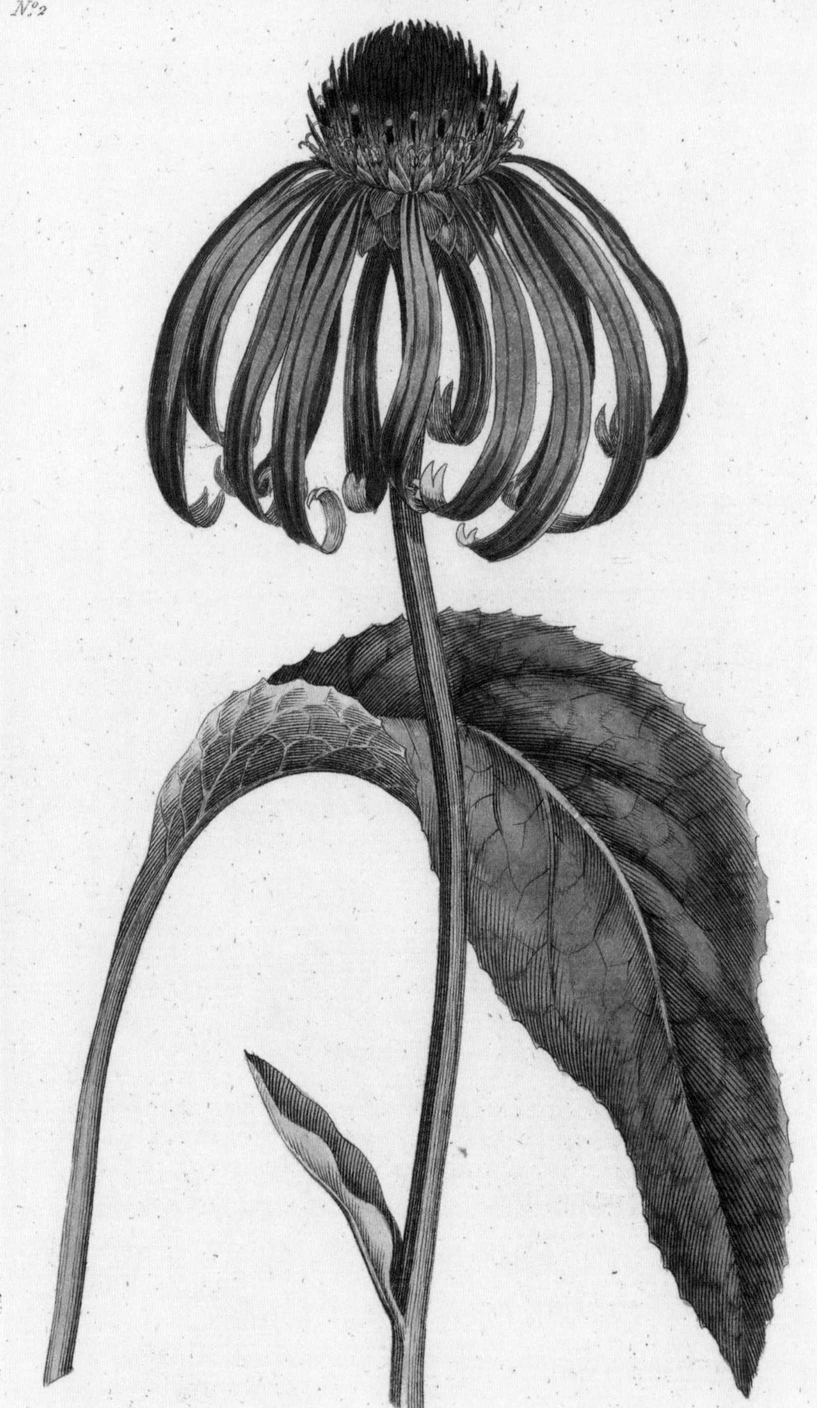

Publish'd as the Act directs by W. Curtis Botanic Garden, Lambeth Marsh 1786.

ベトニー（*Betonica officinalis*）と組み合わせるとよい魔除けでした。ヘンルーダ（*Ruta graveolens*）も「恵みのハーブ」と呼ばれ、東向きの窓に吊して病気避けにしました。イギリス人は、病気はフランスから吹いてくる汚れた風でもたらされると思っていたからです。家畜小屋では、動物、特に牛を魔除けで守りました。普通、この魔除けは薬草の花綵（はなづな）を指し、キヅタ属（*Hedera*）、ニワトコ属（*Sambucus*）、セントジョンズワート（*Hypericum perforatum*）、ナナカマド属（*Sorbus*）、サンザシ属（*Crataegus*））などの植物で作りました。ヴィブルヌムランタナ（*Viburnum lantana*）は、地方の道端によく生えるため、広く「旅の木」と呼ばれますが、「魔女集会の木」と呼ぶ人もいます。それでも、17世紀には、魔女を追い払うために牛小屋の周りによく植えられました。

食料貯蔵室とここに関連する技術は、徐々に、新たな知識を得た地方の人々の好みから外れ、健康や美容の秘密は、貧しい人々や村の女たち、そ

耳に虫が入ったら

ヘンルーダかニガヨモギ、
あるいはサザンウッドの汁を
耳に垂らして殺す。[5]

れに専門の薬屋が扱うものになっていきました。多くの知識が失われたり、今日残る伝承に不完全な形で受け継がれたりしたのです。風邪にはエキナセアを、虫刺されにはギシギシ属（*Rumex*）の葉を、傷にはキンセンカ（*Calendula officinalis*）を。

しかし子どもたちは、かつては衣服を収納したガルデローベ（化粧室）の飾りで虫避けでもあったことは知らなくても、今でもクローゼット用匂い袋の作り方を習ったり、クリスマスにはオレンジにクローヴを刺したりしています。また、下着の引き出し用や安眠のために、ラベンダーの匂い袋を作る人もいます。少数ながら、ミツロウにハーブを混ぜて、リップクリームやバームにする人もいるのです。すべてが失われたのではなく、今では、食料貯蔵室からキッチンに場所が移っただけなのです。

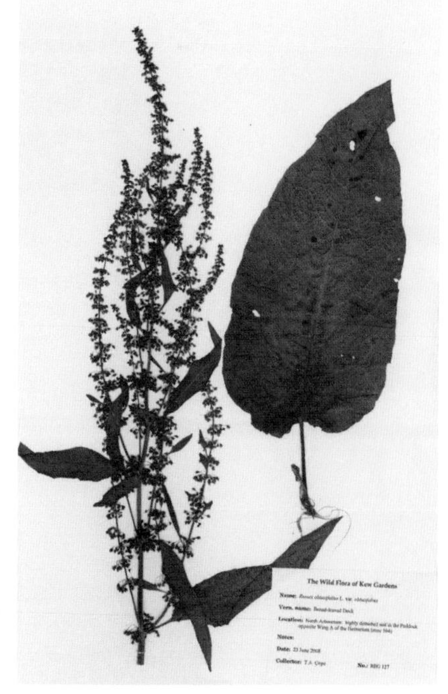

上 葉の幅の広いエゾノギシギシ（*Rumex obtusifolius*）の植物標本シート。キューガーデンで採集、2009年。
p.154 葉の幅の細いエキナセア（ムラサキバレンギク、*Echinacea purpurea*）。『カーティス・ボタニカル・マガジン』、1787年。

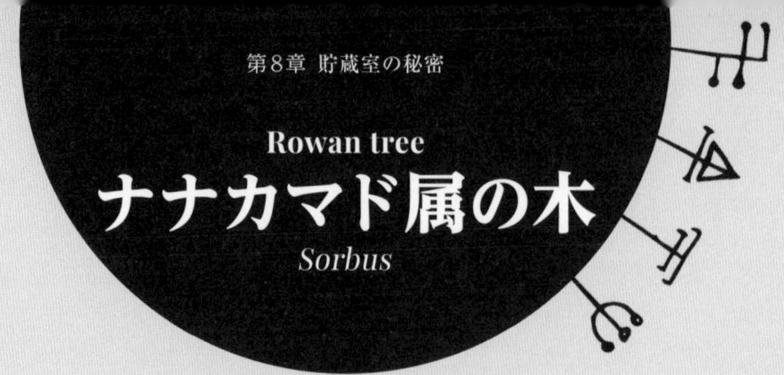

Rowan tree
ナナカマド属の木
Sorbus

鉛色の晩秋の空に映える、鮮やかな朱色のナナカマドの実は、
冬がすぐそこだと教えてくれます。

頭を垂れるほどに実がついていれば、収穫は豊かですが、その後厳しい冬がやって来ます。一部の人にとっては、ナナカマドは悪い目的に使う「魔女の木」です。でも、ほとんどの人はそれには同意せず、この植物は悪から守ってくれると考えています。しばしば「山のトネリコ」と呼ばれるナナカマドですが、トネリコとは何の関係もなく、リンゴやサンザシ、バラの方が近いのです。「山の貴婦人」、「元気の出る木」、「ワイルドウッド」とも呼ばれて、ヨーロッパ北部で最も標高が高く、簡単に近づけない場所にも見られます。最も苛酷な場所の例では、スカンディナヴィア半島の岩と岩の間、土のない裂け目にもしがみつくように生え、「空飛ぶナナカマド」と呼ばれています。スコットランドでは、羽根状の葉の間を吹き抜ける風の音から、秘密のある人には気になる「囁きの木」の名前がつきました。

ギリシャの若さの女神へーベーが、不老不死の食べ物を入れた魔法のカップを悪魔に盗まれてしまったため、神々は取り戻すためにワシを遣わします。カップをめぐる戦いの間に、鷲は血を流し、羽根も抜けて、それが地面に落ちるとナナカマドの木になりました。北欧神話では、ナナカマドは戦いの神トールの聖なる木です。流れの速い冥界の川で、枝をしならせて命綱となり、トールを救ったからです。また、ケルトの伝承では、人類最初の女性はナナカマドから作られたといいます（男性はトネリコから作られました）。女性との関係はキリスト教にも引き続き持ち込まれました。アイルランドの聖女ブリジッドの名前は、ケルトの健康・芸術・癒やし・助産・鍛冶・織物の女神、ブリギッドから来ているようですが、彼女の植物はナナカマドです。錘（おもり）や紡ぎ車が昔からナナカマドの木で作られるのは、このためです。

ナナカマドの実は、1つ1つの付け根に先端が5つの小さな星形があり、実が熟すと、幸運の印である不思議な五芒星のように見えます。ナナカマドは棺とゆりかごを守り、また、牛の角にもつけられました。今でも、特にスコットランド高地地方では、ナナカマドが折れるのは不吉だと考えられています。人によっては、ナナカマドは妖精の木でした。真夏には、妖精の輪にはまった場合に備えて、手近にナナカマド製の杖を置いておくのが賢明だとされました。また、金属の鉱石を探す鉱脈棒にすることもできました。

ナナカマドは常に、伝統的な薬箱に入っていました。下痢止めやノドが痛む時のうがい薬、痔の軟膏として効き目があると考えられたからです。壊血病の治療にもよいと言われましたが、これは実際に意味のあることでした。ナナカマドの実はビタミンCが豊富だからです。

p.157 一部彩色されたナナカマドの木（*Sorbus domestica*）の図。
メアリー・アン・ステッビング画、1946年。

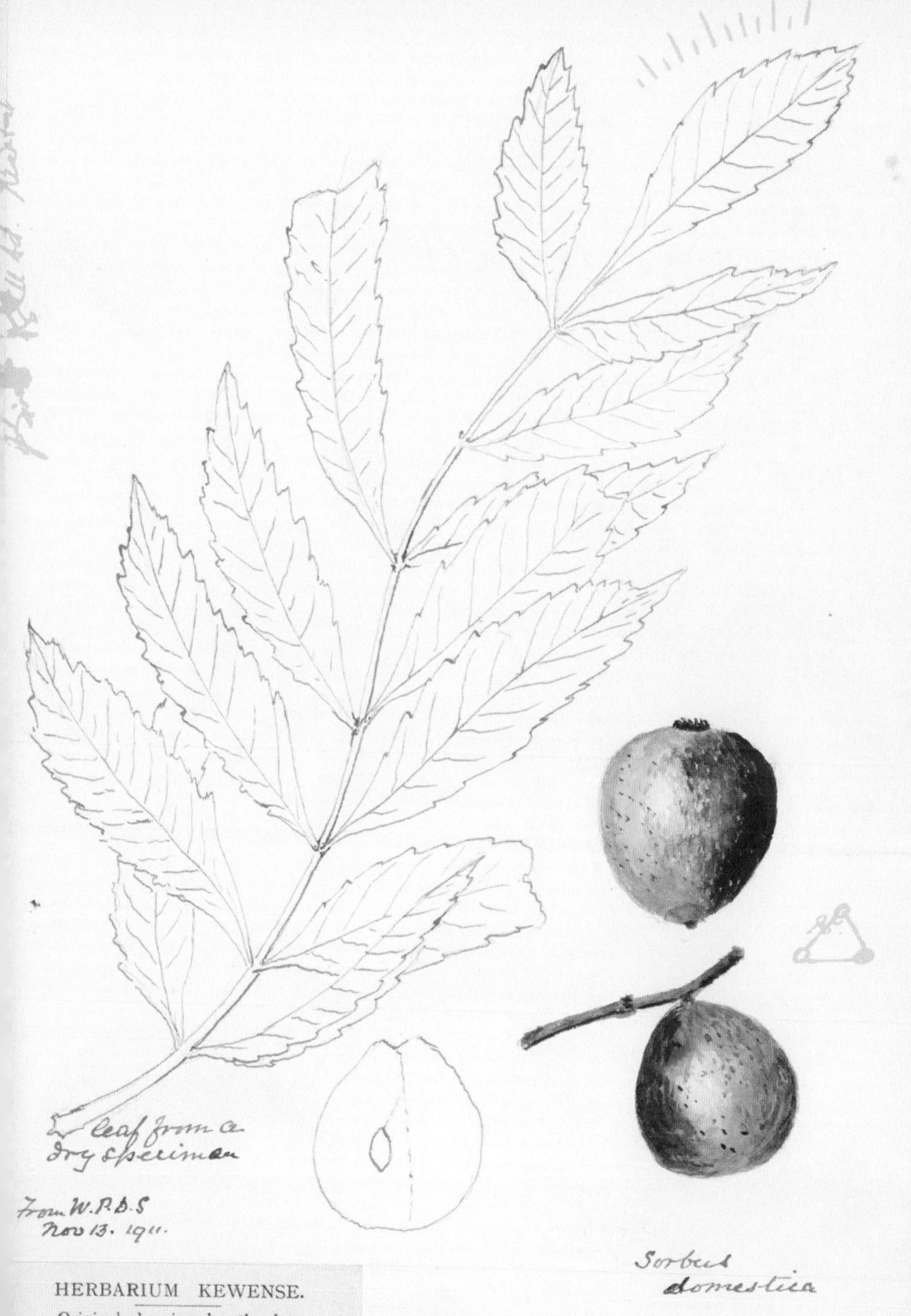

Leaf from a dry speciman
From W.P.D.S
Nov 13. 1911.
Sorbus domestica
HERBARIUM KEWENSE.
Original drawing by the late
MRS. T. R. R. STEBBING.
Presented by E. C. WALLACE, ESQ.,
December, 1946.

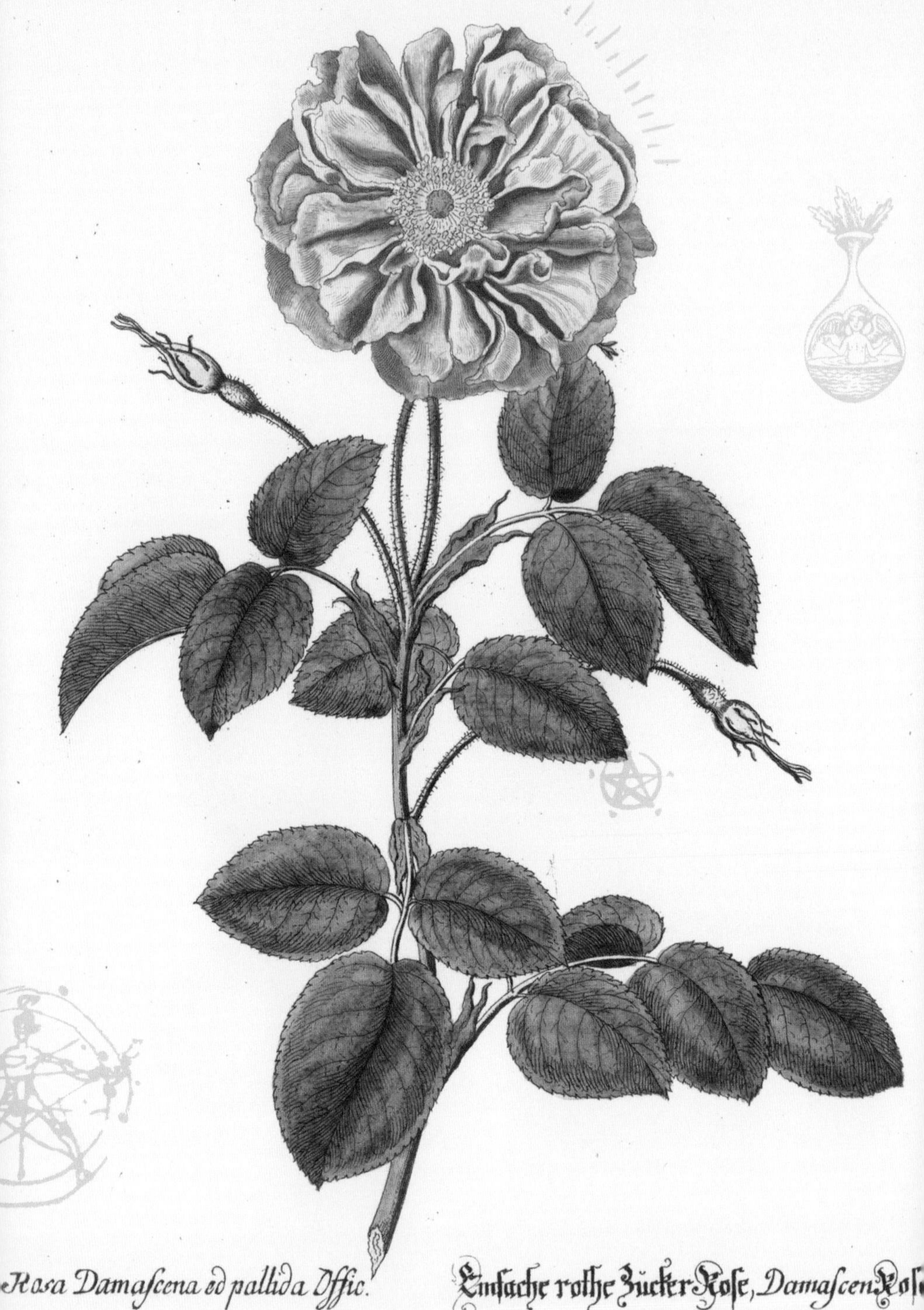

Rosa Damaſcena ed pallida Offic.　Einfache rothe Zücker Roſe, Damaſcen Roſ

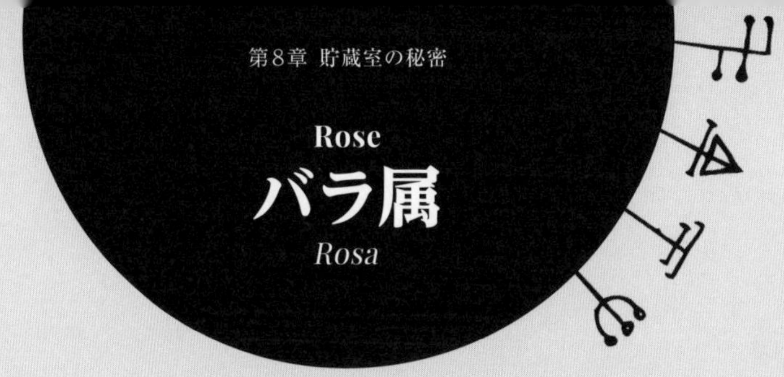

Rose
バラ属
Rosa

多くの人にとって、バラは花の女王です。
その香りは伝説的で、その魅力に並ぶものはありません。

バラはイングランドのシンボルです。大プリニウスがこの土地のアルビオンという名は、その白い崖からついたのか、路傍の白い野バラからついたのかわからないと書いて以来のことです。

クレオパトラは、バラのベッドでアントニウスを誘惑したと言われます。ナポレオンの皇妃ジョゼフィーヌは、ナポレオンと暮らしたマルメゾン城に、当時知られていたバラの品種すべてを収集しました。ギリシャ神話は白バラの茂みで女神アプロディーテーの足にトゲが刺さった物語や、クピドが魔法の恋薬をこぼした物語を伝えます。この2つの出来事で、バラは赤く染まったのです。聖オルバン(アルバヌス)は殉教の途上、一歩ごとにバラが開いたと言われ、このため毎年6月22日は聖オルバンズ大聖堂での礼拝では、聖人を記念して、主教がバラの花綵(はなづな)で飾った牧杖(ぼくじょう)を手にします。

毎年恒例のロンドン・シティのノウルズ・ローズ・セレモニーでは、ロンドン市長に紅バラ1輪の「罰金」が差し出されます。元になった「犯罪」は、隣接する2つの敷地に許可なく橋を架けたというもので、1381年に行われました。同じように、名目だけの賃貸料が今日でも課されることがあります。ハンプシャーの子ども病院、ナオミ・ハウスは、99年契約の賃貸料として、毎年夏至の日に紅バラ1ダースを支払っているのです。

バラの花びらは古代から部屋の飾りや新婚カップルに撒きかけるのに用いられましたが、バラを贈る行為は地雷でしょう。ヴィクトリア朝の「花言葉」はすべてがバラに捧げられています。一部は意味のわかりやすいものでした。白バラは純潔、紅バラは情熱、薔薇のつぼみは無垢の意味でした。しかし、他のものはもっと複雑です。黄バラは嫉妬と友情の両方の意味があり、ローズ・ド・メ(*Rosa x centifolia*)は官能的な愛、イヌバラ(*Rosa canina*)は喜びと痛みを表しました。ローマ時代の宴会場の天井には、沈黙の神ハルポクラテースを讃えてバラが描かれました。食事中の会話では分別を働かせるよう、人々に思い出させるためです。バラの下で話したことは、sub rosa(秘密。元の意味は「バラの下」)に保つべきなのです。

バラはトルコのデザート、ロクムの香り付けに使われる習慣で、ヴィクトリア女王のデザートにはスイートブライア(*Rosa rubiginosa*)から作ったエグランティン・ソースをかけました。ダマスクローズ(*Rosa × damascena*)の花びらはチェリー・パイに添えて、風味を豊かにしました。また、ローズウォーターは目のような敏感な部位にも使える、やさしい洗浄剤とされました。

カルペパーは、バラは嘔吐や出血、過多月経の予防によいとしましたが、特に風邪や咳にも効果があると考えました。実際、ローズヒップ・シロップは20世紀にも広く使われ、第2次世界大戦中には、ローズヒップを集めた子どもにはお駄賃が支払われたのです。

p.158 ダマスクローズ(*Rosa × damascena*)。『パクストンズ・フラワーガーデン(*Paxton's Flower Garden*)』、1850年頃。

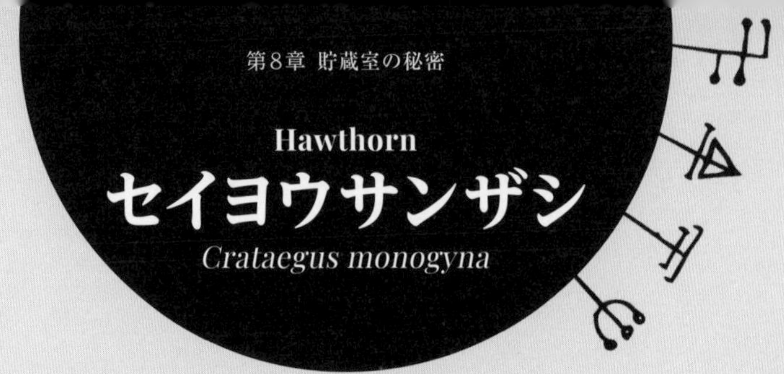

Hawthorn セイヨウサンザシ

Crataegus monogyna

古代ギリシャ人は、新婚夫婦をサンザシで飾り、
初夜の寝室までの道をサンザシのたいまつで照らしましたが、
多くの北欧の伝統ではサンザシは恐れられるものでした。

5月に「お婆さんのサンザシ」の下に座ると、妖精にさらわれる恐れがありました。今日でも、畑の真ん中のサンザシを切り倒して妖精の怒りを招かないよう、1本だけ残しておくことがよくあります。

1本だけでない場合には、根付きのはやさから「はしこいサンザシ」と呼ばれる通り、生け垣に便利な植物です。一部の地方では、元旦の朝、畑1枚ごとに特別に切った枝を燃やして、実りがよくなるよう促しました。黒焦げの燃えがらは、次の年まで置いておきました。

サンザシの花は家庭では喜ばれません。花が白いからですが、加えて、匂いが死のにおい、あるいは疫病のにおいと言われました。これには一理あります。この「5月の花」にはトリメチルアミンが含まれますが、これは腐敗した動物の身体にも存在する化学物質なのです。また、サンザシがキリストの茨の冠の材料だったという説もあります。花は聖母マリアの月、5月に咲くので、見方によっては悪評を少し挽回できるでしょう。「白花のサンザシ」が聖水で祝福されたならなおさらです。

民俗学者は今でも、「5月までコートを脱ぐな」という古いことわざが、5月が終わるまでコートを着ておけという意味か、「5月の花」が咲くまで着ておけという意味か、意見が分かれています。「5月の花狩り」、つまりサンザシの花見に出かけるのは、チューダー朝に好まれた娯楽でした。ヘンリー8世が5月の野遊びに出かけて、5月の王と王妃であるロビン・フッドやメイド・マリオンに会ったという記述がいくつかあります*。イギリス海軍の父とも呼ばれるイギリスの政治家サミュエル・ピープスの妻、エリザベスは、1667年のある5月の朝、サンザシの露を集めて入浴しました。

サンザシの枝は水脈・鉱脈探しの棒に使われることがありました。また、落雷を防ぎ、燃やすとあらゆる薪の中で最も高温になると言われました。サンザシの若葉は、飢饉の時に非常食として食べられたため、「パンとチーズ」と呼ばれることがあります。サンザシの実には「お婆さんの実」、「妖精の梨」など、楽しい地方名がついています。サンザシの実のチンキは心臓の薬になり、叩き潰して粉にすると、結石やむくみを治しました。蒸留したサンザシ水は皮膚から棘を出すと言われ、木は「ラグ・ツリー」になりました。人々は布切れを木に結びつけ、病気の身代わりになってもらったのです。

伝説では、新約聖書に登場するユダヤ人アリマタヤのヨセフが、グラストンベリーで杖を地面に刺すと、根付いて花が咲き、ホーリー・ソーン(「聖なるサンザシ」の意)になったと言われています。

*イギリスで、春の訪れや夏の豊穣を祝して行われる五月祭の中で選ばれた「五月王」をロビン・フッド、「五月女王」をメイド・マリオンと呼んだ。

p.161 セイヨウサンザシ(*Crataegus monogyna*)。『デンマークの植物(*Flora Danica*)』、1761~1883年頃。

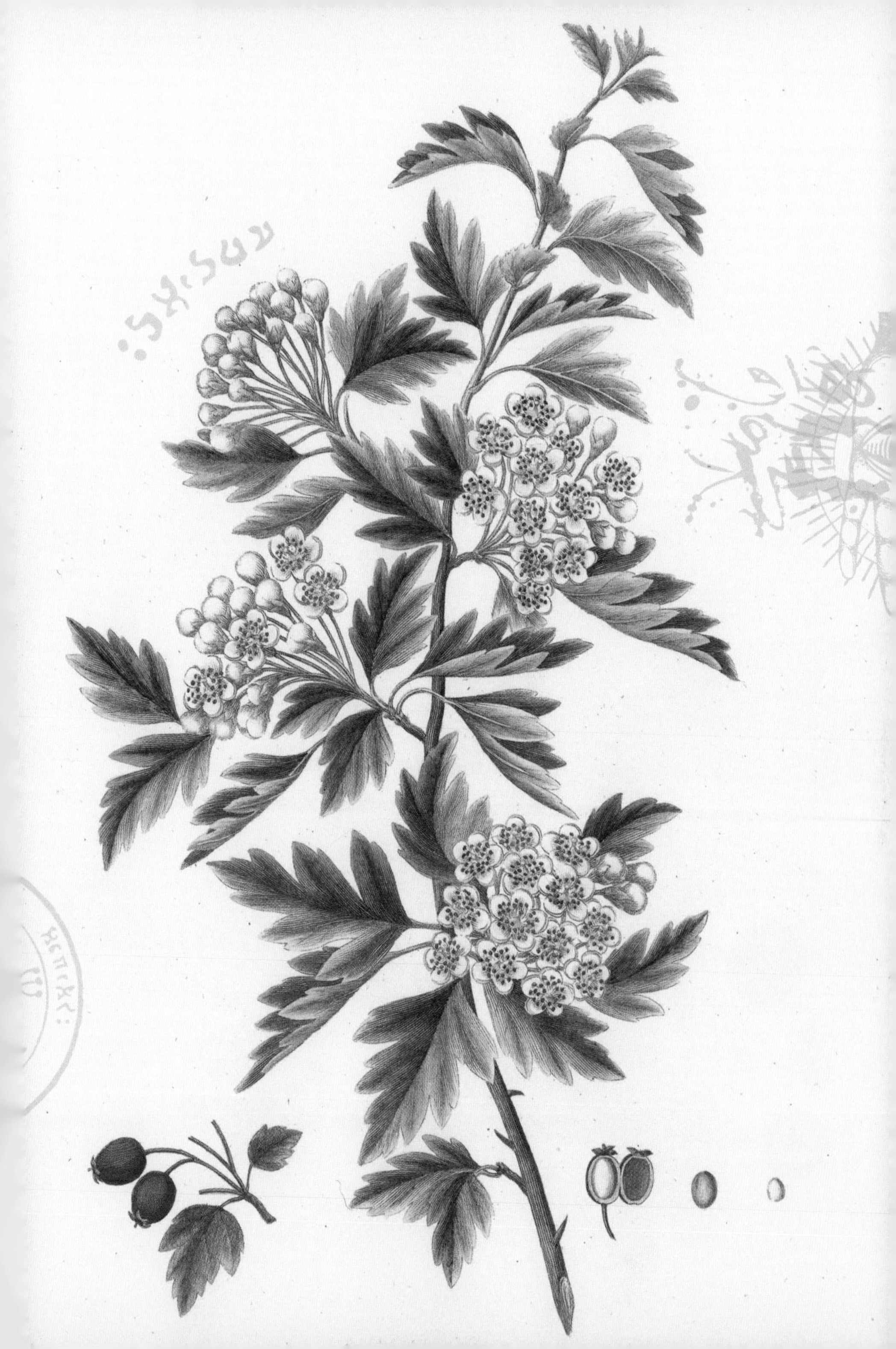

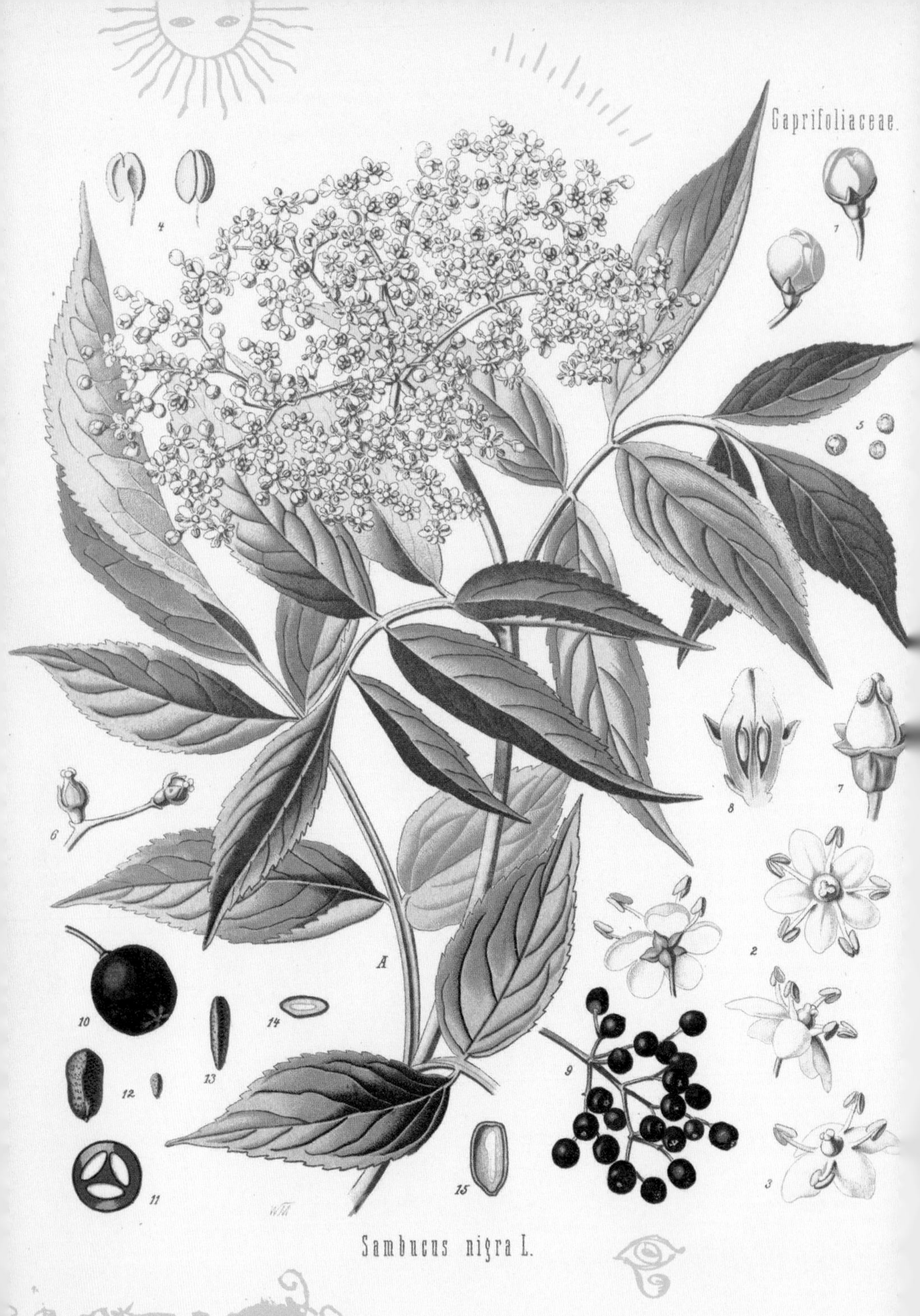
Caprifoliaceae.
Sambucus nigra L.

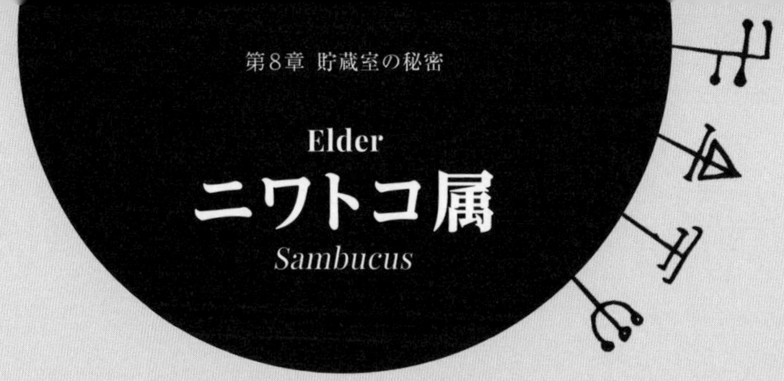

Elder
ニワトコ属
Sambucus

伝説では、ユダはニワトコの木で首を吊ったと言われます。
キリスト教圏では名前に傷のつく話です。
特に、キリストがかけられた十字架もニワトコ製だったと言うのですから。

初期のキリスト教会は、非常に熱心に「死の木」を非難したようです。かつては優れた森の木だったニワトコは、キリストの磔刑に一役買ったと、呪われて歪んだ影へと押し込まれ、すばらしい実も小さな黒い粒の集まりに貶められました。犯罪者の遺体の異臭がするとされ、目に見えない魔女や妖精が、風になびく枝にまたがっていると言われました。また、夏至前夜にニワトコの木の下に座ると、妖精王とそのお供の通るのが見え、眠ってしまうと二度と目を覚まさないとも言われました。ニワトコの木の髄を油に浸して火を灯し、クリスマスイブにグラスに入れた水に浮かべると、近隣に住む魔女が全員見えるそうです。

もちろん、教会にも課題がありました。ニワトコが聖なる森で最も重要な木であると見なす、キリスト教以前の古い神話を消し去る必要があったのです。敬意を持って扱わなければ、ニワトコはただ悪いことをするいう神話です。しかし、ニワトコは北欧では女神ホルダ（フリッグ）の木とされ、悪霊を追い払うと言われたので、これがキリスト教にも根付いたのでしょう。ニワトコの木で作った十字架を家畜小屋の中にかけたり、旅人が泥棒避けにニワトコの小枝を身につけたりしました。船乗りも枝を持っていました。船乗りの家族は、ニワトコの木の状態で彼らの身の安全を判断したのです。ニワトコの木のお守りは、別名を「聖アントニウスの火」という丹毒（皮膚の化膿性炎症、**p.178**）や、リウマチ、てんかん避けになりました。自分で切ったニワトコなら雷避けにもなるので、一番よいとされました。決して井戸の側に植えてはなりませんが、しばしば屋外便所の近くに見られるのは、ニワトコが水分の多い土を好むからです。葉には天然の虫避け成分を含みます。

ニワトコについてやりがちな重大な誤りは、木を切ることだけです。これはホルダから木を盗むことになり、3日以内に死ぬという罰を受けるでしょう。どうしても切らねばならなかったら、丁寧に頼まなければなりません。帽子を取り、膝を折り、木を切らねばならない理由をはっきり述べて、将来お返しすると約束するのです。薪にすると、ニワトコは燃やされる時に痛みで悲鳴を上げます。煮立った樹液は悪魔が煙突に吐いた唾だと言われました。

幹が中空なので、大プリニウスはニワトコを「パイプの木」と呼びました。横笛やトランペット、おもちゃの笛、バグパイプのチャンター（主唱管）を作るのによい木です。薬としてもかけがえがありません。1655年、トーマス・ブラウンは扁桃周囲膿瘍（口の膿瘍）、喉の痛み、窒息にニワトコを薦めました。カルペパーは、ニワトコの葉を鼻の穴に詰めると、「脳の膜を一掃」して頭痛を治すと考えていました。

p.162 セイヨウニワトコ（*Sambucus nigra*）。
ヘルマン・アドルフ・ケーラー『ケーラーの薬用植物』、1887年。

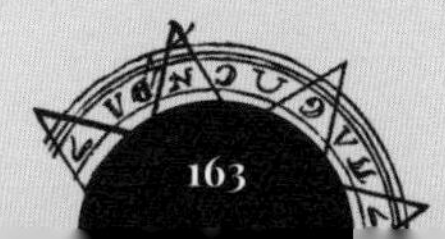

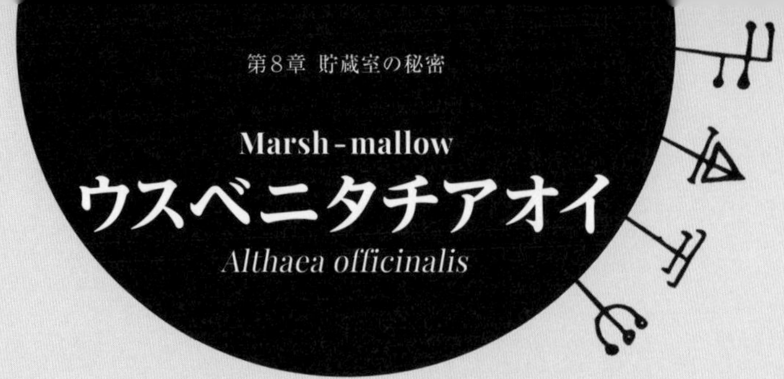

Marsh-mallow
ウスベニタチアオイ
Althaea officinalis

アオイ科の植物は1,000種以上もありますが、最も有名なのは
ウスベニタチアオイでしょう。その学名*Althaea officinalis*は
「癒やし」の意味で、ギリシャ語のaltho「治す」から来ているのです。

中国原産のウスベニタチアオイは、古代エジプト人、シリア人、ギリシャ人に知られていました。ローマ人は子豚にこの草を詰めました。ウスベニタチアオイは便通薬として使われましたが、お茶にすると体内の炎症を鎮め、葉は目の炎症の湿布や、脚を痛めた馬の湿布になりました。

イギリスの子どもたちは、小さな円盤状のウスベニタチアオイの種を集めました。この種から、多くの地方名がついています。「小ナッツ」、「軽薄なお喋り」、それにやや不快ですが「カエルの卵」などです。花期の短い紫の花は多くの道や空き地を彩り、「野生のゼラニウム」から「端布(はぎれ)と布切れ」まで、もっと多くの別名を得ています。この鉢植えにする薬草には多くの利点があり、短所はあってもわずかです。葉を口に押し当てると、歯痛や喉の痛み、咳を和らげるとされ、乾燥でも生でも浣腸薬に適しました。つぶすと捻挫や固くなった関節に効果がありました。カルペパーは、ワインで煮た根は「ヘルニア、ひきつけ、腱の痙攣」によいと考えていました。スミレのシロップで甘味をつけると、排尿痛を和らげましたが、色男を目指すなら注意が必要でした。性欲減退剤にもなったからです。

アイルランドの伝承では、ウスベニタチアオイは邪悪な者が手出しできない7種の植物の1つです(他の6種は、セントジョンズワート、アイブライト、ヴァーベナ、クワガタソウ属の草、ヤロウ、ウツボグサ)。この草は満月に近い晴れた日に集めると最も効果がありますが、4月30日のメイ・イブ(ワルプルギスの夜)に集めると悪魔を招くため、危険かも知れません。リメリック郡の少年たちは、この日、悪魔から「守るため」に通りがかりの人をウスベニタチアオイで叩くのを、とても楽しみにしていました。

ウスベニタチアオイの魔術に対抗する力は一時的なものだったようです。また、根をレーズンと一緒に煮て早朝に飲むと、その日1日病気にならないというのは、実際はそう思われていただけですが、罪のない植物と言えます。そして、中世に、理不尽な泥棒を疑われた人が、真っ赤に焼いた鉄棒を握るという、伝統的な神明裁判(神意を得て正邪を判断する裁判)を受ける前に、ウスベニタチアオイと卵の白身を混ぜたペーストを手に塗り込んで、ほんのわずかでも長く鉄棒を握り、無罪を証明しようとしたとしても、誰が責められるでしょう?

ウスベニタチアオイには繊維の中に粘液があり、水に入れるととろみがつきます。昔はこれに砂糖を混ぜて熱し、甘いマシュマロ様のペーストを作りました。これをスイーツにも錠剤の媒剤にもしたのです。しかし残念なことに、今日一般的にマシュマロと呼ばれる火で焙るふんわりしたお菓子の原料は、ただの砂糖です。

p.165 ウスベニタチアオイ(*Althaea officinalis*)。

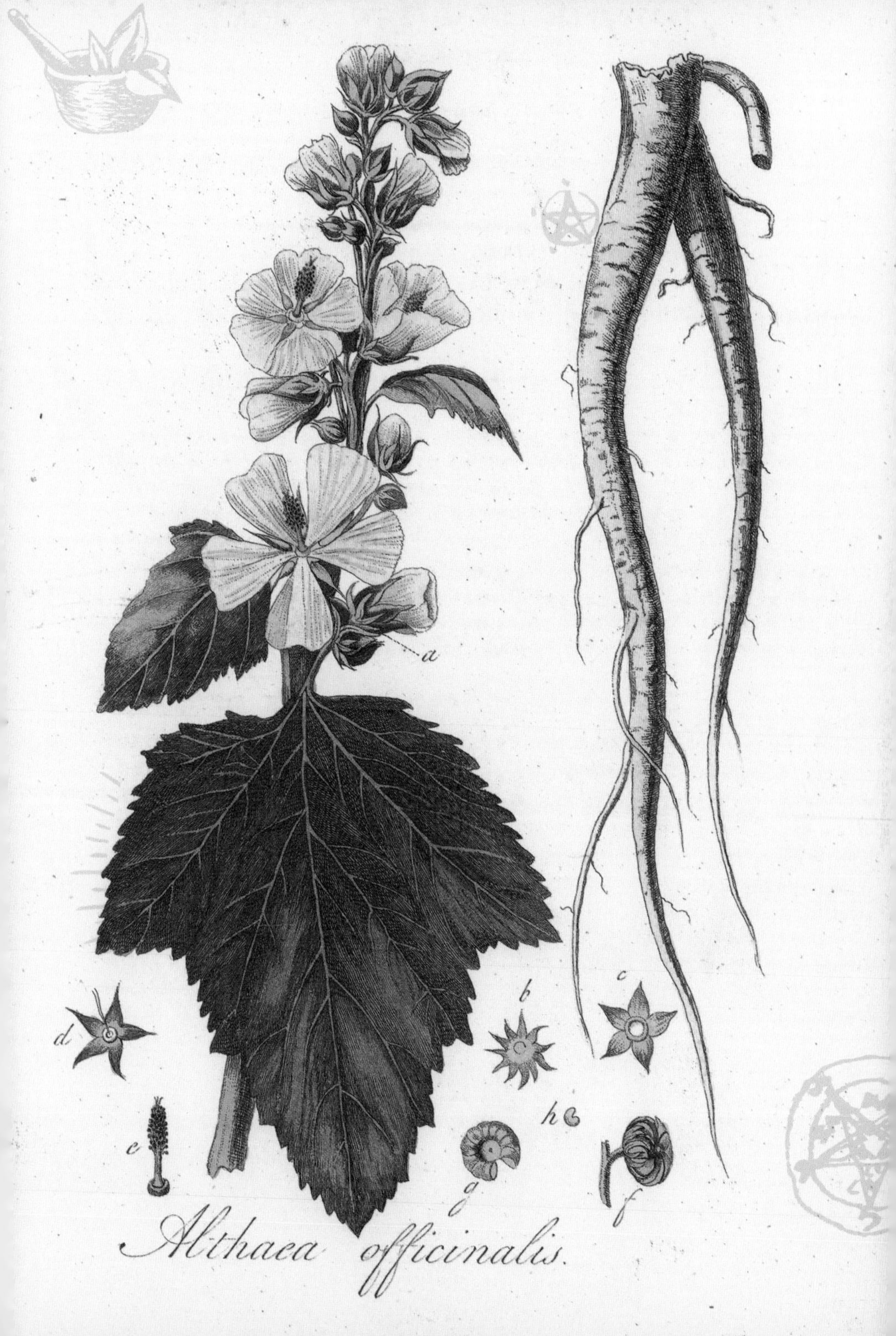
a
b
c
d
e
f
g
h
Althaea officinalis.

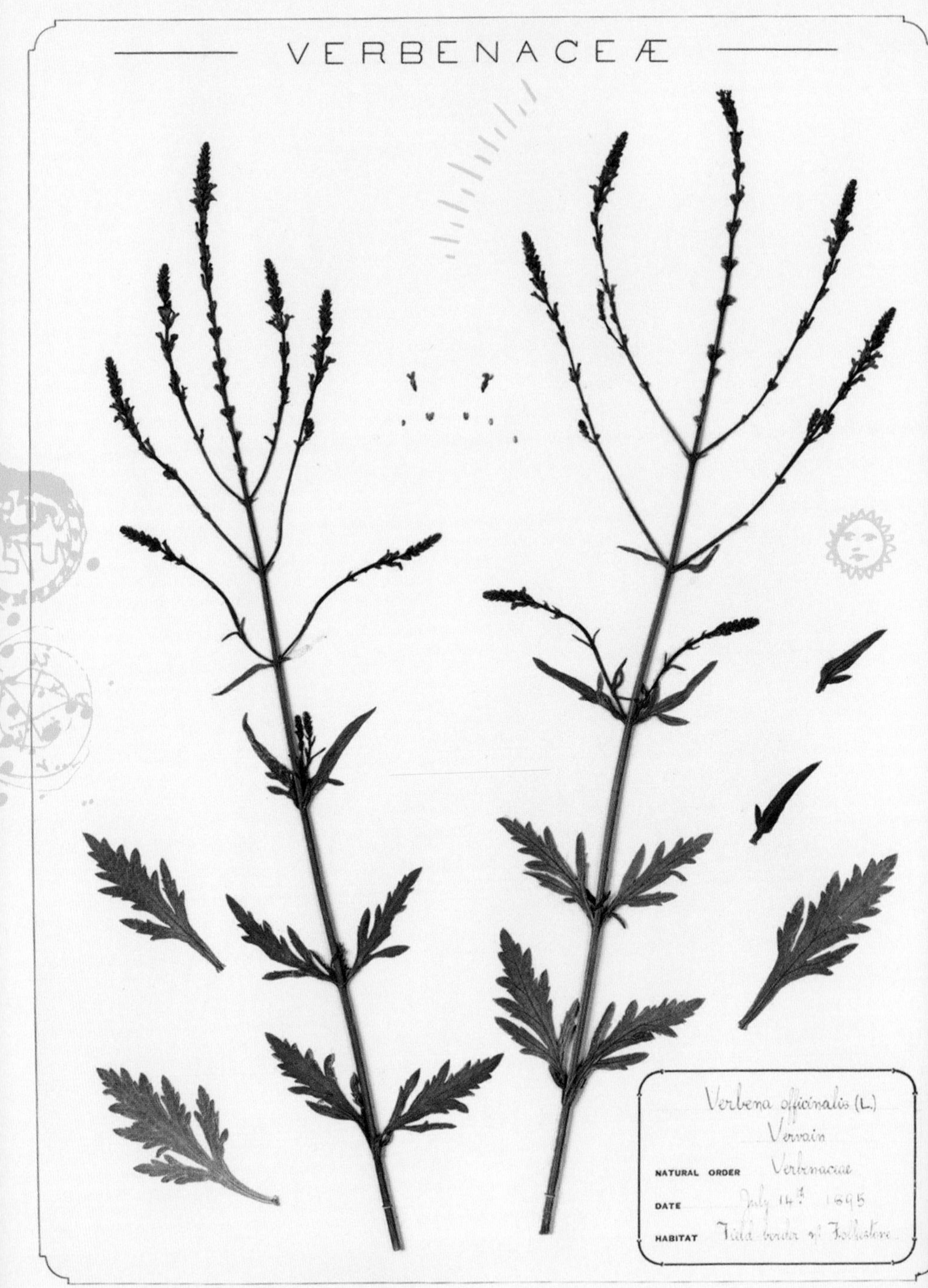
VERBENACEÆ
Verbena officinalis (L.)
Vervain
NATURAL ORDER Verbenaceae
DATE July 14th 1895
HABITAT Field border of Folkestone

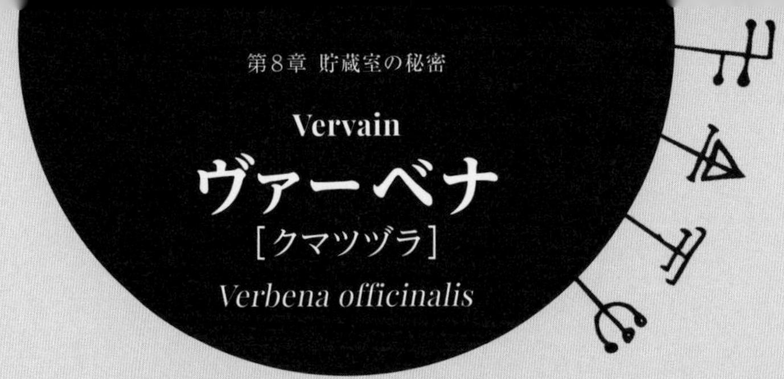

Vervain
ヴァーベナ
[クマツヅラ]
Verbena officinalis

ヴァーヴェインとも呼ばれるヴァーベナは、何千年にもわたって、
伝承と医学に大きな地位を占めてきました。
しかし、野生状態で持つとされる魔力としては、貧相な植物です。

通常、石灰質の土地や低木の生えた土地に見られ、小さな薄紫の花が、浅く切れ目の入ったまばらな葉の間に突き出た太い穂から顔を覗かせます。

古代エジプト人はヴァーベナの華奢な花を「女神イシスの涙」と呼びましたが、ギリシャ人とローマ人は涙を流す女神はヘーラー(ユーノー)だと主張しました。別の一般名「ユーノーの涙」にそれが表れています。大プリニウスは、ヴァーベナ(ラテン語で「聖なる枝」の意)はケルト人がローマに持ち込み、彼らはおおいぬ座のシリウスが天に上る時、鉄製の刃物でファーフェイン(「魔女の花」の意)を切り取っていたと述べました。ローマ人はヴァーベナを占いやくじに用い、ヴェルベナーリアというお祭りを作って讃えることさえしました。古代ペルシャ人はヴァーベナが媚薬になると考えましたが、これは、花嫁のブーケにこの花を入れる19世紀ヨーロッパの風習とは多分関係ないでしょう。

ヴァーベナは真の万能薬という評判を得ました。サクソン人はヴァーベナが雷雨から守ってくれると思っていましたし、アステカ人はこの根を利尿剤と考え、北米先住民は不眠症・循環器系の不調・頭痛にヴァーベナを用いました。キリスト教さえヴァーベナを嫌わず、「恵みの薬草」と呼んだのです。

中世には、ヴァーベナは「単独の薬草で製剤する人の喜び」となりました。ペスト・痛風・痔を治し、ハトを呼び集め、魔女や悪魔を寄せ付けず、ヘビを追い払い、赤ちゃんを守り、魔法の力で刃物を研ぎ、夢を見ないようにしました。場所によっては、鳥がこの草を食べると視力がよくなると言われたため、「ハトの草」という名で知られます。ヴァーベナの葉を入れた黒いシルクの小袋を病弱な子どもの首にかけると、感染を防いでくれました。

「神の草」なので、狂犬病の犬を追い払い、魔法や魔術をはねつけましたが、ダークな面もあり、魔女の使う草だという人もいました。これもまた「泥棒草」の1つで、ヘンルーダ、および銃のフリント(火打ち石)と一緒に煮て、間違いなく発射できるようにしました。そして、もしちょっと手を切って、出血にヴァーベナの葉を当てたままにしていたら、どんな鍵も魔法で開くと言うのです。

1837年になっても、『ロンドン薬局方』は、ヴァーベナの根を長さ1ヤード(0.9m)の白いサテンのリボンで結んだネックレスは、瘰癧(るいれき)(結核感染時のリンパ節の腫物)を防ぐと書いていました。今でも、不安と戦い、心を落ち着け、入眠を促すのに役立つと考えられています。

p.166 ヴァーベナ(*Verbena officinalis*)の植物標本シート。イギリスで採集、1895年。

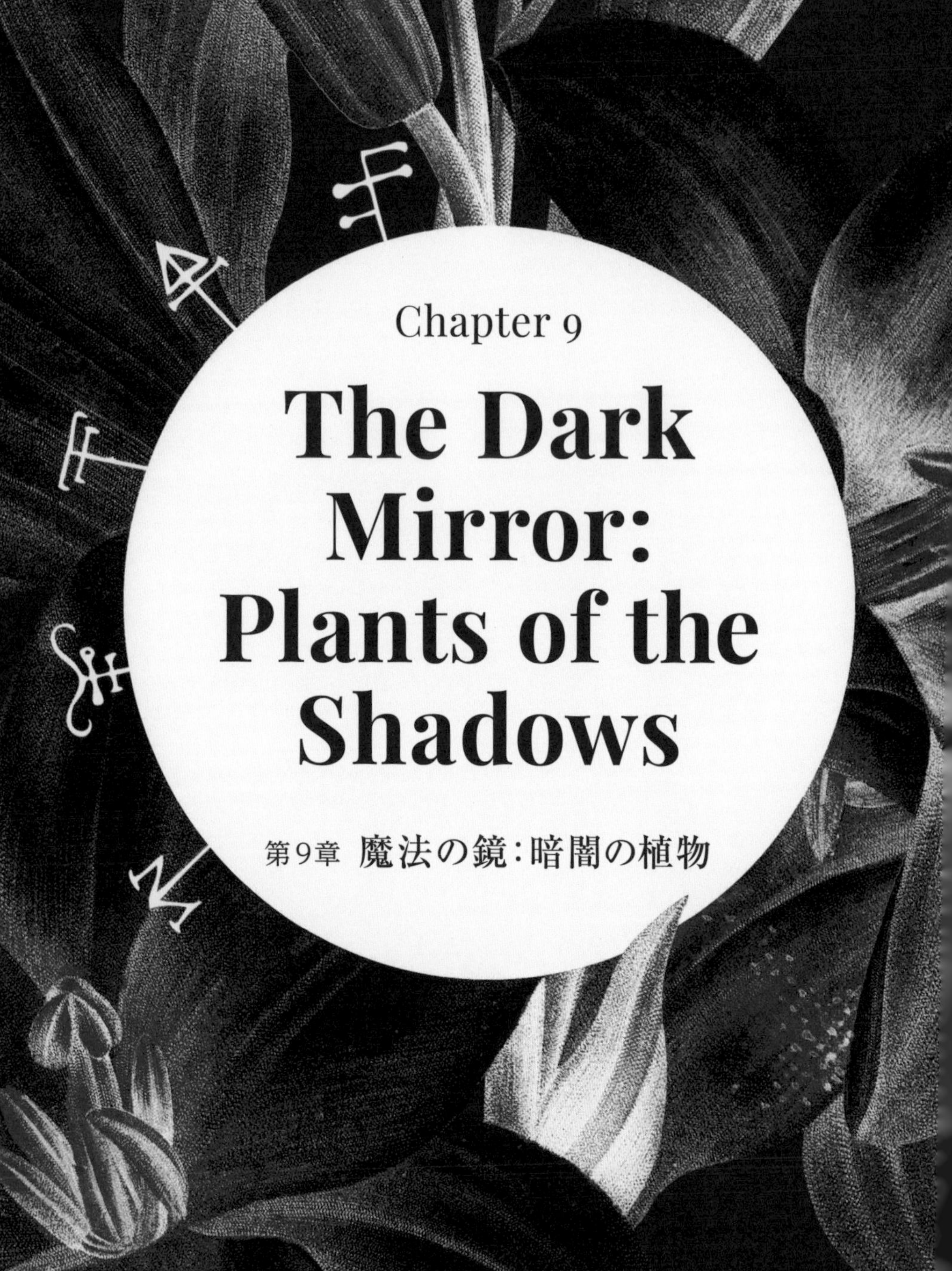

Chapter 9

The Dark Mirror: Plants of the Shadows

第9章　魔法の鏡：暗闇の植物

古代ローマ人が悪意の魔術を心配したのは間違いありません。

ラテン語の「魔女」という単語はveneficaで、

「毒を使う女」という意味です。

魔術のダークな面は常に私たちとともにありました。

植物の名前を知らない人でも恐れるような、

ヒヨス、トリカブト、ベラドンナ、キツネノテブクロ、ドクニンジン、

マンドラゴラといった「邪悪な」草花や

植物が生活の中にあったように。

強力な植物毒は悪名高いものでした。

しかしそれだけではありません。

私たちの生け垣や森には、闇の植物がいっぱいなのです。

最大限に注意して使えば、役に立つものもあります。

けれども、試せるだけの十分な知識のある人は

ほとんどいないのです。

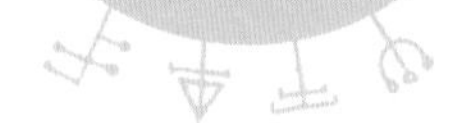

呪（まじな）いに使われた植物を辿る上で最大の問題は、
何千年も経った今では、どの草が身を守り、どの草が幸運を招き、
どの草が隣人を呪うものか、意見が完全に一致しないことです。

理由の1つは、善にも悪にもなる正反対の特質を持つためであり、また別の理由は、同じ特質が単に別の面を持つためです。中世のペスト患者にとって、ヘンルーダ（*Ruta graveolens*）は守ってくれる「恵みのハーブ」でしたが、「4人の泥棒の酢」に使われると卑劣なものになりました。昔、泥棒一味がペストの犠牲者から身ぐるみ奪ってやろうと、液体を浸したハンカチで自分たちの鼻を覆って徘徊していました。この液体にはすごい量のニンニクその他の刺激のあるハーブが入っており、自分たちには何も悪いものが移らないようにしていたのです。この液体が、病気を媒介する生き物を寄せ付けない効果があったのかも知れません。泥棒たちがついに捕まった時、彼らは液体の処方と引き換えに釈放してもらったと言われます。今日でも、この種の虫避けは多くのバリエーションが存在します。

ダークな薬草はしばしば森で見られます。森の下生えは、春には特に花が咲き乱れます。高い枝が茂る前の短い数週間、日射しが降りそそぐからです。小川の近くはとりわけ種類が豊富です。昔の雑木林では、時折、若木が根元まで切り倒されたので、木々の間に一時的にすき間ができ、さらに下草の種類が増えることになりました。雑木の切り株は小さなミクロの世界で、折れた枝の間では苔や地衣類などの植物が育ちました。苔は、ヨーロッパの伝承では、謎の「苔の人（moss falk）」が住む顕微鏡の世界でした。賢く、年を取っていますが、信用ならない人たちです。元々「間借り人」である苔の人たちは、姿や身の丈を変えることができ、牛乳やおかゆといった簡単な贈り物と引き換えに、家畜の病気を治したりプレゼントを置いていってくれたりします。しかし、彼らは気が短く、失礼なことをしたり無視したりすると、農具から子どもまで、何でも盗んでいくのです。

開発によって森がゆっくり削られていくと、かつては動物がある一群の木から別の一群へと種や胞子や果実を運んでいた、天然の「緑の回廊」が消えていきます。植物は、それを広げる生き物と同じように閉じ込められてしまいます。もろともに消え失せてしまうものも出てきます。ゴーストオーキッド（*Epipogium aphyllum*）はイギリスで最も稀少な植物の1つで、ごく暗い日陰に育ち、葉も葉緑素も必要としません。色の薄いあえかな花は、咲くまでに30年もかかることがあります。別の希少種、スパイクトランピオン（*Phyteuma spicatum*）は、何世紀もの間薬用にされてきましたが、人間が薪を取るなど森の手入れをしなくなったため、苦境に陥っています。どちらの種も危機的な状況です。

英語の接尾語"-mancy"は、古代ギリシャ語で占いを指すmanteíaから来ています。記録も記憶もない昔から、人類はこの語の前にあらゆる種類の言葉をつけてきました。pyromancy（火の占い）からもっと不吉なnecromancy（死者による占い、口寄せ）まで、占いで将来を見ようとしたのです。tasseomancy（お茶の葉の占い）で占い師が死ぬことはなさそうですが、デルポイの神殿の巫女たちは、将来の幻を見るために、毒草であるヒヨス

p.171 キツネノテブクロ（*Digitalis purpurea*）。ヘルマン・アドルフ・ケーラー「ケーラーの薬用植物」、1887年。

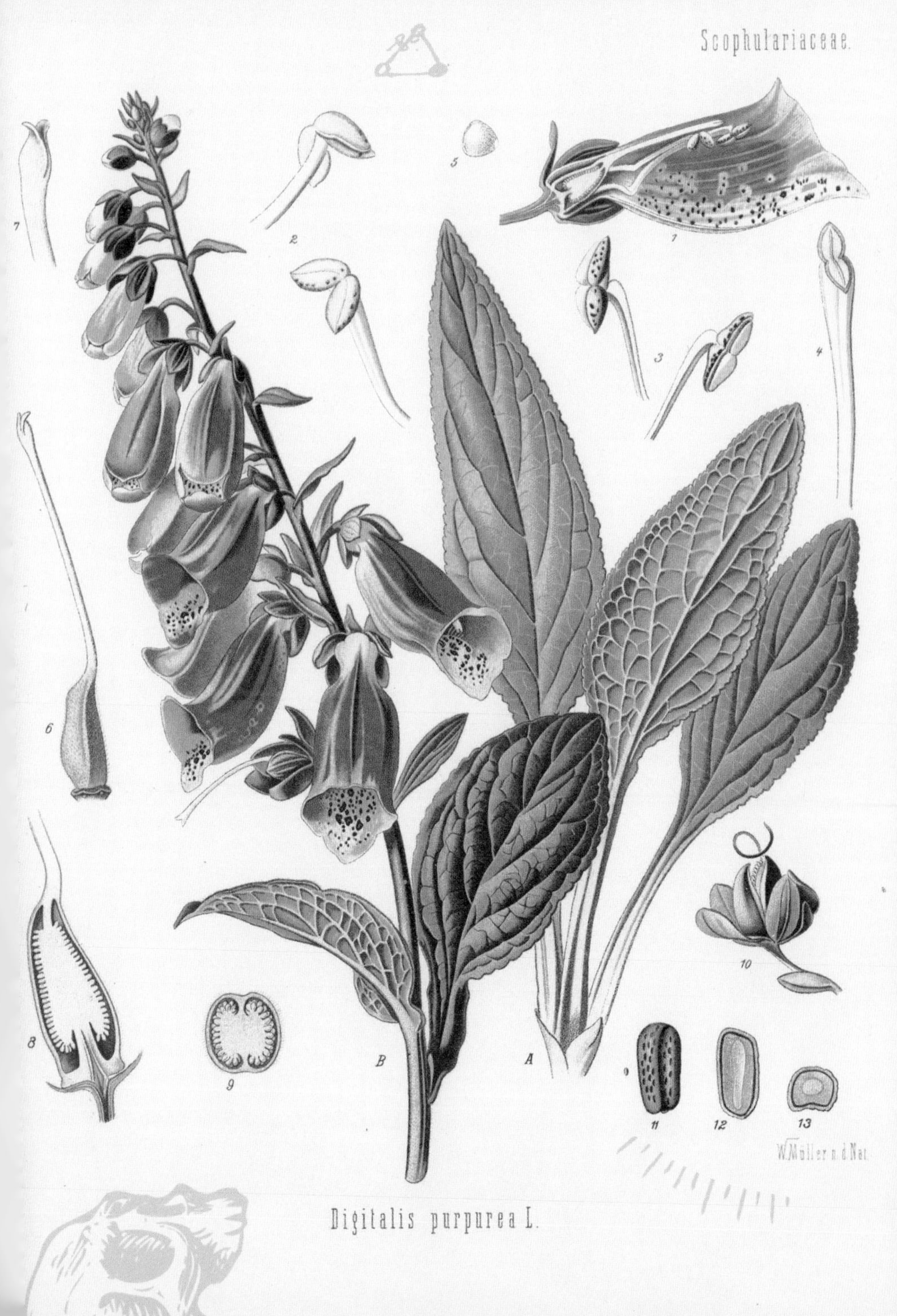
Scophulariaceae.
1
2
3
4
5
6
7
8
9
10
11
12
13
A
B
W. Müller n. d. Nat.
Digitalis purpurea L.

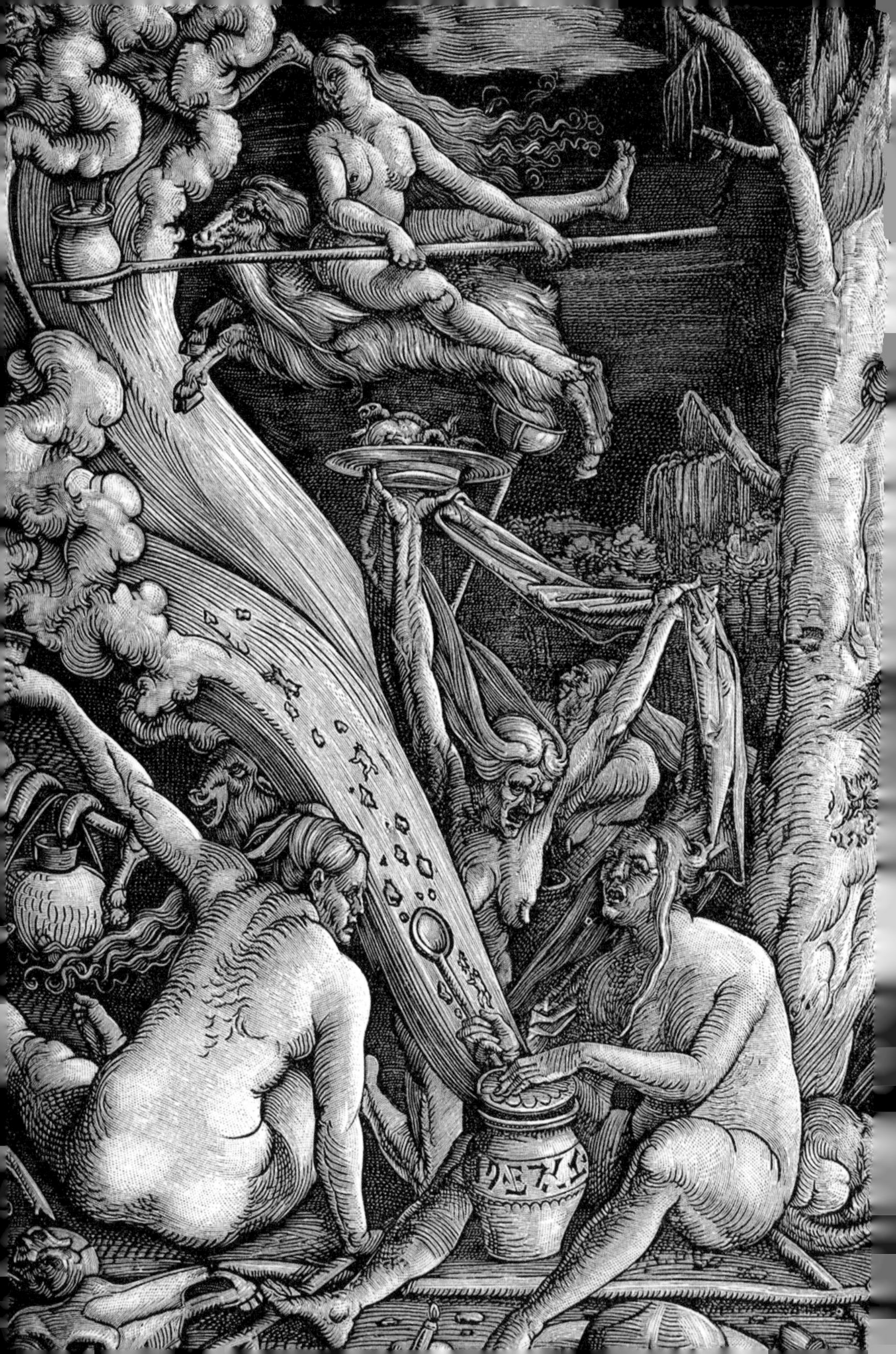

(*Hyoscyamus niger*)の煙を吸入したと言われています。

botanomancy(植物占い)は、有利な情報を引き出すために植物を使います。葉や草、枝を燃やすこともよくあります(特定の質問は、先に木や葉に彫り込むこともあります)。ヒビの入る音を聞いたり、煙を凝視したり、灰を観察したりして答えを導き出すのです。占い師が根や枝の形を読み解くこともあります。両手でハーブを揉んで潰し、洞察を得たり、anemoscopy(風占い、ánemosはギリシャ語の「風」)のように、葉に質問を書いて投げ、風に吹き飛ばさせたりしました。

植物占いで最もよく燃やす植物の1つがヴァーベナ(*Verbena officinalis*)で、イチジク属(*Ficus*)やセイヨウカジカエデ(シカモア、*Acer pseudoplatanus*)も有益だったでしょう。これらを使う占いはsycomancy(イチジク占い)と呼ばれます。他に使える植物は、ラベンダー属(*Lavandula*)、ハッカ属(Mentha)、オウシュウヨモギ(*Artemisia vulgaris*)、ヤロウ(*Achillea millefolium*)、セージ(*Salvia officinalis*)、キンセンカ(*Calendula officinalis*)、フキタンポポ(コルツフット、*Tussilago farfara*)、セイヨウタンポポ(*Taraxacum officinale*)、ヤナギ(*Salix alba*)などでした。

ウィリアム・シェイクスピアの観衆は、彼の最も有名な占いの場面を見ても、今日の私たちほど恐れなかったかも知れません。3人の魔女がマクベスに大釜の中味を明かし、「イモリの目、カエルの爪先、コウモリの羽、犬の舌、マムシの舌、アシナシトカゲの針」と列挙する時、彼女らは単に、クロガラシ(*Brassica nigra*)の種やミヤマキンポウゲ(*Ranunculus acris*)、オオルリソウ(英語の別名「犬の舌」、*Cynoglossum officinale*)、アダーズタン(英語名の意味は「マムシの舌」、*Ophioglossum vulgatum*)を別名で呼んでいただけかも知れないのです。確かに、「コウモリの羽」は何のことかわかりにくいですが。

さて、呪いはもっと深刻な問題でした。こういった闇の呪文は、実際の、または思い込みの侮辱のお返しに相手に害をなそうとするものでした。判明している最古の呪いは古代エジプトの墓に見られ、墓泥棒をしようとする者に苦痛が起こると脅します。誰もが誰もを呪うことができました。呪いは魔女だけのものではなかったのです。明らかな呪いは、古代ローマの普通の人が書いた鉛の石板にもあります。泥棒や嘘つきや隣人に恐ろしいことが起こるよう願っていました。それを神が見つけてくれるように、井戸や浴場、寺院の壁などに残しておいたのです。また、聖書の呪いには、悪事を働いた者の子孫に罰が当たることがよくあります。中世の「本の呪い」は、図書室から本を盗んだり本に落書きしたりする者に不幸が訪れるよう脅しましたが、修道院の外の呪いは、誰かの牛の乳が干上がるように、馬の足が悪くなるようにといったもの

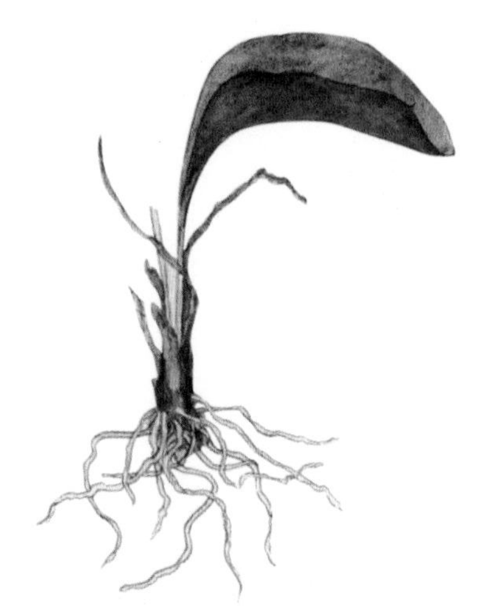

右上 蛇の舌(Adder's tongue, *Ophioglossum vulgatum*)。植物学者ウィリアム・ジョン・バーチェル『セント・ヘレナ日報(*Saint Helena Journal*)』、1806〜10年。

p.172 ハンス・バルドゥング・グリーンが想像で描いた魔女の集会、1480年。儀式で裸になった魔女がヤギに乗り、魔法の薬を醸し、呪いを唱える間、飼い猫が見張っている。

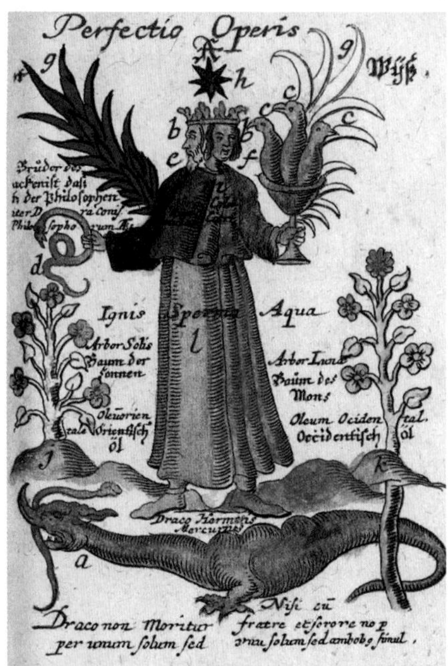

の方がずっと多かったでしょう。

呪いは一度発動すると取り消すことができず、逸らすか、呪った本人に返すことしかできないと言われました。ほとんどの呪いは口に出すか紙に書きましたが、その途中で植物が手伝うこともありました。ブラックソーン（*Prunus spinosa*）の棒の先を妊婦に向けると、すぐに流産するとされました。アイルランドでは、誰かの作物を呪いたい場合、灰や卵やゆでたジャガイモなど、かつて生きていたが今は死んでいるものを、そこの土に埋めます。場所によっては、アサフェティダ（*Narthex asafoetida*）を燃やして、誰かが誰かを捨てる呪いをかけました。民間では「悪魔のお香」と呼ばれることからすると、誰かを遠ざけておくこともできたのでしょう。トイレの側に海草を吊しておくと、誰かの泌尿器系を呪うことになると言う人もいます。ヒバマタ（*Fucus vesiculosus*）が英語で「膀胱の海草」を意味するbladder wrackと呼ばれるのは、理由のないことではなかったのです。しかし、民間伝承の混乱した世界では、この海草は膀胱の活動過多を和らげるのにも使われることがありました。

ポペットと呼ばれる魔法の人形は、特定の相手にいい呪(まじな)いや悪い呪いをかけるのに使われました。たとえば、ポペットにハルタデ（*Persicaria maculosa*）を詰めると、誰かに腸の痛みを起こさせると言われることがありますが、ある人は、相手を支配したり、何かに対する気持ちを変えさせたりするだけだと主張します。

ワンド（短い杖）はパワーを伝える手持ちの道具で、最初に言及したのは古代ギリシャの詩人ホメーロスです。その叙事詩『イーリアス』で、ヘルメース神が魔法の杖で人間を眠らせ、その後に目覚めさせています。別の叙事詩『オデュッセイア』では、魔法の杖が2本出てきます。1本は女神アテーナーがオデュッセウスを老人に変身させるのに一振りした杖、もう1本は妖女キルケーがオデュッセウスの部下を豚にしてしまった杖です。ドルイドも、ヨーロッパイチイ（*Taxus baccata*）やセイヨウサンザシ（*Crataegus monogyna*）、ナナカマド属（*Sorbus*）の杖を使ったと言われますが、13世紀には、当時のグリモワール（魔術書）、『教皇ホノリウスの奥義書（*Le Grimoire du Pape Honorius*）』でセイヨウハシバミ（*Corylus avellana*）が推奨されていました。最高の質を得るために、枝は新枝で、日の出に刃物の一振りで切り落としたものでなければなりません。ワンドとそれより大型の魔法の杖は、様々な木が特質に応じて選ばれました。ニワトコ属（*Sambucus*）

左上　レビ、すなわち「両性具有の神」は錬金術の図解では一般的な像である。男性でありかつ女性であり、太陽でありかつ月である、究極の「最終結果」を表す。
p.175　ゴーストオーキッド（*Epipogium aphyllum*）。ウォルター・フード・フィッチ『カーティス・ボタニカル・マガジン』、1854年。

4821.

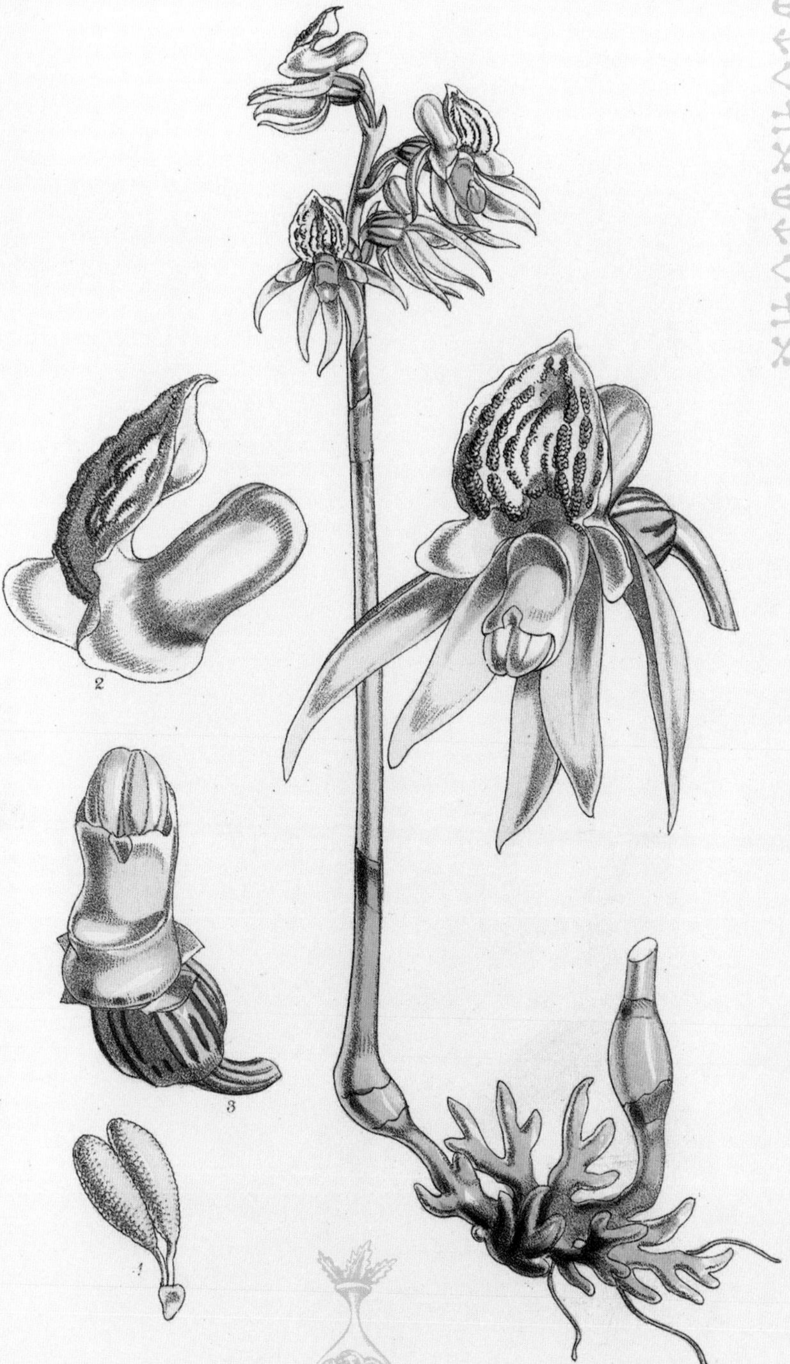

2

3

1

W. Fitch del et lith.

Vincent Brooks Imp.

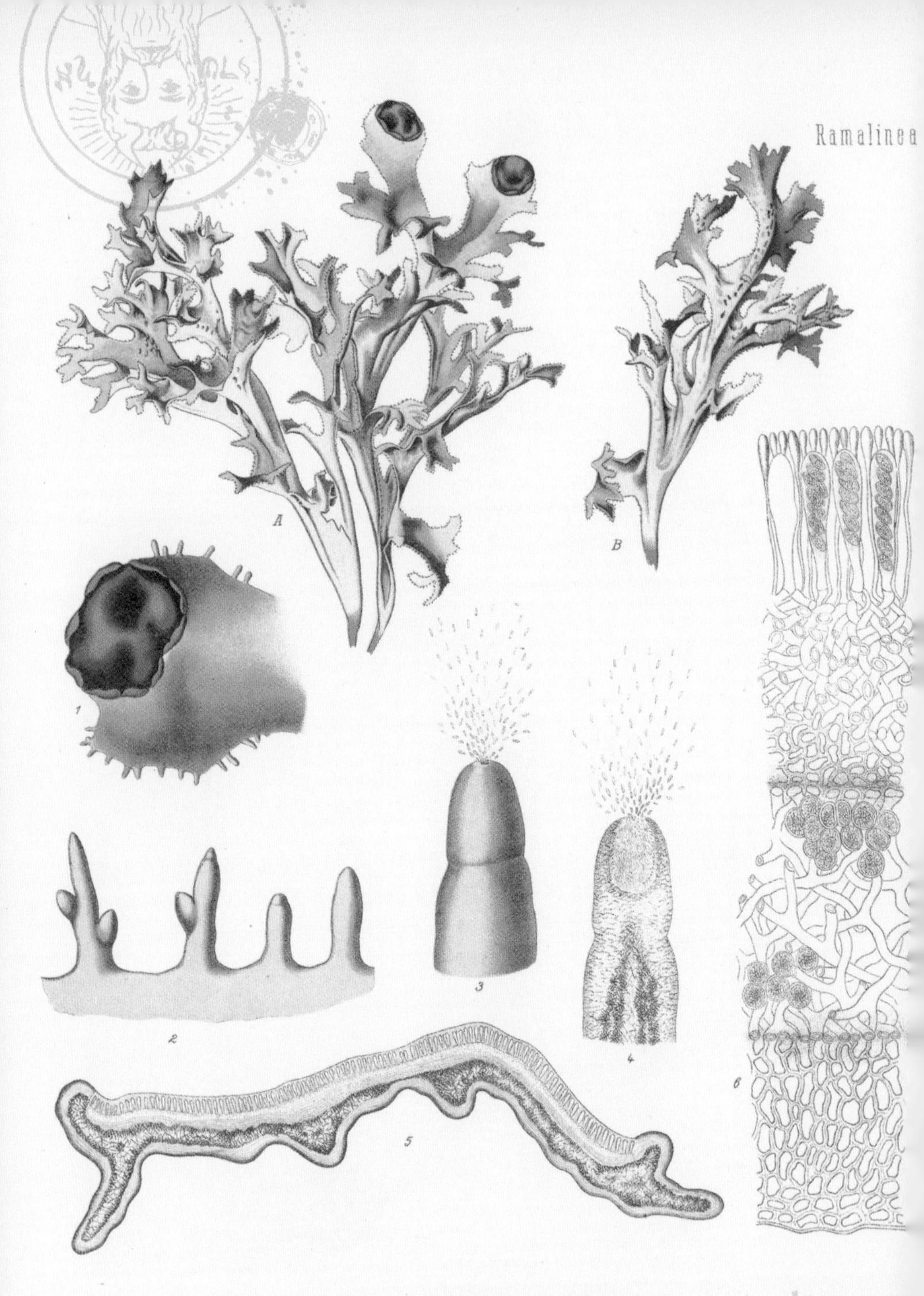

Cetraria islandica Acharius.

は宝の在りかを探し当て、ヤナギ属（*Salix*）は悪を寄せ付けない、などです。死の木であるイトスギ属（*Cupressus*）の木を選ぶのは、とても勇気のある者だけでした。この木はサタン自身と会話ができると囁かれていたのです。

ワンドは本来的に魔法に属するものだとは思われていませんでした。既に魔術という考えに恐怖を抱いていたキリスト教徒にとっても、単に力を伝えるツールでしかありませんでしたが、大型の杖は魔力を使う者と同じように危険でした。そして中世、キリスト教徒たちは判断を下します。魔女は邪悪なもので、根絶やしにする必要があると。

魔術はどこにでもその痕跡を残していると彼らは言いました。ニガヨモギ（*Artemisia absinthium*）は悪魔との契約に使われました。ノボロギク（*Senecio vulgaris*）は魔女がおしっこをした所に生えるものでした。血が流れた所に育つ植物は、それ自体が赤い液体を出しました。防護が必要だったのです。鉄はよい防具でした。木に刺さった爪や折れた鋤の刃を新しく植えた果樹の下に埋めると、邪悪なものを寄せ付けませんでした。そして、魔女は塩をまたぐことができないと言われました。十字花科（現在ではアブラナ科）の植物は花弁が十字の形になるので、どれも安全です。しかし、キリスト教徒にとって白い花はほとんど常に不吉でした。もしかしたら、異教徒の伝統がこの色と白い女神を結びつけていたからかも知れません。白花洋種チョウセンアサガオ（*Datura stramonium*）は「悪魔の罠」とも呼ばれ、特に恐れられました。夜に咲くラッパ型の花だけで十分不吉な感じがしますが、この植物の本当の力は、毒性の高い種に集中していたのです。白花洋種チョウセンアサガオのお茶は意識の混濁や奇妙な行動を引き起こし、その後昏睡状態に陥れます。これも「泥棒草」と呼ばれましたが、被害者を無力にし、強盗に遭ってからも記憶を曖昧にするために用いられたと言われます。

魔女のほうきの柄は身を守るためにトネリコで作られていました。悪霊と対抗するためのナシの枝を束ねたブラシを、女神ヘカテーの木であるヤナギで、柄にくくりつけます。これで負のエネルギーを持つ儀式の場所を掃除したのですが、キリスト教会はそれだけだとは信じられませんでした。

魔女が「空を飛ぶ」という考えは中世に始まりました。教会は直接コントロールできない者は誰でも強く疑い、妄想が常識を侵し始めて、ごく些細な扇動で膨れあがります。ほうきの柄にまたがって空を飛ぶ魔女の最初の絵は、1451年の詩『一番の貴婦人（*Le Champion des Dames*）』の挿し絵「ワルドー派の魔女の飛行（*Hexenflug der Vaudoises*）」です。この作品は風刺でしたが、2年後には、パリ近郊のサン=ジェルマン=アン=レーの修道院次長だったギヨーム・エドランが拷問を受けて、ほうきの柄にまたがって空を飛んだと告白しました。彼は魔術使いとして死刑を宣告されましたが、処刑前に獄死したと思われます。

飛行と言っても、文字通り飛んだわけではありません。当時でも、「浮遊軟膏」は人々（特に男性）が本当に恐れたものでした。これは幻覚作用のある薬草のペーストで、ほうきの柄に塗り、次に性器（および、脇の下など他の粘膜）に擦り込むと、宙を飛んでいるかのような感覚を起こすのです。1500年代初め、スペインの医師、アンドレス・デ・ラグーナがこの種の軟膏の「科学的」テストを行いました。軟膏の成分はいつも疑われる植物、ドクニンジン、イヌホオズキ、ヒヨス、それにマンドラゴラでした。彼は地元の死刑執行人の妻の頭から爪先まで、その軟膏を塗り（普通の魔女が使うと言われる量よりはるかに多い）、彼女が36時間も眠り続けるのを観察しました。彼女はこの世のあらゆる喜びに囲まれていたと言い、また夫より若く美しい愛人と浮気していたと言って、起こされるのを嫌がったのです。しかし、これでも世間の恐れを

p.176 アイスランドモス（*Cetraria islandica*）。ヘルマン・アドルフ・ケーラー「ケーラーの薬用植物」、1887年。かつてスカンディナヴィア全域で、パン作りや様々な症状の治療に用いられた地衣類である。

鎮めるのには何の役にも立ちませんでした。

奇妙な振る舞いは、ほうきと関係なくても、黒魔術だと咎められることがありました。動物でも植物でもない、奇妙なキノコは、未熟な目には食料か毒か二者択一のロシアン・ルーレットです。一部の毒キノコは、おいしいマッシュルームと区別がつかず、また別の毒キノコは全く目に見えません。

現代の私たちは、「聖アントニウスの火」と呼ばれる丹毒の症状が、エルゴット（*Claviceps purpurea*）というキノコのせいであることを知っています。寒い冬の後の湿度の高い春によくライ麦（*Secale cereale*）の草の上に生えるキノコです。このキノコをライ麦と一緒に知らずに食べてしまうと、非常に重い症状を引き起こすのです。患者の顔色は真っ赤になり、幻覚や、焼け付くような感覚、嘔吐、それに奇妙な乾いた壊疽を起こすこともあります。丹毒は、17世紀アメリカのセイラムで魔女裁判実施を招いた集団ヒステリーの原因と言う人もいます。この病気は、フランスのグルノーブルの聖アントニウス病院騎士団に巡礼すると治ると言われました。ここはエルゴットがなかった地域です。20世紀初め、科学者たちがエルゴットの調査にようやく本腰を入れ、1932年、アルカロイドのエルゴメトリンを発見しました。現代の強い薬に使われています。ダークな植物園から学ぶことはまだまだ多いのです。

下 悪魔の仲間になった魔女がほうきの柄にまたがる。ピューリタンの牧師、コットン・マザー『見えない世界の不思議（*Wonders of the Invisible Worlds*）』、1693年。

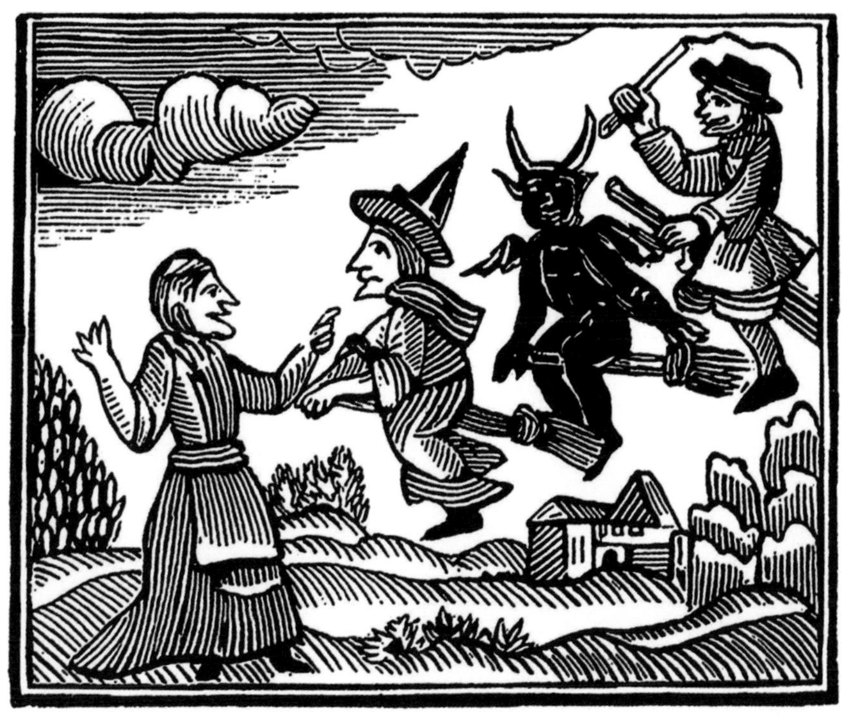

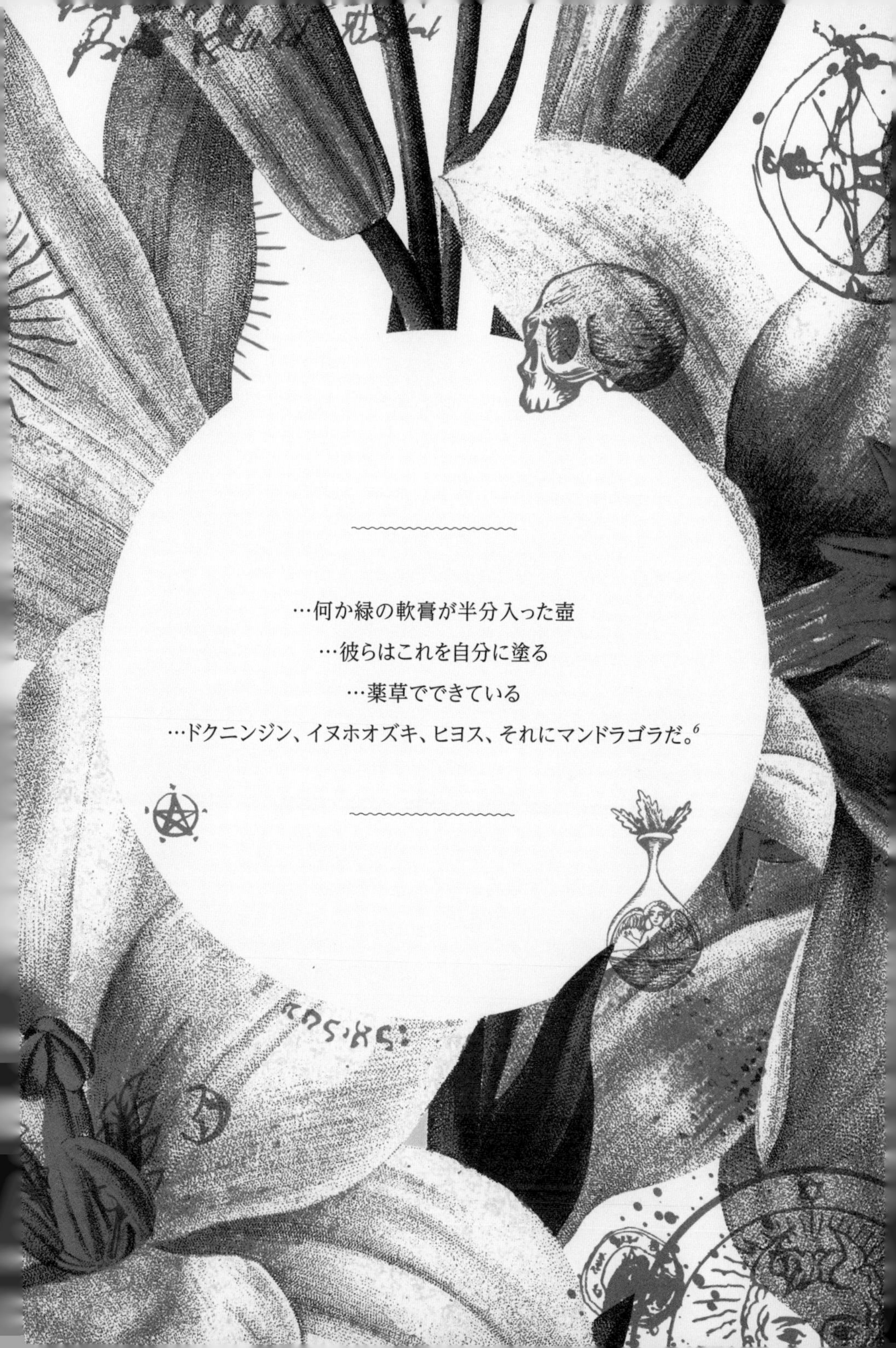

…何か緑の軟膏が半分入った壺

…彼らはこれを自分に塗る

…薬草でできている

…ドクニンジン、イヌホオズキ、ヒヨス、それにマンドラゴラだ。[6]

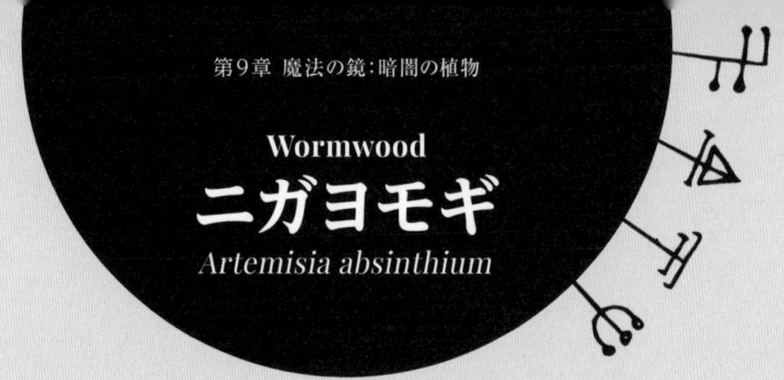

Wormwood ニガヨモギ *Artemisia absinthium*

absinthe「アブサン」というたった1つの単語が、
19世紀、パリの貧民街で苦悩するやせ衰えた画家を思い起こさせます。
フランス語でfée verte、「緑の妖精」と呼ばれた強い酒、
アブサンが引き起こす意識喪失の発作に苦しんだ画家です。

マネの有名な作品『アブサンを飲む男』(1859年)は、惨めな生活を要約したような絵です。カーキっぽい茶色と黒の画面、光はエキゾチックに光るガラス瓶だけ。

苦さではヘンルーダ(*Ruta graveolens*)に次ぐニガヨモギは、常に際どい評判がつきまといました。聖書の伝統では、ヘビがエデンの園を追われた時に触れた地面から生えだしたと言います。古代エジプト人は、腸の寄生虫を追い出す「虫下し」として最初にこの草を使った民族で、そのため英語でwormwood(「虫の草」の意)という名がつきました。「悪魔が起こす」ような肛門の痛みを緩和するのにも使われました。

ヨモギ属(Artemisia、女神アルテミスにちなむ)は、ヒポクラテスが生理痛や黄疸のある人に薦め、ディオスコリデスは一般の健康飲料に、ガレノスは胃を休めるために薦めました。しかし、白檀(びゃくだん)と一緒に燃やして、死者との交流にも使ったのです。大プリニウスによると、二輪戦闘馬車レースの優勝者は、栄光が苦みをもたらすこともあると思い出させるために、ニガヨモギの飲み物を与えられたそうです。

ニガヨモギは薬草医の装備としても強力な武器でした。ジョン・ジェラードが印象的に書いた「腸の虫を出す」というクラシックな用途の他に、毒を中和し、何よりも魔物シードラゴンを寄せ付けないという利点がありました。カルペパーはハチやスズメバチ、サソリ、ヘビに刺されたり噛まれたりした場合にニガヨモギの殺菌作用を推奨しています。彼はまた、これをタンスに入れておくと、「ライオンがネズミに、ワシがハエに手出ししないように、蛾が服に手出ししなくなる」とも書きました。

ニガヨモギとオウシュウヨモギ(*Artemisia vulgaris*)を組み合わせると、精霊(スピリット)を呼び出せると言われました。もちろん、そのスピリットはお酒かも知れません。王妃ヘンリエッタ・マリア・オブ・フランスの元シェフだったという謎のW.M.なる人物は、『王妃の開かれたクローゼット(*The Queen's Closet Opened*)』にニガヨモギの飴がけというレシピを載せていますが、一般には危険なハーブだと思われていました。そして、ニガヨモギに水とワインとブランディを混ぜたら、蒸留酒界のスターになるのは時間の問題です。非常に依存性が強く、知覚を歪める効果のあるアブサンには規制がなかったため、19世紀のフランスでは、イングランドにおけるジンと同じように悩みの種になりました。1914年に全国的に禁止され、解禁されたのは21世紀初めのことです。規制に従ったアブサンは現在、EUの地域的保護を受けています。

p.181 ニガヨモギ(*Artemisia absinthium*)。
ヘルマン・アドルフ・ケーラー『ケーラーの薬用植物』、1887年。

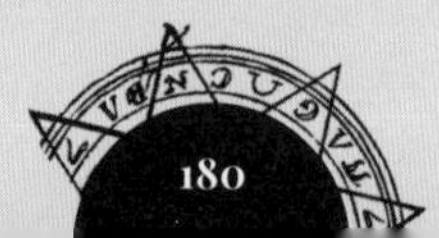

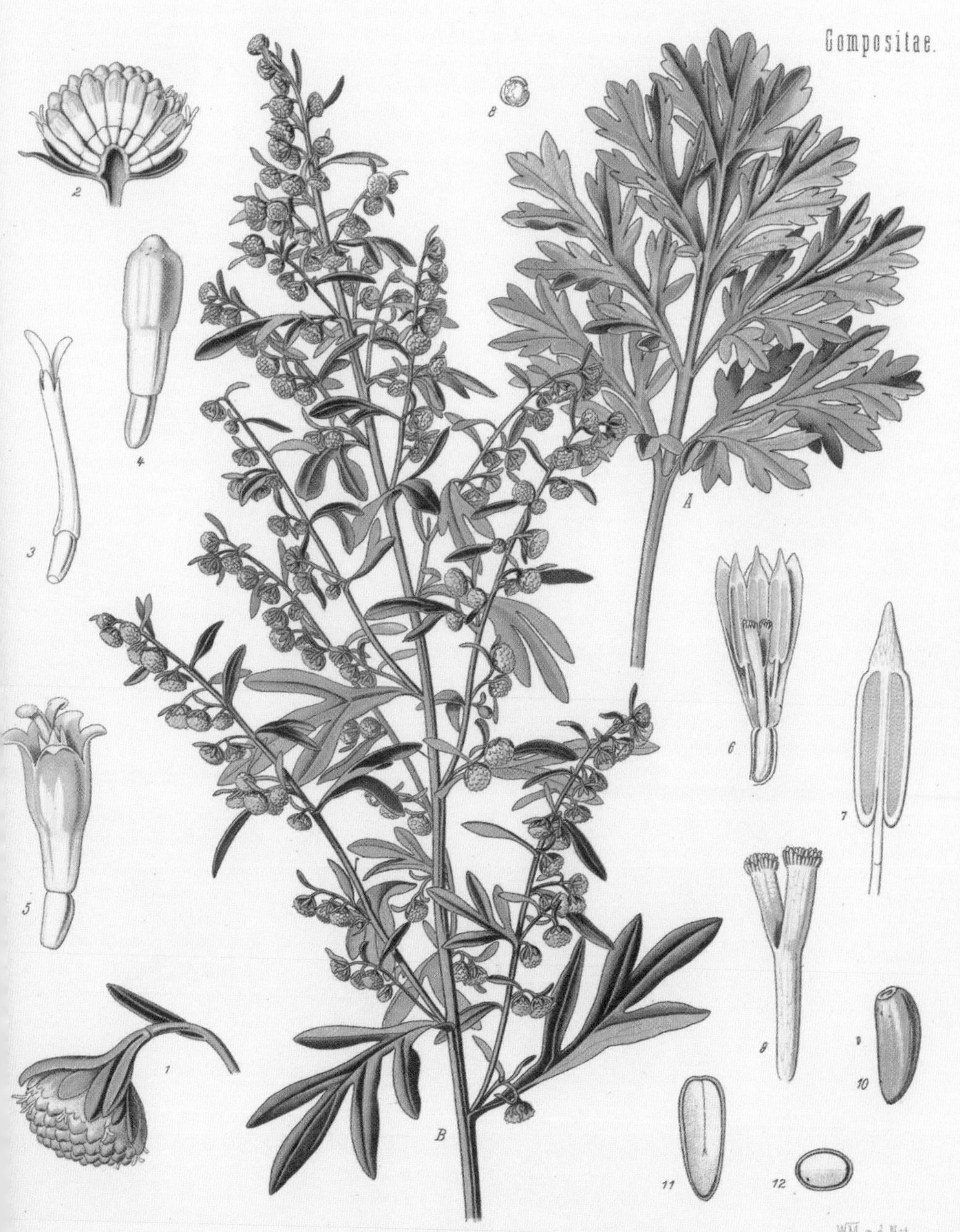

Artemisia Absinthium L.

SOLANACEÆ

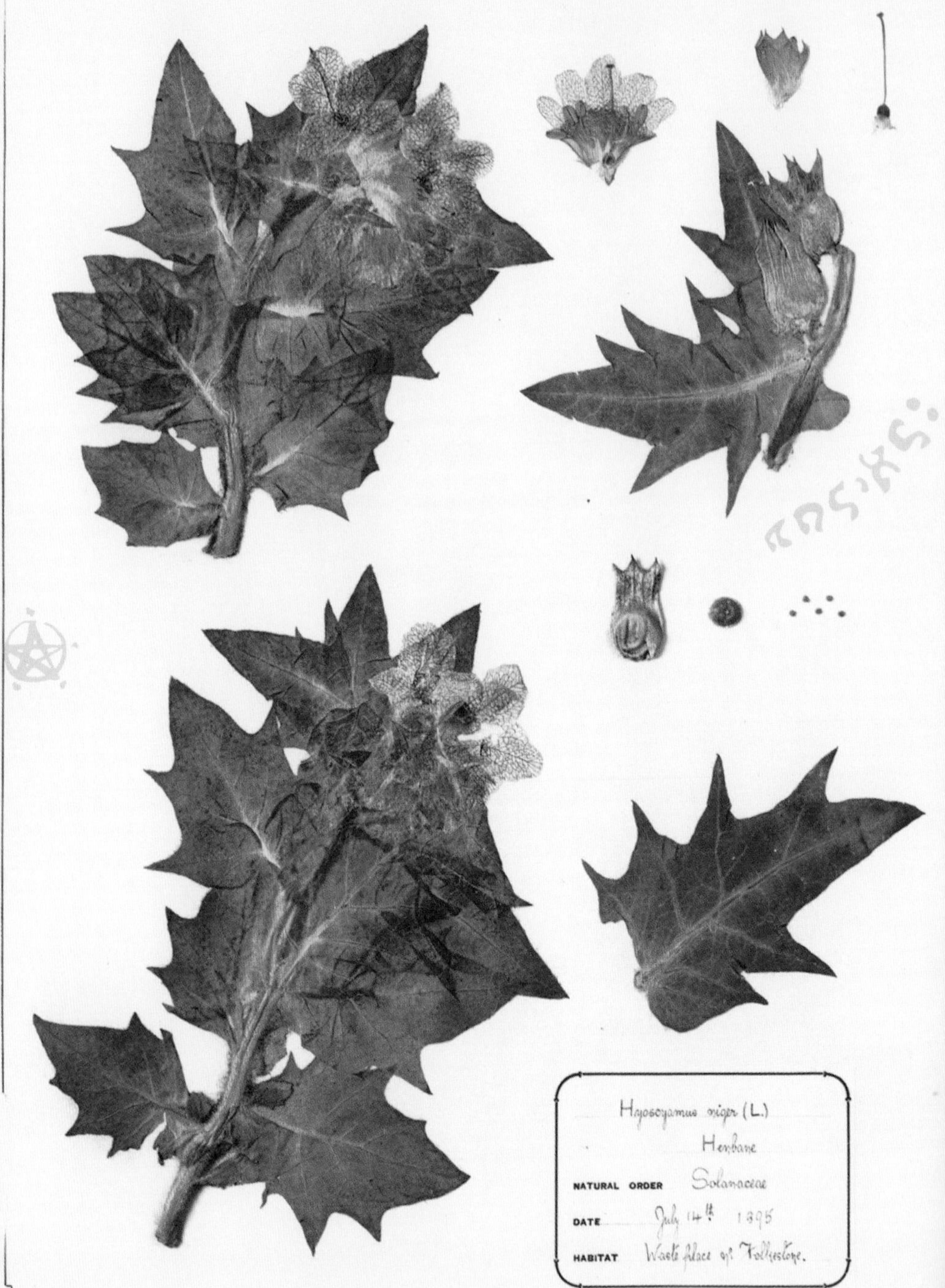
Hyoscyamus niger (L.)
Henbane
NATURAL ORDER Solanaceae
DATE July 14th 1895
HABITAT Waste place nr. Folkestone.

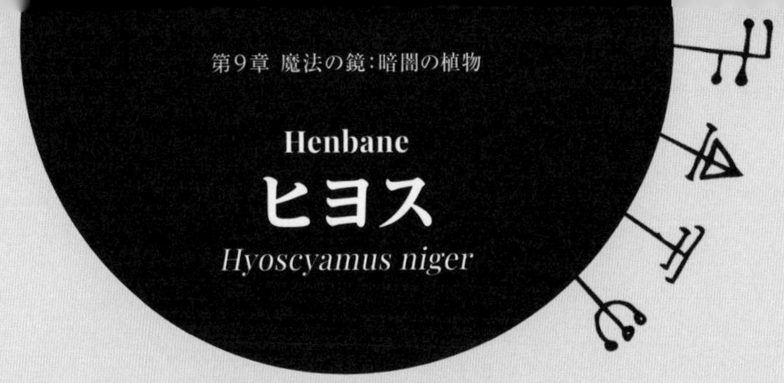

Henbane
ヒヨス
Hyoscyamus niger

1910年、悪名高い殺人犯のクリッペン医師は、
強力な麻酔作用のあるヒヨスチンで妻に毒を盛ったとして、
有罪判決を受けました。

遺体から検出された薬物はクリッペンが購入したもので、彼が自分のホメオパシー治療のコレクションとしてそれほど多くの毒物を所有することに、真っ当な理由はありませんでした。

ヒヨスチンは、私たちの知る最も危険な植物、ヒヨスから作り、譫妄状態や言語障害、麻痺を引き起こします。ゴミや糞の山の周りに生えることが知られるため、ヒヨスは「悪魔の目」の他、「雌鶏のペニー」、「豚の豆」などとも呼ばれます。見た目も怪しいハーブです。毛の生えた葉に、腐敗したような紫の筋のある花、燃やすと有毒で悪臭を放つ太く白い主根。しかし、薬草医がずっと知っている通り、害はコントロールできるのです。ディオスコリデスは、その煙に鎮痛剤として薬効があると考え、古代ローマ人は出産時の痛みの緩和に用いていました。

しかし、中世の聖職者はもっと用心深く、魔女がヒヨスを燃やして精霊を呼び出したり、透視力を得たりするのではないかと疑っていました。もっとも、他の人々は、ヒヨスが魔女の害に対抗できると思っていたのですが。

ヒヨスは鎮痛剤としてたいへん有用ですが、危険な薬でもあります。地方の民衆は歯痛の治療のため、痛みとひきつけのリスクのどちらがマシか計算しながら、ヒヨスを煙草のように吸っていました。これが、信頼を利用して仕掛けられた悪名高い罠につながり、ジョン・ジェラードが酷評しているのです。偽の歯医者はヒヨスの煙を患者の口に導き、これで問題の歯を食う虫を殺すと言いました。痛みは一時的に麻痺し、歯医者の助手が口をゆすぐカップを差し出します。患者は、「死んだ虫」が本当はリュートの弦を切ったものだとは知らず、ゆすいだ水を吐き出しながら喜んだことでしょう。

ニコラス・カルペパーはヒヨスに神経を尖らせていましたが、それでも、外用には有益だと認めていました。たとえば温湿布に使うと、前立腺や女性の乳房の腫れを緩和します。葉をワインで煮たものは、目の炎症や痛風、座骨神経痛、関節痛全般を緩和し、酢と混ぜてこめかみに貼ると、頭痛を和らげました。同じ混合物を足湯で使うと、不眠症を治すとされました。

しかし、絶対に内服はされませんでした。カルペパーはヒヨスで中毒を起こした不幸な人のために、効きそうな中和剤をリストアップしています。ヤギの乳、ハチミツ、水、カラシ種などですが、効果については楽観しませんでした。

p.182 ヒヨス（*Hyoscyamus niger*）の植物標本シート。キューガーデンで採集、1895年。

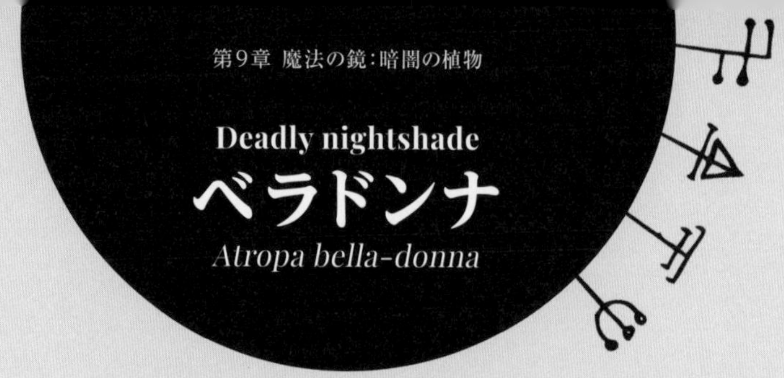

Deadly nightshade
ベラドンナ
Atropa bella-donna

ベラドンナは美しい植物です。美しすぎるのです。
濃い紫の釣り鐘型の花はすばらしく、
ジューシーな緑と赤と黒の実は甘くておいしそうに見えます。

でも騙されてはいけません。*Atropa bella-donna*について知るべきことはすべて名前に表れています。英語の一般名deadly nightshade(「死の夜陰」の意)にも、ラテン語の学名にもです。

アトロポスというのはギリシャの運命の女神3姉妹、モイライの長姉です。彼女のすぐ下の妹、クロートーが人間の寿命の糸を紡ぎ、その下の妹、ラケシスがその長さを計り、「変えるべからざる者」という意味の名であるアトロポスが、その糸を切りました。ローマ神話でアトロポスに該当するのは、死の女神モルタです。

ベローナもこの植物と結びついたローマ神話の戦いの女神ですが、ベラドンナの学名の後半はベローナではなく、この薬草の汁を目に差す習慣があったヴェネツィアの女性たちから来ています。bella-donnaは「美しい女性たち」という意味なので、この女性たちは薬で瞳孔を開き、自分をより美しく見せようとしたようです。実際には、この植物で見つかった鎮静作用を持つ物質、アトロピンのために、無邪気に目を開いたと言うより朦朧として見えたでしょう。

アトロピンは激しい発汗、嘔吐、呼吸困難、意識混濁を引き起こし、昏睡から死に至ることがあります。ベラドンナはトマトやジャガイモ、ナス、チリペッパーなどと同じナス科の植物ですが、全体が有毒です。トマトなどの作物が最初にヨーロッパに入ってきた時、人々が疑ったのは、まさにこのためだったのです。

ベラドンナにまつわる伝承はあまりありません。この草にはどんなロマンスも与えないことが重要でした。殺人草だからです。子どもたちは、つやつやした実を見ると口に入れようとする危険がとても大きいので、実を摘んだだけで悪魔や死神が出てくると教えられました。これは本当です。子どもなら、実を3粒食べただけで死んでしまうでしょうから。

ベラドンナは、シェイクスピアの『マクベス』に出てくる「悪い根」だと言われています。また、魔女の浮遊軟膏の最も強力な魔法の成分の1つだとも言われました。毒矢の矢尻を作るのに使われ、アウグストゥスからクラウディウスまで、歴代のローマ皇帝を殺すのにも用いられたようです。しかし、これらのことがあっても、ベラドンナは一部の現代の医薬にごく少量用いられています。

ベラドンナは、紫の星形の花でトマトのような実が房になるウッディナイトシェイド(*Solanum dulcamara*)と間違えてはいけません。ウッディナイトシェイドはベラドンナの親戚で、毒はありませんが、ひどい胃痛を起こします。もし食べてしまったら医師の診察が必要でしょう。

p.185 ベラドンナ(*Atropa bella-donna*)。
ジェイムズ・サワビー『イングランドの植物(*English Botany*)』、1791~1814年。

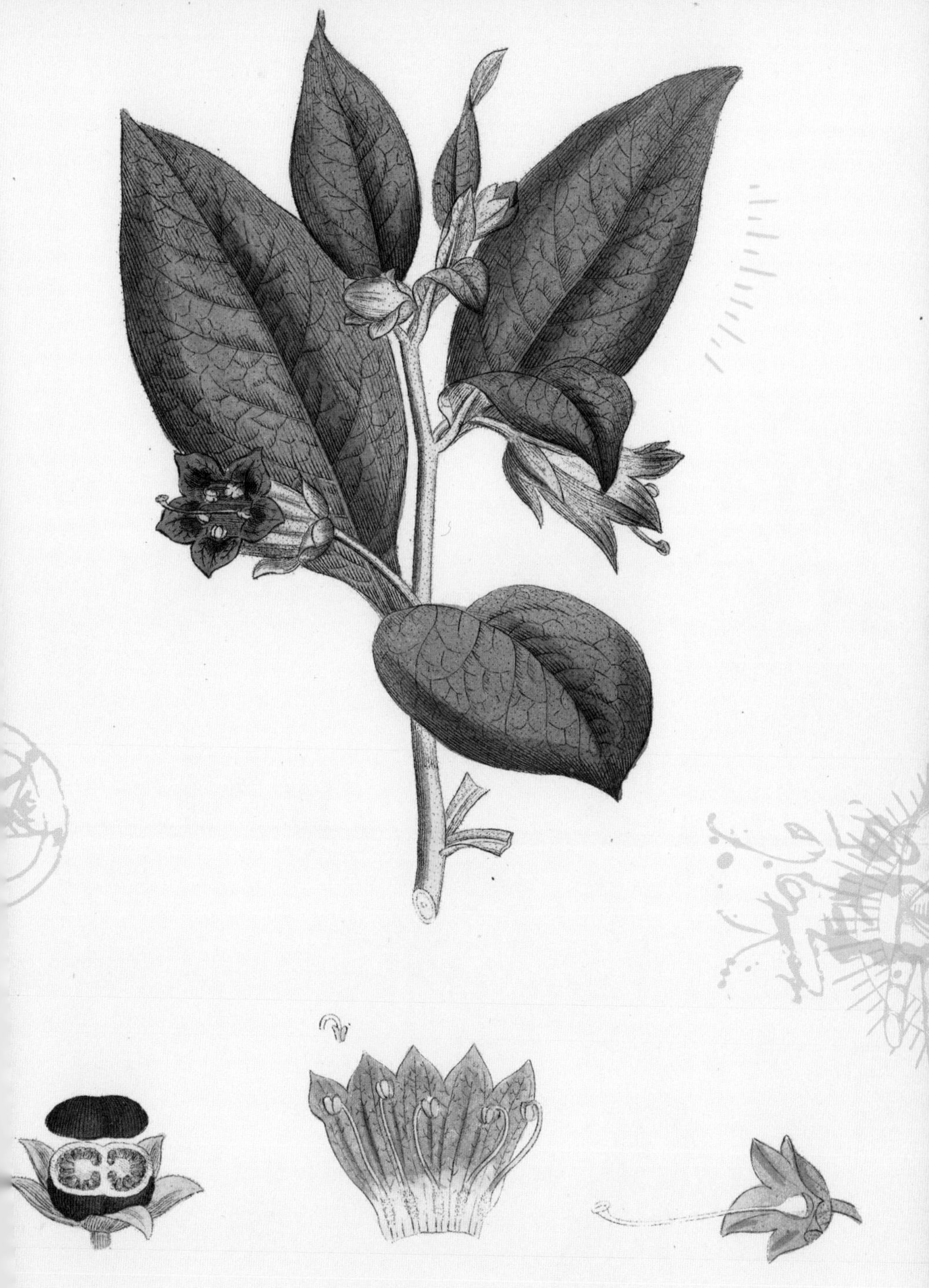

92.

Atropa Belladonna. Deadly Nightshade.

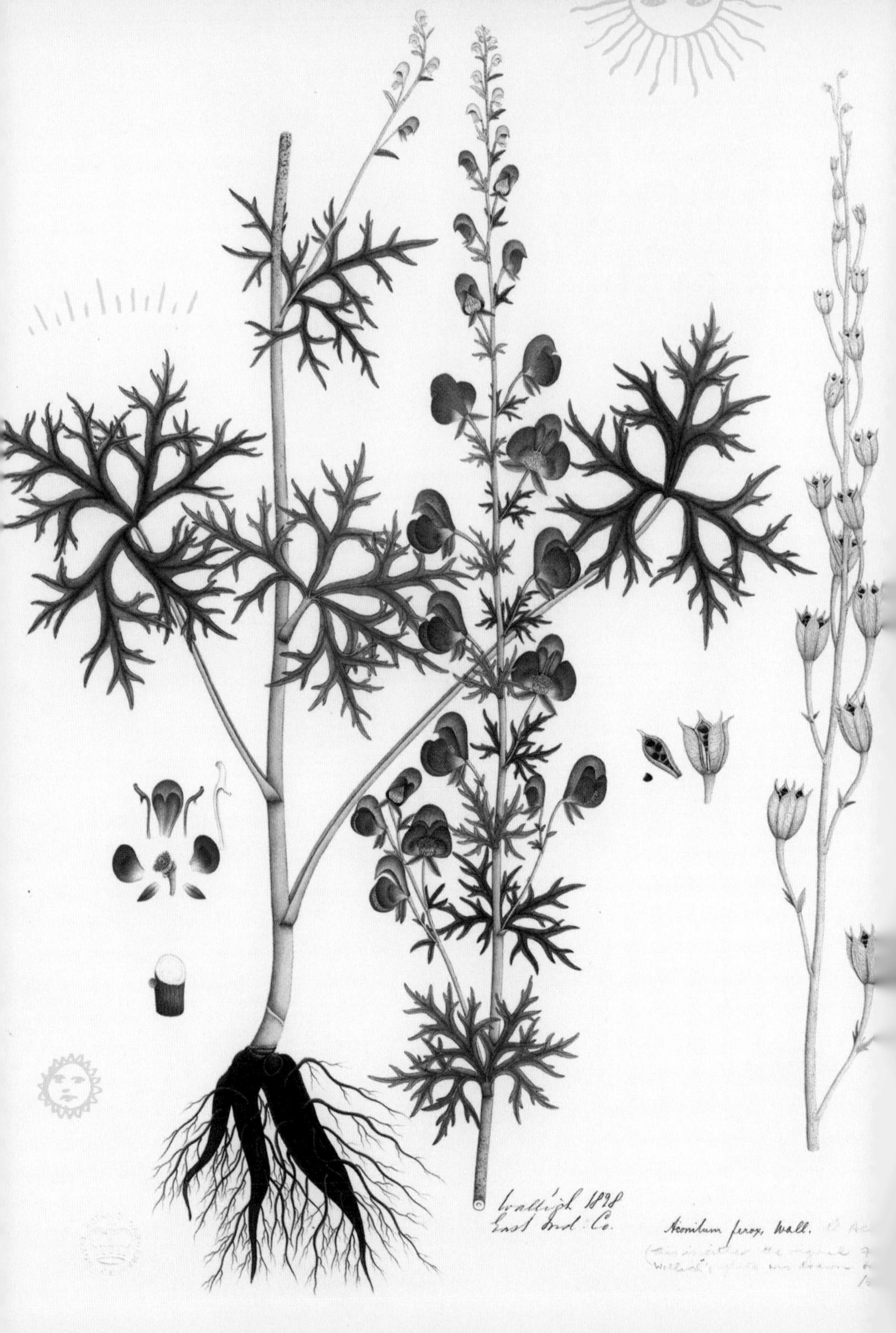
Wallich 1828
East Ind. Co.
Aconitum ferox, Wall.

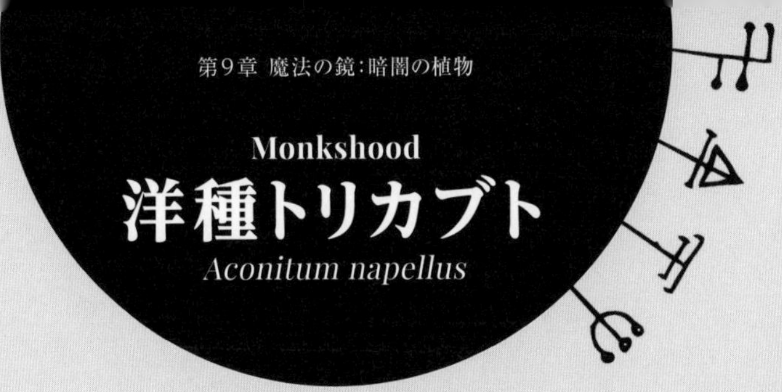

Monkshood
洋種トリカブト
Aconitum napellus

トリカブトには100種以上あり、
学名のアコナイトでも知られています。
どれも人に優しいものではありません。

トリカブトはキンポウゲ科の毛のない二年草で、細かく分かれた葉や青紫の花など、あらゆる部分が有毒です。トリカブト中毒は、胃の痛みや目まいを引き起こし、死亡することもあります。心臓にも影響が出ますが、幸いなことに恐ろしく味が悪いので、普通はうっかり中毒になることはないでしょう。人類は古代から、この最も危険な植物を恐れてきました。

トリカブトはギリシャ神話の冥王ハーデースの周りに育つ、あるいはハーデースの三つ首の犬、ケルベロスの吐いた唾から生えると言われます。また、女神アテーナーは機織り娘のアラクネーに嫉妬して、トリカブトの汁をかけ、彼女をクモに変えてしまいました。ギリシャのキオス島では、年を取って耄碌すると、安楽死の形でトリカブトを与えられるとさえ言われました。

ヒンドゥーの神話では、トリカブトはシヴァ神の植物で、シヴァ神は毒を飲むことで世界を救いました。このため、シヴァ神は身体が青くなり、口からこぼれ落ちた数滴が地面に垂れてトリカブトになったとされています。北欧神話ではトール神の植物です。他のヨーロッパ北部の伝説は、トリカブトをヘカテーと結びつけており、そのために女神ヘカテーが管轄する四つ辻や木戸口にトリカブトがあるのです。

トリカブトを摂取すると、皮膚に毛の生えてくるようなくすぐったい感覚が起きるそうです。これが、筋金入りのヴァイキングの戦士が、自らをberserker（berはクマ、serkrはシャツ）と呼んだ理由かも知れません。彼らは「狼人間」に変身するため、トリカブトを飲んだと言われるからです。トリカブトのラテン語別名、*Aconitum lycoctonum*は「オオカミを殺す者」という意味です。スズメなら、0.001グラムで死ぬそうです。アングロサクソン人の狩人は、オオカミを追う前に矢の先端にトリカブトを塗りました。また、アラスカの一部地域では、クジラ用の銛の毒に使われました。

中世の教会では、これほど危険な植物なら魔術に関わっているに違いないとされました。皮膚に塗り込むと痺れます。摂取すると心拍が上がります。そしてベラドンナ（*Atropa bella-donna*）と組み合わせた「悪魔のヘルメット」にすると、譫妄状態を引き起こし、宙に浮いているかのような心理感覚を生むには十分で、トリカブトは浮遊軟膏の古典的な成分になったのです。

カルペパーは、十分理解できることですが、この植物の処方に神経を遣いました。しかし、黄色い花の種類を「ためになるトリカブト」（*Aconitum anthora*）と呼び、毒ヘビに噛まれた傷を洗う薬によいとも考えていました。

p.186 インドトリカブト（*Aconitum ferox*）。1828年採集。キューガーデン・ウォーリッチ・コレクション、インドの植物部門より。

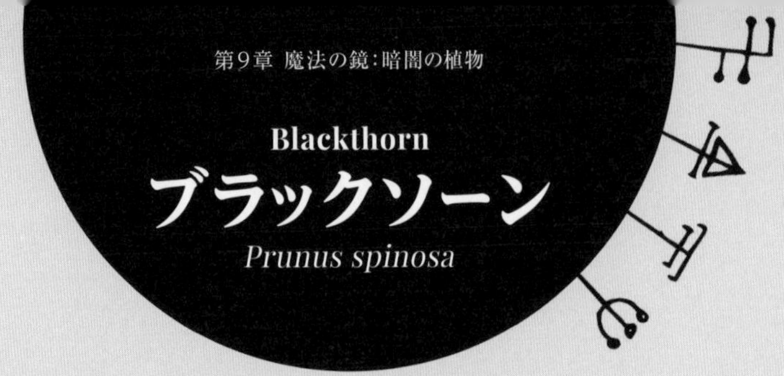

Blackthorn ブラックソーン

Prunus spinosa

私たちが実を探し回るような生け垣植物も少なくなりましたが、ブラックソーンはその稀少な植物の1つです。少なくとも、ジンの好きな人なら探すでしょう。

ブラックソーンの粉を吹いた黒い実「スロー」はぴりっと刺激があり、蒸留酒の味を完璧に引き立てるので、昔からジンの風味付けに使われます。

「黒いトゲ」を意味する名前のおかげで、この茂りやすくトゲのある「野生のチェリー」は悪評を取るところでしたが、魔術と結びつけられることがあるとは言え、縁起のいい植物で、おとぎ話では正義の味方の植物ですらあります。アイルランド伝承では、主人公がブラックソーンの玉を後ろに投げて生け垣を作り、邪悪な追手を足止めしました。『眠りの森の美女』でも、ブラックソーンの生け垣が出てくることがありますが、こちらはあまり役に立ちません。また、『ラプンツェル』の王子は、鋭いトゲで失明しますが、このトゲはブラックソーンのトゲとされることがあります。

多くの伝統的な生け垣植物と同じく、ブラックソーンもよい意味と悪い意味があります。「森の黒い老婆」は秘密を守る老婆でケルトの冬の女王、カリアッハベーラを下敷きにしているのでしょう。けれども、桜の花に似たシンプルな花(かつ、家に持ち込むとても不吉な白い花)は、1月に来る昔の暦のクリスマスに咲くと考えられていました。一部の地方では、春が来てから季節外れの寒の戻りになることを「ブラックソーンの冬」と言い、大麦を播くのによい時期とされました。

スローがなる木のトゲは、魔女がロウ人形を刺して呪うのに使うと思われていました。1670年、スコットランドでは、トーマス・ウィアー少佐が魔法使いとして、ブラックソーンの杖もろとも火あぶりにされました。彼の幽霊は今もその杖を持っています。しかし、ブラックソーンのワンド(短い杖)は高官のしるしでもあるため、告発には慎重さが必要です。最も有名なのは、イギリス上院の衛視である黒杖官が手にするワンドです。この役職は1348年、エドワード3世が、手に負えない騎士同士を揉めさせないために創設しました。最初の黒杖官はブラックソーン製のシンプルな杖を持っていましたが、今日ではもっと装飾的になっています。アイルランドでは、戦闘用の棍棒をブラックソーンの根で作りました。もっと穏やかなものでは、水脈探し棒をこの木で作ることもありました。

粉を吹いたブラックソーンの樹皮も熱を下げますが、主にビロードのような黒い果実から絞った汁を使うことが多いです。一般に、初霜が降りて皮が割れてから摘み取ると、スローは豊醇な赤紫の染料になります。古代ギリシャの医師、アンドロマクスは、赤痢にこの汁を処方し、カルペパーもこれに賛成して、お腹が緩い時によい薬だとしています。非常に収斂作用があるので、歯が浮いた時のマウスウォッシュにも使われ、排尿を促す利尿剤にもなりました。この汁を多量に摂取すると有毒ですが、生のスローはとても苦いため、誤食事故は稀です。

p.189 ブラックソーン、実はスロー(*Prunus spinosa*)。オットー・ヴィルヘルム・トーメ『ドイツ・オーストリア・スイスの植物誌(*Flora von Deutschland Österreich und der Schweiz*)』、1885年。

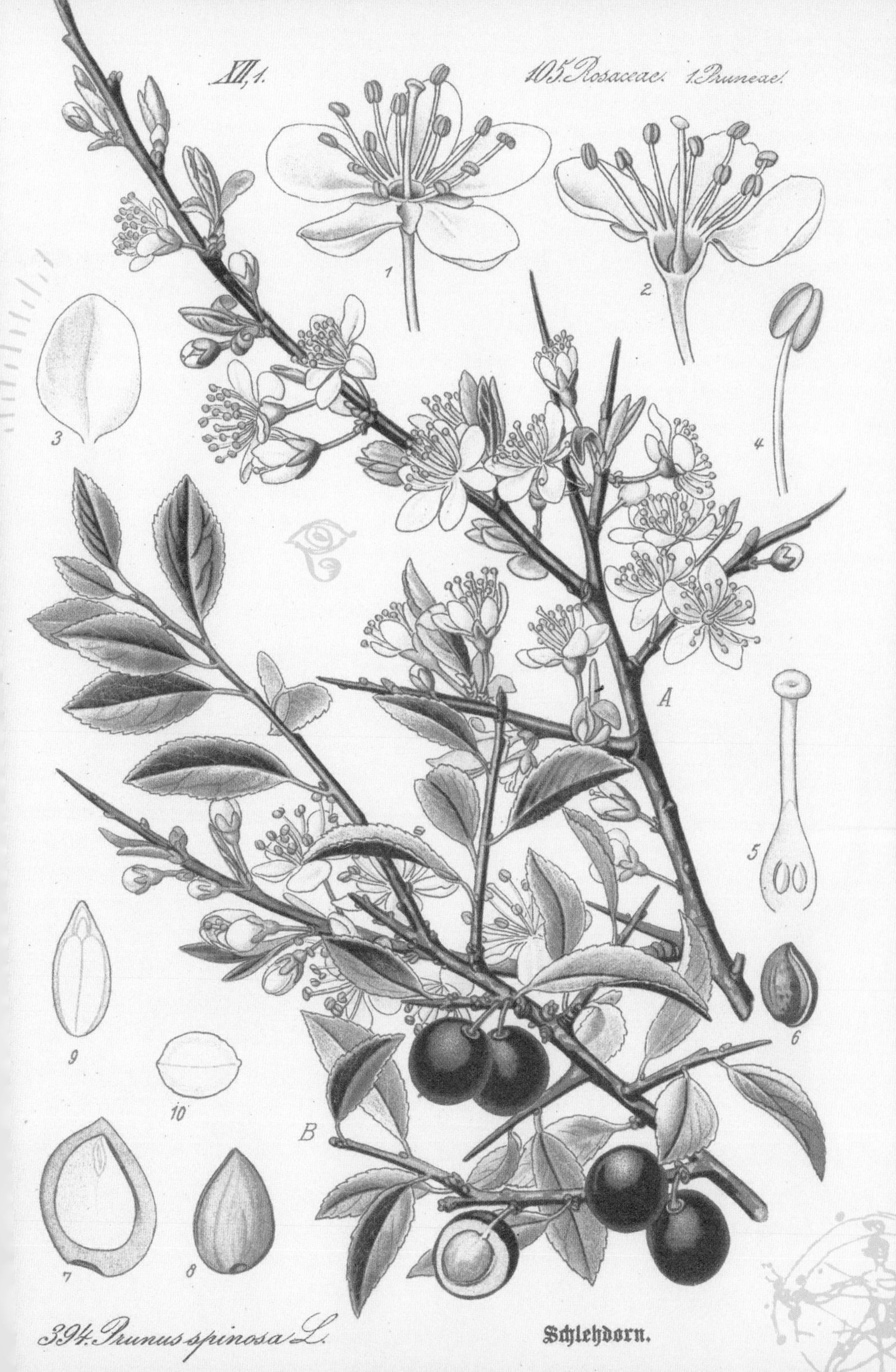
XIII, 1.
105. Rosaceae. 1. Pruneae.
1
2
3
4
A
5
6
9
10
B
7
8
394. Prunus spinosa L.
Schlehdorn.

AGARICINÉES.

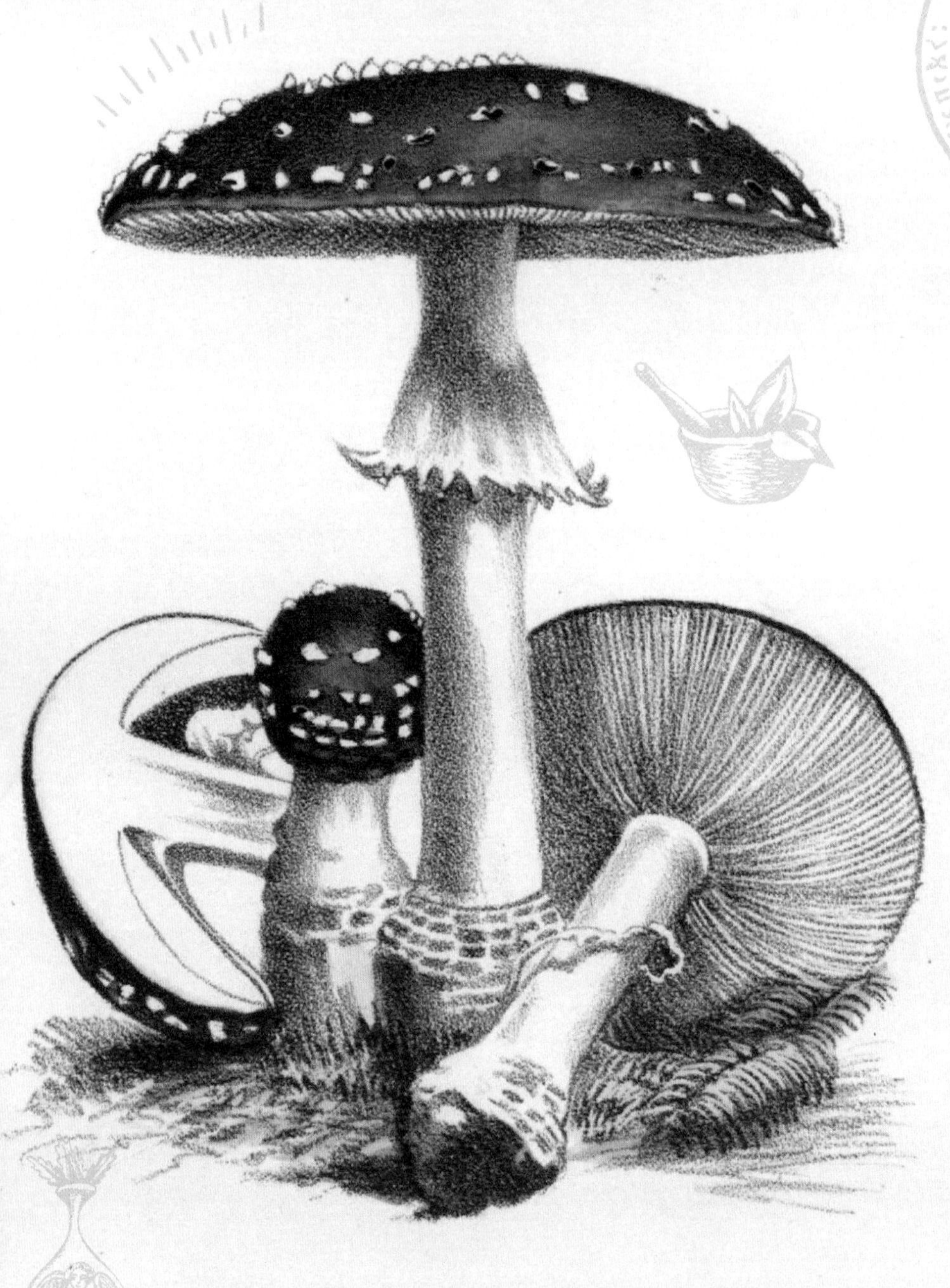

AMANITA MUSCARIA. Fr.

½ Gr nlle.

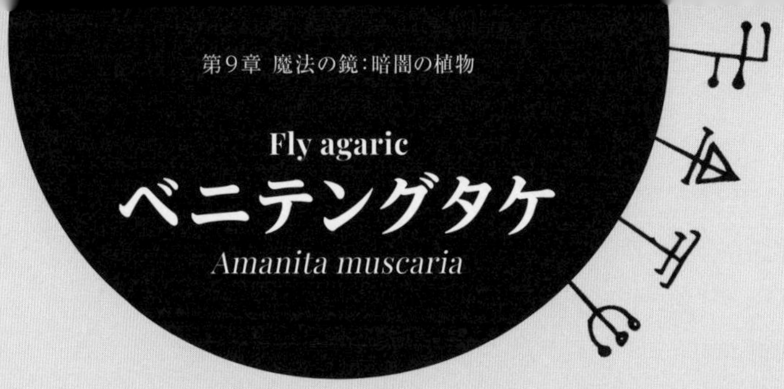

Fly agaric
ベニテングタケ
Amanita muscaria

菌類は不思議です。動物でも植物でもなく、
もっと大きな有機物の一部分で、土の他、
枯れ木から動物の皮膚まで様々な有機物を通じて広がります。

しばしば「妖精の輪」をつくって現れたり消えたりする様子が謎めいているため、多くのキノコ（菌類）は落雷のあった場所に生えると考えられ、聖なるものと見なされることもよくありました。

一部の毒キノコは、食べられるキノコに擬態します。タマゴテングタケ（*Amanita phalloides*）は世界最大の毒キノコの1つですが、若いときは完全に普通のキノコに見えます。

しかし、他の毒キノコは食べられそうに見せかけることもしません。ベニテングタケは神の食べ物と言われてきました。確かに、人間のものではありません。典型的な「妖精の」毒キノコで、古代の文書に登場する多くの神の食べ物の描写に符合します。たとえば、ヒンドゥー教の「ソーマ」は、讃歌『リグ・ヴェーダ』に歌われる植物で、具体的な種類はわかりませんが、ベニテングタケではないかとする説があります。絞って汁を取り、羊の毛で漉して神に捧げますが、ベニテングタケはギリシャ神話の神の飲み物「アンブロージア」の主成分だと指摘されているのです。

シベリアのコリャーク人には「大ガラス」という英雄の物語があります。彼の兄弟のクジラが泥に詰まって身動きできなくなった時、空の神のヴァイイニンは彼にワパークを食べるように教えます。ワパークは小さな赤い帽子を被って白い斑点があるのです。大ガラスはベニテングタケの姿をしたワパークを見つけて食べます。すると空を飛ぶ力を得、彼は巨大な袋にクジラを入れて、海に戻してやりました。大ガラスはこのキノコの力に感心し、その土地に残したため、子孫はベニテングタケを食べて病気の治療や夢判断ができるようになったのです。ベニテングタケは強い幻覚作用があるので、安全のため、シャーマンが先にこのキノコを食べ、他の全員はその尿を飲んでいました。

berseker（「クマのシャツを着た者」の意）と名乗るヴァイキングの無軌道なふるまいはベニテングタケのせいだという説があり、ローマ時代のミトラ教徒が幻覚を得るためにこのキノコを用いたとも言われます。

彼らは皆勇敢である必要がありました。ベニテングタケは森で見られますが、夏の終わりから初霜が降りるまでは、ブナの木、ナシの木、針葉樹、果実に生えることもあります。乾燥しても、作用は強力です。向精神性の化合物であるイボテン酸と、鎮静作用と催眠作用のあるムシモールを若干含むため、摂取すると非常に不快です。鮮やかな夢や重力のない感覚を味わえますが、言語の混乱や嘔吐、下痢、息切れ、徐脈、目まい、眠気、頭痛、脳卒中、譫妄、それに呼吸困難や死亡さえあり得る、快適とは言えない症状と引き換えです。

p.190 ベニテングタケ（*Amanita muscaria*）は幻覚効果のある毒キノコである。

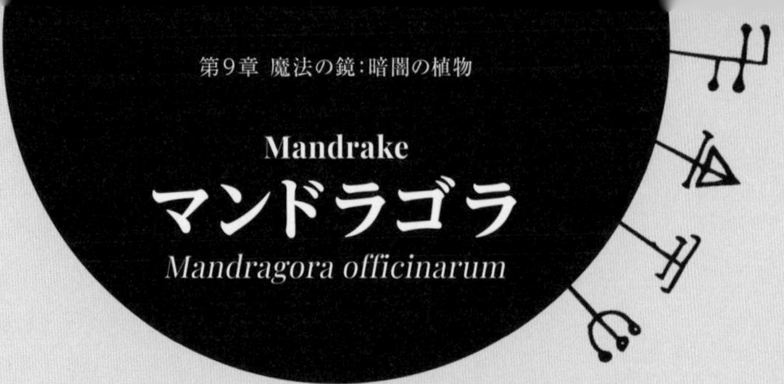

Mandrake
マンドラゴラ
Mandragora officinarum

中世の薬草学に出てくるあらゆる植物のうち、
マンドラゴラは、ハリー・ポッターのファン以外にも
最もわかりやすいでしょう。

この、円状に葉のつく、花が紫で果実がオレンジ色の植物の根は、中世の画家が好んで描いたほど人間の姿に似ているわけではありません。この「サタンのリンゴ」（「悪魔のカブ」とも）の見た目の解釈は、何十もあるのです。マンドラゴラが引き抜かれる時に挙げる悲鳴を聞くと、採集する者は気が狂うので、マンドラゴラに犬を結びつけ、犬を脅して走って逃げるようにして引き抜くと言われました。もちろんこれは、仕事を失うことを恐れた専門の採集業者「根切り師」が広めた話です。

ヒヨスチンとヒヨスチアミンを含むため、古代ギリシャ人はこの草を麻酔薬に使いました。マンドラゴラは絞首刑になった男が漏らした精液から生えると言われましたが、いつの時代も根がそれらしく見えるからでしょう。「特徴説」では、マンドラゴラの根はひどく醜い赤ん坊に少し似ているため、枕の下に1本入れて眠ると、受胎を助けるとされました。また、全般的な幸運のお守りとされ、正しい人物が尋ねると、埋められた宝物の在りかをこっそり教えてくれると言われました。カルペパーは、宝は見つけられなかったものの、葉は「熱冷まし」になり、根は「どんな体質でもほとんど耐えられない」ほどの強力な催吐剤になることを発見しています。

しかし、マンドラゴラはなかなか見つかるものではありません。イングランドのフェンズ地方の「ヴィーナスの夜」には、人々が最も人間の女性に似ている根を掘り当てようと争って出かけますが、他ではもっと命がけの方法になりました。

いかさま師は地方の街で、子どもがなくて欲しがっている女性に「マンドラゴラ」を売りつけ、大儲けしましたが、たいてい形の変なカブを彫った偽物でした。魔法で髪が生えているように見せかけるため、草を埋め込んだものすらありました。また、偽医者たちは粗雑な粘土の人形を作って植物の根のあたりに埋め戻し、奇跡的にマンドラゴラを「発見」できるようにしました。彼らに騙された人は、詐欺師がその根のあった穴にはまるよう願いました。この穴は冥王ハーデースのところに直結していると言われていたからです。

イングランドのマンドレイク（*Bryonia cretica subsp. dioica*）は生け垣のツタの仲間で、マンドラゴラとは全く別種の、はるかに危険な植物です。カルペパーは「慌てて採ってはいけない」と警告していますが、正しく処方すれば、卒倒病（てんかん）や中風、ひきつけ、眠気によいと感じていました。また、堕胎薬にもなりました。しかし、今日ではマンドラゴラもマンドレイクも使用を薦められません。

p.193 マンドラゴラ（*Mandragora officinarum*）。ヤーコプ・マイデンバッハ『健康の園（*Hortus Sanitatis*）』、1491年。

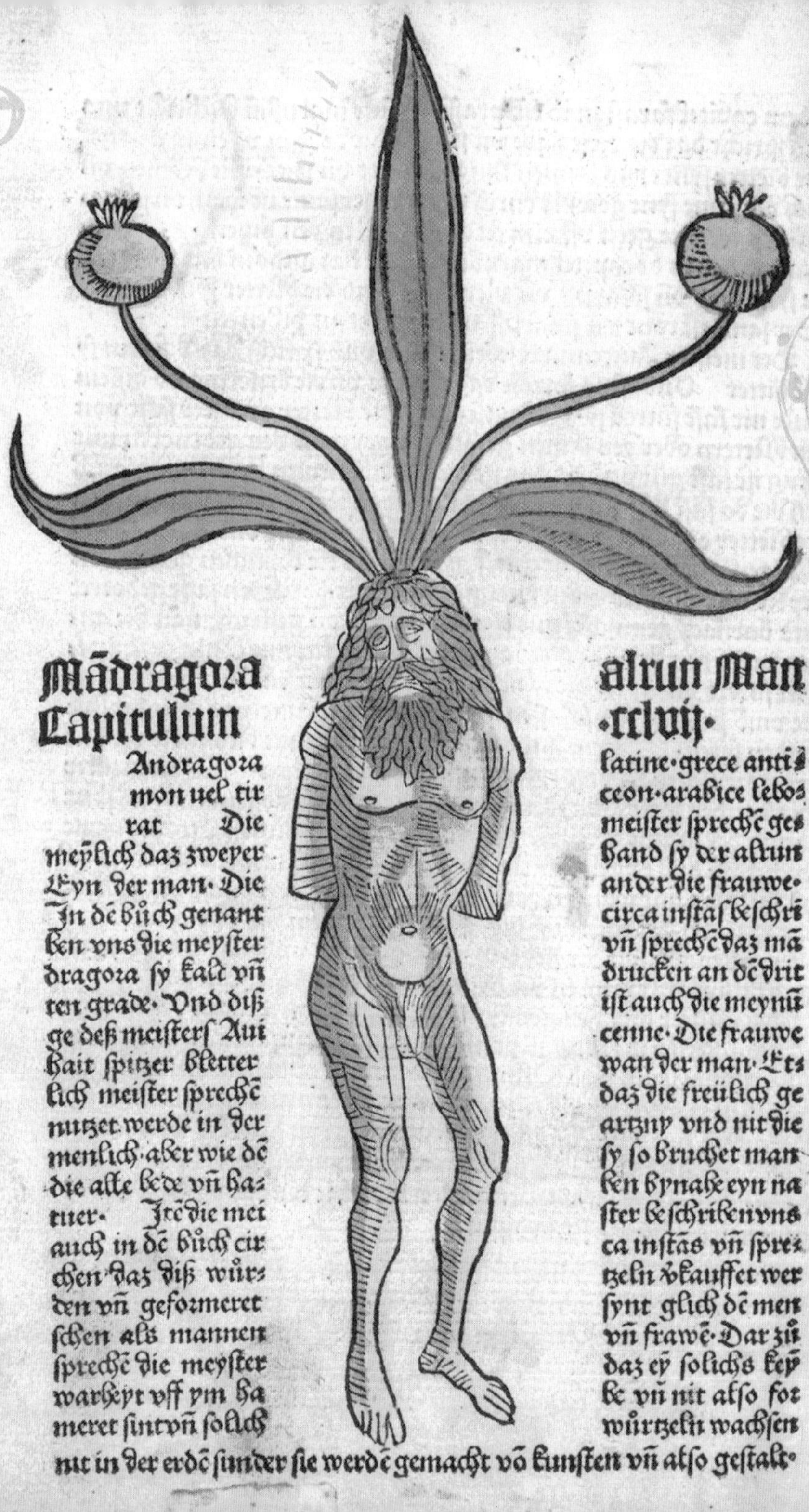

Mādragora alrun Man
Capitulum ·cclvij·

Andragora latine·grece anti
mon uel tirceon·arabice lebos
rat Die meister sprechē ges
meÿlich daz zweyerhand sy der alrun
Eyn der man· Die ander die frauwe·
In dē bůch genant circa instās beschri
ben vns die meyster vn̄ sprechē daz mā
dragora sy kalt vn̄ drucken an dē drit
ten grade· Vnd diß ist auch die meynū
ge deß meisters Auicenne· Die frauwe
hait spitzer bletter wan der man· Etz
lich meister sprechē daz die freülich ge
nutzet werde in der artzny vnd nit die
menlich· aber wie dē sy so bruchet man
die alle bede vn̄ haben bynahe eyn na
tuer· Itē die meister beschriben vns
auch in dē bůch circa instās vn̄ spre
chen daz diß wůrtzeln verkauffet wer
den vn̄ geformeret synt glich dē men
schen als mannen vn̄ frawē· Dar zů
sprechē die meyster daz eÿ solichs key
warheyt vff ym habe vn̄ nit also for
meret sint vn̄ solich würtzeln wachsen
nit in der erdē sunder sie werdē gemacht vō kunsten vn̄ also gestalt·

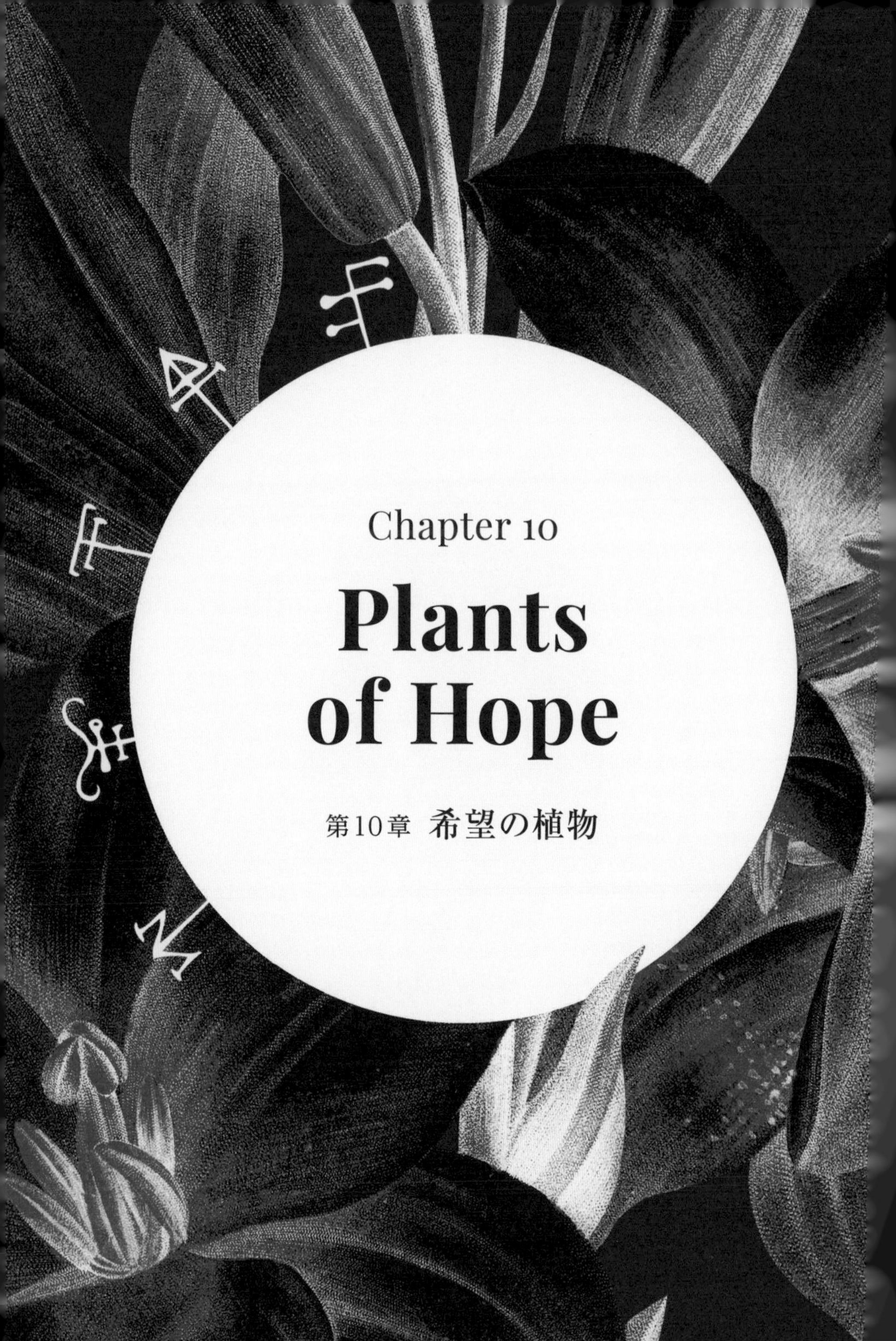

Chapter 10

Plants of Hope

第10章　希望の植物

伝承には多くの不吉な花がありますが、

幸運と希望の花も同じくらいたくさんあります。

恋人同士を結びつける薬草から

嘆く人に慰めを与える薬草まで、

これらは喜びの花と言えるでしょう。

春はそれ自体、希望をもたらします。
新たな生命とこの先の暖かさを告げるのです。
この季節、私たちは自然界を見て、喜びを伝え、来たるべき実りの季節の
先触れとして、冬を遠い記憶としてくれる植物を探します。

昔から、年の初めに花を咲かせる植物は吉兆でした。裸の木に咲く、デリケートな果樹の花もそうです。見た目ほど繊細ではないスノードロップ(*Galanthus*)は、まだ凍った大地から芽吹いて花をつけるので、フランスでperce-neige「雪を貫くもの」と呼ばれます。純粋さと強さのシンボルであり、現在でもガランタミンという形で希望をもたらします。これはスノードロップと同じ科(ヒガンバナ科)の植物にあるアルカロイドをベースとした処方薬で、アルツハイマー病の患者の治療に用いられています。

ニュージーランドのマオリの人々にとって、シダは新しい生命と新たな始まりを表すものでした。これは現在でもニュージーランドのラグビー代表、オールブラックスのエンブレムに見られます。日本では、シダは家が代々続く希望を与えます。

クローバーと総称されるシャジクソウ属の草(*Trifolium*)は、アイルランドの守護聖人、聖パトリックと結びつけられます。彼は信者に三位一体を教えるのに、三つ葉のシャムロック(コメツブツメクサ、*Trifolium dubium*)を使ったからです。しかし、クローバーが四つ葉になると、魔法の植物に変身します。スカンディナヴィア半島から東欧まで、四つ葉のクローバーは雌馬が最初の子馬を産んだ場所や、子馬が最初にくしゃみをした場所に生えるという伝承があります。しかし、四つ葉のクローバーを意図的に探すのは意味がありません。探して見つけたものは無意味ですが、偶然発見した人は妖精を見ることができ、魔女を寄せ付けず、呪いが解けるそうです。イングランドのケンブリッジシャーでは、若い娘が四つ葉のクローバーを靴に入れるという危険な行為に夢中になることがありました。その状態で最初に会った男性と結婚するというのです。今日では、四つ葉のクローバーを買うこともできますが、通常はカタバミ属(*Oxalis*)のハイブリッド種です。

しかし、希望の植物がすべて春夏に生えるわけではありません、中国と日本では、菊が非常に尊ばれます。ある伝説では、妖精が、花嫁が結婚式で持つ花の花びらの数だけ結婚生活が続くと告げます。花嫁は菊を選び、花弁の数の通り68年もの結婚生活に恵まれるのです。

最も有名な希望のシンボルは、オリーブの枝でしょう。聖書の創世記で、大洪水の後、神からの和解のしるしとして、鳩がノアに運んできた枝です。別の神話では、オリーブ(*Olea europaea*)は女神アテーナーからギリシャ人に贈られました。紀元前480年、テルモピュライの戦いの後、アクロポリスはペルシャ王クセルクセスの軍勢によって焼き尽くされました。あらゆる希望が消え失せてしまったのです。しかし翌日、炭になった聖なるオリーブの木の枝に、新芽が芽吹きました。そしてその種は広く遠くまで伝えられ、ギリシャの国にもっとよい時代が来ると約束したのです。願わくば、すべての植物がこういった幸せな意味を届けてくれますように。

p.197 オリーブ(*Olea europaea*)は世界で最もよく知られた平和と和解のシンボルかも知れない。

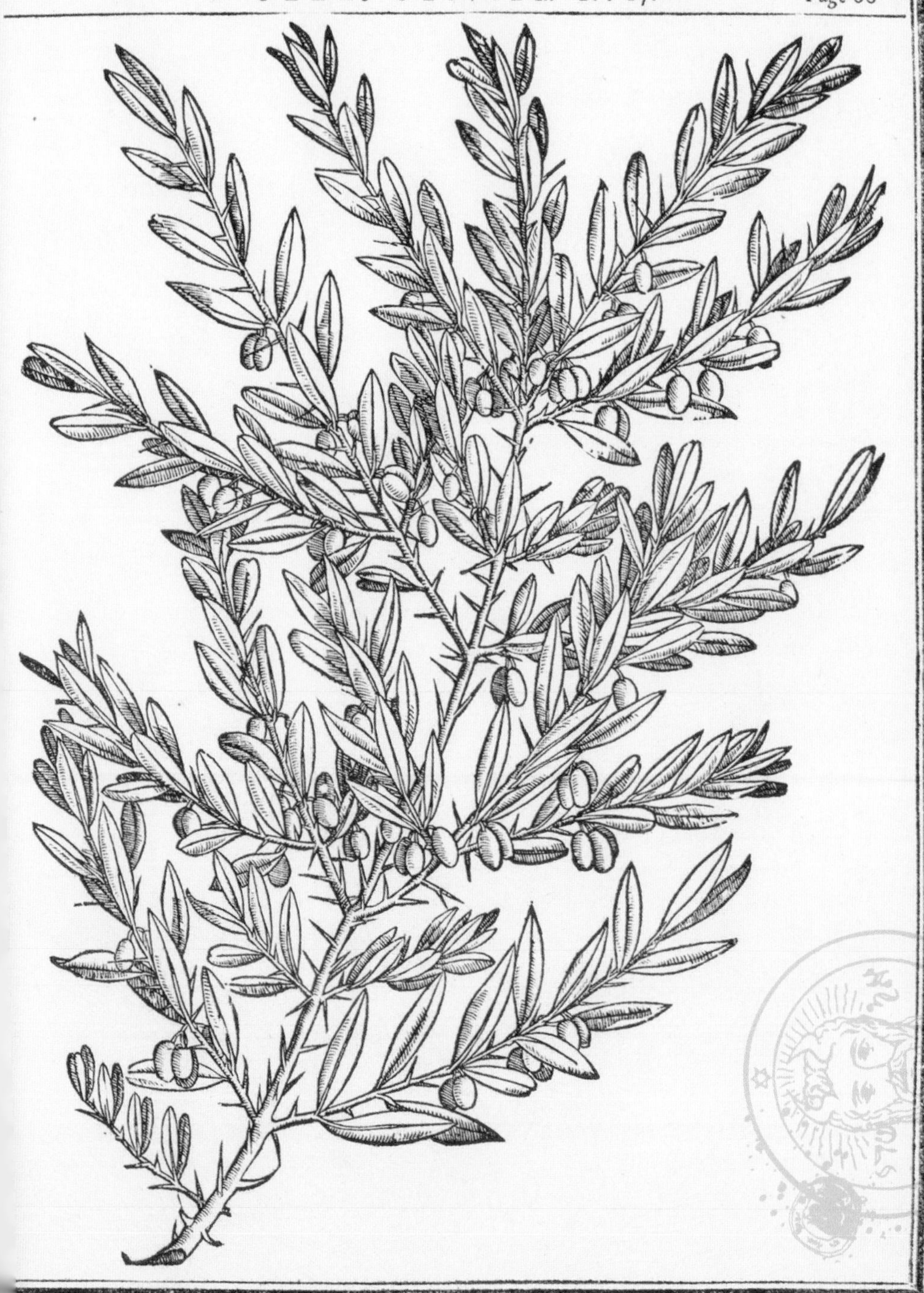

OLEA, OLIVIER. N°. 17.

N.985

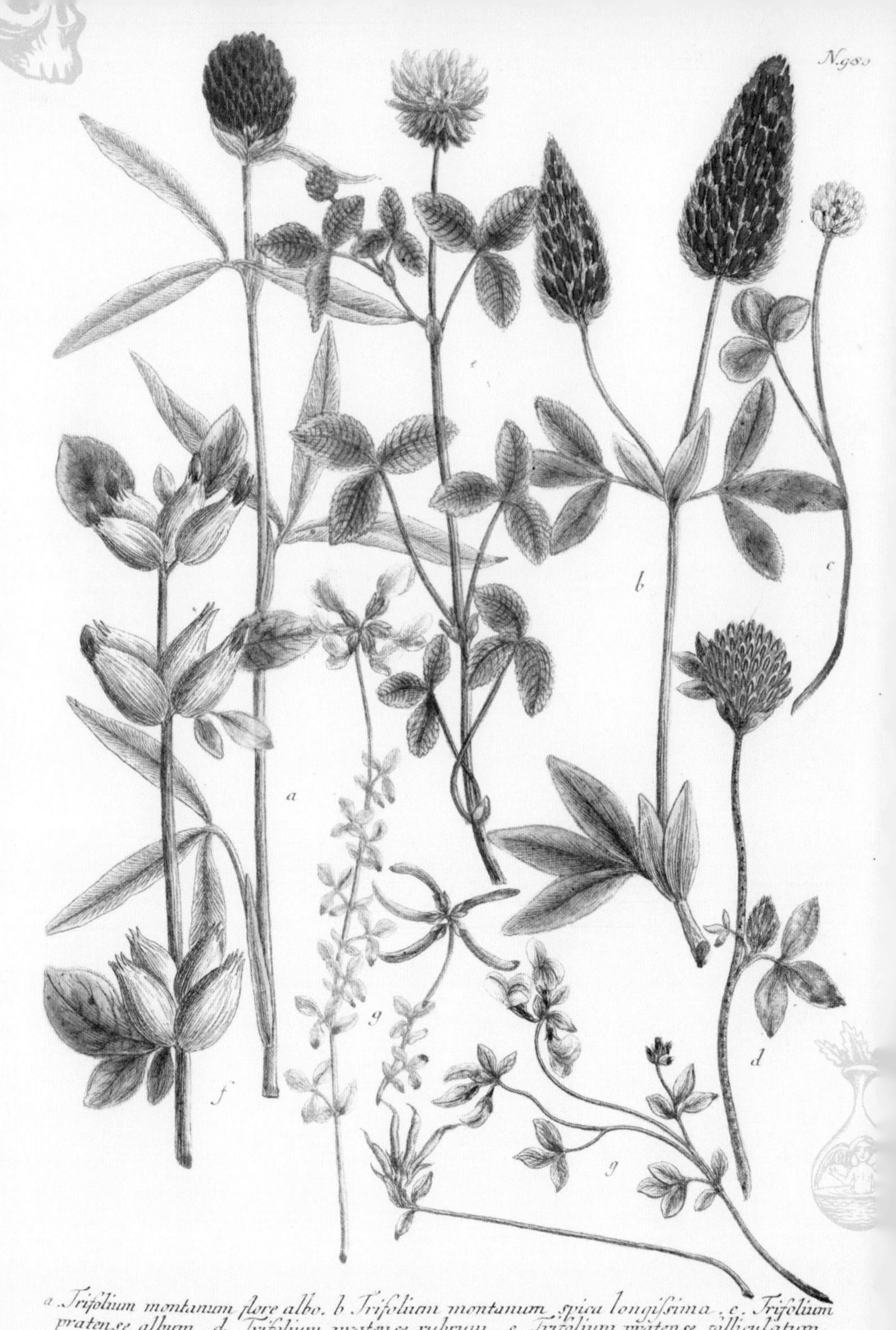

a. Trifolium montanum flore albo. b Trifolium montanum, spica longissima. c. Trifolium pratense album. d. Trifolium pratense rubrum. e. Trifolium pratense folliculatum. f. Trifolium vesicarium purpureum. g. Trifolium siliquosum.

x.

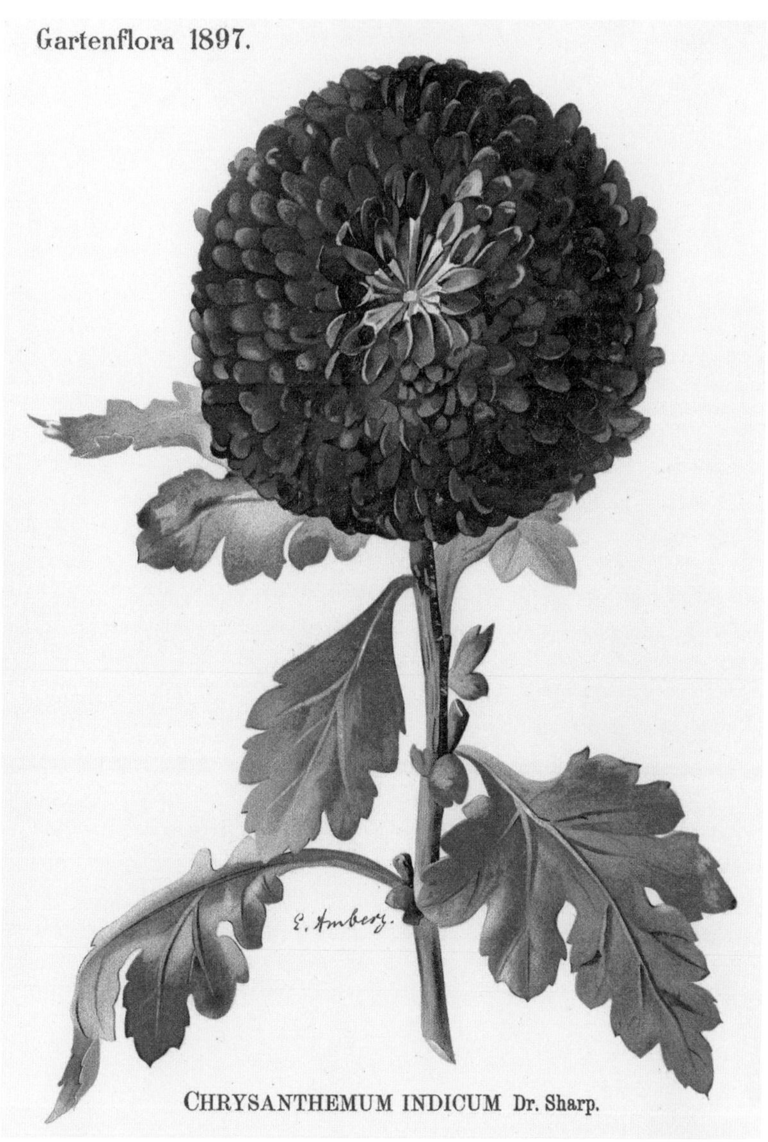

p.198 シロツメクサ（Trifolium repens）。
ヨーハン・ヴィルヘルム・ヴァインマン『薬用植物図譜（Phytanthoza iconographia）』、1737年。
妖精や魔女を寄せ付けないと言われた。

上 シマカンギク
（*Chrysanthemum indicum*）。
中国の伝説で、幸福な結婚生活と結びつけられている。

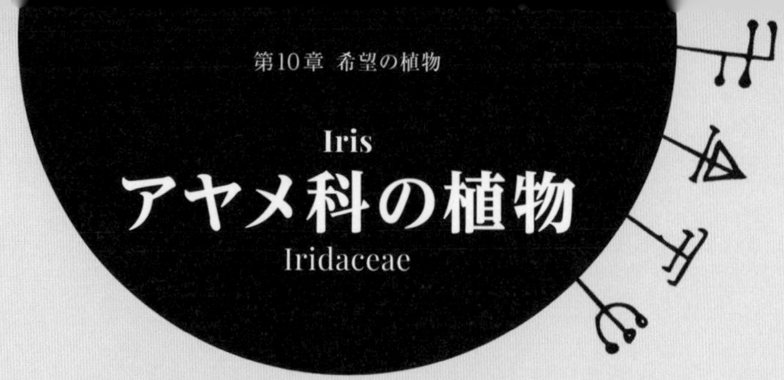

Iris
アヤメ科の植物
Iridaceae

ギリシャの女神イーリスの主な仕事は、女神ヘーラーのお供でしたが、イーリスをそういう視点で覚えている人はいません。

イーリスは虹を人格化した存在、またお告げの女神としてはるかによく知られており、美術では通常、美しい翼を持って描かれます。他の神々が最も厳かな誓いを立てる時、彼女が誓いを守らせる冥界の水を運んでくるので、他の神々は彼女を少し脅迫的だと思っていました。一方、有限の命である人間の女性たちは、イーリスを、冥界へ連れて行ってくれる存在と尊敬していました。このため、彼女の名を持つアイリスの花は、古代ローマでは希望のシンボルとして墓の周りに植えられました。

アヤメ科は大きな科で、クロッカスやフリージア、よく湿地や水辺に咲く野生の小型種から和毛のある下弁がゆったり垂れる大型のジャーマンアイリス(*Iris x germanica*)まで、様々なアヤメ類を含みます。古代から好まれた植物で、エジプトの墓に描かれ、古代ギリシャ人やローマ人が利用しました。

アヤメ科の植物は、あまり重視されないキズイセン(*Iris pseudacorus*)でも、匂いにぴったりの名前で「ローストビーフの草」という別名のあるスティンキンググラッドウィン(古英語で「剣」を意味するgladwynからついた名前で、「臭い剣」の意。*Iris foetidissima*)でも、もっと大型の品種でも、剣のような葉と長い茎の上につく花、太い根茎が共通しています。

昔はヘビの噛み傷や咳や瘰癧の治療に用い、また口臭の治療に噛むこともありましたが、アイリスを使うのは医学上の後付けだったようです。本来はオリス(ニオイイリス)の根だったのです。ギリシャ人とローマ人が発見したオリスは、普通、学名*Iris pallida*と*Iris germanica*の根を乾燥させたもので、現在も香水産業で大量に用いられています。古代人はこれをフェイスパウダーやボディパウダーに使い、中世にはリネン類に振りかけました。現在は高級香料やドライシャンプーに用いられ、流行のジンのボタニカル(風味をつける植物性材料)として利用されることもあります。いつの時代も法外に高価でしたが、これは、根茎を最初に収穫した時には香りがないからです。完全に甘い花のようでありながらぴりっとした刺激を持つようになるには、3年から4年もかかるのです(ニオイスミレのような香りがします)。オリスをさらに加工してオリスオイルにすることもあり、これはすばらしい香りがすると同時に、他の不安定な芳香を定着させる効果もあります。

アイリスは有名な紋章、フルール・ド・リスの元になったと言われます。伝説では、フランス王ルイ7世が1137年に十字軍遠征に旅立つ前にアイリスの夢を見たとされ、その結果生まれたフルール・ド・ルイがフルール・ド・ルース(「光の花」の意)になり、最終的にフルール・ド・リスになりました。これは繁栄と忠実と武勇を表すと主張する人もいますが、より一般的には、3枚の花弁は信仰と慈愛と希望のシンボルと考えられています。

p.201 アイリスの一種(*Iris sofarana*)。ゼバスティアン・シェーデルおよびバジリウス・ベスラー『アイヒシュテット庭園植物誌(*Hortus Eystettensis*)』、1610年。

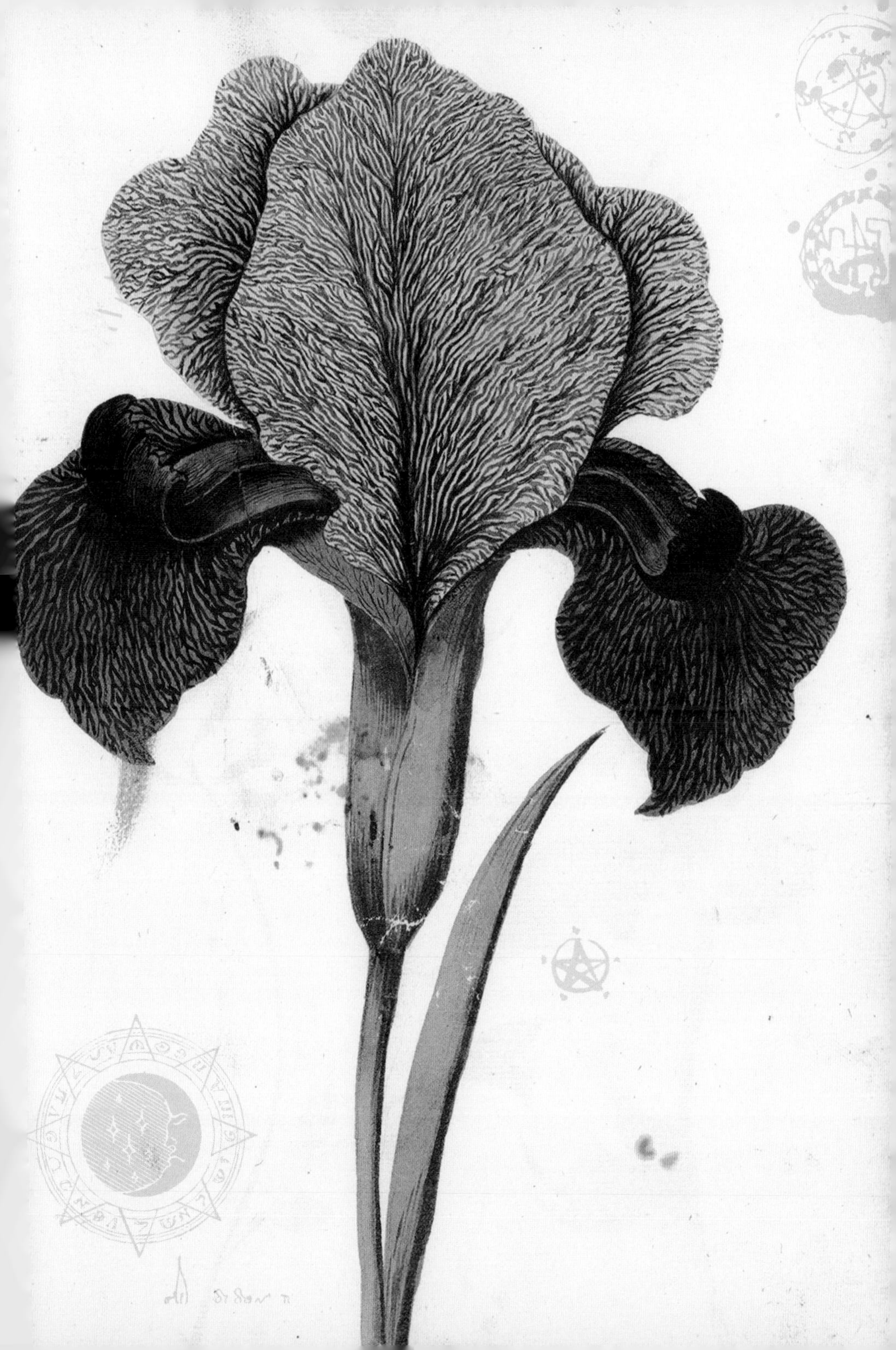

注

1. 綴りと呪文は17世紀の『呪文の書(*Book of Magical Charms*)』より(シカゴ、ニューベリー・ライブラリー所蔵・転写)。
2. 〜 *5.* 同上

6. Thompson, H. "How Witches' Brews Helped Bring Modern Drugs to Market". *Smithsonian Magazine*, 2014年10月31日。https://www.smithsonianmag. com/science-nature/how-witches-brews-helped- bring-modern-drugs-market-180953202/、2020年6月4日アクセス。

参考文献

本書で参照したすべての書籍・記事をリストアップするのは不可能ですが、常にとても有益だったものを掲載します。残念ながら、多くが絶版となっていますが、古書で入手するのはそれほど難しくありません。

Vickery's Folk Flora(Orion刊、2019年)は植物学者・民俗学者ロイ・ヴィッカリーのライフワークの大作。ヴィッカリーは**Plant-lore.com**および民俗学会の1985年の名著***Unlucky Plants***のブレーンでもある。

マーガレット・ベイカーは***The Gardener's Folklore***(David & Charles刊、1977年)など重要な民俗学書籍の著者。***Discovering the Folklore of Plants***(Shire Publications刊, 1969年)は小著ながら、優れた知識・情報が満載。

クリス・ホーキンズの名前が書かれたものなら何でも読む価値がある。彼が自費出版したスリムなシリーズ書籍は、各巻が個別の種を扱っていることも多く、***Rowan, the Tree of Protection***(1996年)、***Elder, the Mother Tree of Folklore***(1996年)、***Holly, a Tree for All Seasons***(2001年)などがありますが、***A Dairymaids' Flora***(1994年)および***Valuable Garden Weeds***(1991年)も非常に貴重。

ルース・ビニーの著作は行き届いていて魅力的だ。彼女の書いたものなら何でも読みたいが、特に***Plant Lore and Legend***(Rydon刊、2016年)が楽しいと思う。

ナイアル・エドワーシーの***The Curious Gardener's Almanac – centuries of practical garden wisdom***(Eden Project刊、2006年)は、実に得るところの多い本だった。

エレノア・シンクレア・ロードの***A Garden of Herbs***は原著発行が1936年だが、Dover社が1969年に再版。すばらしい民俗・歴史・レシピの情報がいっぱい。

マイケル・ジョーダンの***Plants of Mystery and Magic, A Photographic Guide***(Blandford刊、1997年)は、他にはどこにも言及されていない植物のことにも言及。残念ながら作者不明の***Plant Folklore Pocket Reference Digest***(Geddes and Grosset刊、1999年)も同様。

ビル・ローズの***Spade, Skirret and Parsnip***(Sutton刊、2004年)は変わった植物についての優れた情報源で、ブリジット・ボーランドの***Old Wives' Lore for Gardeners and Gardener's Magic***と***Other Old Wives' Lore***(Bodley Head刊、1977年)は特に珍しいものについての好著。ナイアル・マック・コイターの***Ireland's Wild Plants: Myths, Legends and Folklore***(The Collins Press刊、2015年)も魅力的。

ニコラス・カルペパーの『カルペパー本草書(***Herbal, Culpeper's Herbal***)』には実に多くの版がある。本当に重要な基本の本草書で、私はこの本がなければ何もできなかった。ジョン・ジェラードはやや無法なところがあるが、彼の名前を付した『本草書(***Herball***)』は今でもとても有益。

ベン・エリク・ヴァン・ウィークおよびマイケル・ウィンクの***Medicinal Plants of the World***(Timber刊、2004年)は大変貴重で、リチャード・メイビーのすばらしい***Flora Britannica***(Sinclair-Stevenson刊、1996年)も同様。

民俗学全般についても、地方の民話から世界の民俗まで本当に多数の本を参照した。迷信に関する2冊の古典的文献、E. & M.A. ラドフォードの***Encyclopedia of Superstitions***(Book Club刊、1961年)と、貴重さの計り知れないスティーヴ・ラウドの***Penguin Guide to the Superstitions of Britain and Ireland***(Penguin刊、2003年)は優れた読み物であり、同じくラウドの***The English Year***(Penguin刊、2007年)も名著。

植物索引

あ

か

さ

た

な

は

ま

や

ら

わ

※植物の科名・属名等は、2021年現在のAPG植物分類体系に準拠しています。

語句 & 人名索引

あ

か

さ

た

な

は

よ

ら

画像クレジット

本書に掲載した画像は、下記を除き、キューガーデンのアーカイブ・コレクションから複製したものです。

Alamy : Charles Walker Collection 42-43 / Classic Image 62 / Heritage Image Partnership 87, 153 / Les Archives Digitales 4-5, 6, 20, 34, 58, 76, 96, 127, 134, 146, 149, 168, 179, 194 / Pictorial Press 103, 178 / Science History Images 64, 99 / World History Archive 140
Bridgeman Images: Bibliotheque Nationale, Paris, France 83 / British Library Board. All Rights Reserved 139
Getty Images: Culture Club 172; /Prisma/UIG 39
Public Domain: 14, 38, 104, 174
Wellcome Library: 37, 48, 49

著者：サンドラ・ローレンス（Sandra Lawrence）
ロンドン出身の作家兼ジャーナリスト。数冊の歴史書を上梓し、『マリ・クレール（Marie Claire）』や『カントリーライフ（Country Life）』などの雑誌にも寄稿している。

監修者：林 真一郎（はやし しんいちろう）
薬剤師・臨床検査技師。東邦大学薬学部薬学科卒業。グリーンフラスコ株式会社代表。東邦大学薬学部客員講師。日本赤十字看護大学大学院非常勤講師。医師・鍼灸マッサージ師・助産師・薬剤師などとネットワークを作り、情報交換を行いながらホリスティック医学としてのアロマテラピーやハーブ療法の普及に取り組んでいる。著書・監修書に『アロマ＆ハーブ大事典』（新星出版社）『ベーシックアロマセラピーの事典』『メディカルハーブの事典 改訂新版 主要100種の基本データ』（東京堂出版）『臨床で活かせるアロマ＆ハーブ療法』（南山堂）ほか、多数。

魔女の庭
不思議な薬草事典

2021年9月25日 初版第1刷発行
2022年2月25日 初版第2刷発行

著　者　サンドラ・ローレンス（©Sandra Lawrence）
発行者　長瀬 聡
発行所　株式会社 グラフィック社
〒102-0073 東京都千代田区九段北1-14-17
Phone　03-3263-4318
Fax　03-3263-5297
http://www.graphicsha.co.jp
振　替　00130-6-114345

制作スタッフ
監修　林 真一郎（グリーンフラスコ）
翻訳　堀口容子
組版・カバーデザイン　神子澤知弓
編集　金杉沙織
制作・進行　豎山世奈（グラフィック社）

ISBN 978-4-7661-3527-5　C0076
Printed in China